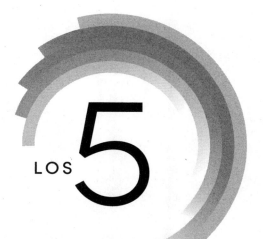

LOS 5 CAMBIOS PARA SUPERAR EL ESTRÉS

DRA. ADITI NERURKAR

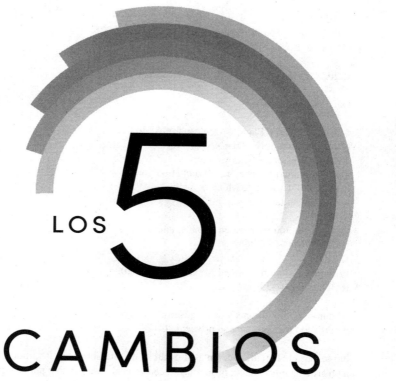

LOS **5**
CAMBIOS
PARA SUPERAR
EL ESTRÉS

RECONECTA TU MENTE Y TU CUERPO
PARA UNA VIDA MÁS RELAJADA

DIANA

Obra editada en colaboración con Editorial Planeta – España

Título original: *The 5 Resets*

© Aditi Nerurkar, 2024
© de la traducción, Remedios Diéguez Diéguez, 2025
Fotocomposición: Huertas Industrias Gráficas, S. A.

© 2025, Editorial Planeta, S. A. – Barcelona, España

Derechos reservados

© 2025, Editorial Planeta Mexicana, S.A. de C.V.
Bajo el sello editorial DIANA M.R.
Avenida Presidente Masarik núm. 111,
Piso 2, Polanco V Sección, Miguel Hidalgo
C.P. 11560, Ciudad de México
www.planetadelibros.com.mx

Primera edición impresa en España: enero de 2025
ISBN: 978-84-08-29662-1

Primera edición impresa en México: abril de 2025
ISBN: 978-607-39-2674-4

Algunos de los nombres y de los rasgos característicos de algunas personas se han modificado para proteger su privacidad.

No se permite la reproducción total o parcial de este libro ni su incorporación a un sistema informático, ni su transmisión en cualquier forma o por cualquier medio, sea este electrónico, mecánico, por fotocopia, por grabación u otros métodos, sin el permiso previo y por escrito de los titulares del *copyright*.

Queda expresamente prohibida la utilización o reproducción de este libro o de cualquiera de sus partes con el propósito de entrenar o alimentar sistemas o tecnologías de Inteligencia Artificial (IA).

La infracción de los derechos mencionados puede ser constitutiva de delito contra la propiedad intelectual (Arts. 229 y siguientes de la Ley Federal del Derecho de Autor y Arts. 424 y siguientes del Código Penal Federal).

Si necesita fotocopiar o escanear algún fragmento de esta obra diríjase al CeMPro (Centro Mexicano de Protección y Fomento de los Derechos de Autor, http://www.cempro.org.mx).

Impreso en los talleres de Corporación en Servicios
Integrales de Asesoría Profesional, S.A. de C.V.,
Calle E # 6, Parque Industrial
Puebla 2000, C.P. 72225, Puebla, Pue.
Impreso y hecho en México / *Printed in Mexico*

Para Mac y Zoë, mis cambios

ÍNDICE

Introducción 11

1. Qué te está diciendo realmente tu estrés................................ 21
2. Qué piensa tu cerebro sobre el estrés 47
3. Primer cambio para superar el estrés: ten claro qué es lo más importante 65
4. Segundo cambio para superar el estrés: encuentra la calma en un mundo ruidoso... 101
5. Tercer cambio para superar el estrés: sincroniza tu cerebro y tu cuerpo 149
6. Cuarto cambio para superar el estrés: sal a tomar aire............ 199
7. Quinto cambio para superar el estrés: saca lo mejor de ti........ 225
8. La vía rápida 245

Agradecimientos 257
Notas 259
Índice analítico y onomástico... 285

INTRODUCCIÓN

Una noche de mayo, recibí una llamada de mi invencible amiga Liz. Estaba aterrada.

—No estoy segura de lo que me pasa —me confesó—. Perdí completamente la motivación para hacer ejercicio.

La reticencia a hacer ejercicio es de lo más normal del mundo para la mayoría de nosotros, pero para mi amiga Liz era una cuestión decisiva. Desde que la conozco, hace más de veinticinco años, se levanta todos los días a las cinco y media de la mañana para hacer ejercicio. Ha corrido ultramaratones, hizo el Ironman y ha escalado montañas. No dejó de hacer ejercicio durante sus estudios de posgrado, sus doce años de matrimonio y sus dos embarazos. Es como una superheroína de Marvel. El superpoder de Liz siempre ha sido su increíble potencia física. Así que cuando me llamó aquella noche y me contó que llevaba seis meses sin hacer ejercicio, mi antena se activó.

—No es que me pase el día acostada en el sofá deprimida —me explicó—. Tengo claro que no es agotamiento. Tú me conoces. Soy resiliente.

Permanecí en silencio, escuchando, pero, como médica formada en Harvard con experiencia en estrés y *burnout* (síndrome de estar quemado), identifiqué lo que yo llamo *mito de la resilien-*

cia: la idea de que la resiliencia consiste en agachar la cabeza y superar los momentos difíciles con determinación (véase capítulo 1). Escuché esa voz familiar del mito de la resiliencia cuando Liz dijo:

—Siempre estoy trabajando. Mi mente nunca desconecta. Pero no puedo quitarme de encima la sensación de estar realmente agotada. Todas las mañanas pospongo la alarma del despertador y no hago nada de ejercicio.

Tuve la sensación de que nunca me había parecido tan agotada.

—¿Qué crees que me pasa? —preguntó.

Mi diagnóstico fue bastante claro:

—Tienes estrés crónico y agotamiento atípico —le respondí.

Por supuesto, al principio no me creyó. Tardé otros veinte minutos en explicarle los datos científicos sobre el estrés y en hacerle algunas preguntas de las que suelo plantear a mis pacientes para puntuar su nivel de estrés, de 1 —bajo— a 20 —alto— (véase capítulo 1).

A pesar de su historial de resistencia, no había duda de que el nivel de estrés de Liz estaba en la franja alta. Sus tres síntomas juntos (la incapacidad para desconectar del trabajo, el agotamiento y el cambio radical en sus hábitos de ejercicio) apuntaban a un cuadro de estrés crónico y agotamiento. Al final de nuestra conversación se mostró convencida.

—¿Y cómo puedo solucionarlo? —me preguntó Liz—. Nada de lo que estoy haciendo funciona.

Le sugerí unos cuantos cambios de estilo de vida sencillos y factibles, empezando con dos cada vez. Se trataba de ajustes prácticos y fáciles de incorporar a una vida ya sobrecargada. Podía empezar con ellos aquel mismo día.

Tres meses más tarde, Liz volvía a levantarse de la cama a las cinco y media de la mañana para salir a correr ocho kilómetros. No ha vuelto a flaquear.

En este libro descubrirás cómo y por qué cada una de mis sencillas técnicas, respaldadas por la investigación, ayudaron a mi amiga Liz y cómo pueden ayudarte a ti también. En la actualidad, el estrés y el agotamiento no son la excepción, sino la regla. En varias encuestas recientes, los participantes aseguraron que los últimos años han sido los más estresantes de toda su vida profesional,[1] y más del 75 % de los adultos han sufrido agotamiento o *burnout*.[2]

El estrés y el *burnout* son dos de los mayores problemas, y de los más universales, que asolan nuestro mundo moderno. La buena noticia es que ambos son completamente reversibles y se pueden superar aplicando las sencillas técnicas descritas en este libro. Si las combinas con una buena dosis de autocompasión, podrás superar el estrés y el agotamiento en unos tres meses.

No se trata de la última moda, solución o truco para mejorar de la noche a la mañana. Tu cerebro y tu cuerpo son demasiado inteligentes para los trucos, y no se dejan engañar. Este libro ofrece cambios sostenibles, de largo alcance y duraderos junto con un par de poderosos cambios de actitud que pueden enseñarte a revertir tu biología del estrés para siempre.

Contrariamente a lo que tal vez te hayan dicho, el estrés no es una señal de que no sabes manejar las exigencias de la vida cotidiana o de que has fracasado como ser humano. El estrés es una parte normal de la experiencia humana. Si mi amiga invencible, que parece formar parte del universo Marvel, llegó a sentir el impacto del estrés, a ti también podría ocurrirte.

La sociedad moderna y la actual cultura de la prisa nos han llevado a creer que el estrés es una señal de debilidad, un motivo de vergüenza, algo que ocultar a toda costa. Sin embargo, el enemigo no es el estrés, sino nuestra percepción cultural de este. Permíteme desmentir todas estas nociones negativas en torno al estrés.

En mi faceta de doctora me he especializado en la biología del estrés, el *burnout*, la salud mental y la resiliencia. He investigado a fondo el estrés y cómo acaba resultando perjudicial para todos nosotros en algún momento. He descubierto por qué no se diagnostica y cómo los tratamientos actuales solo ofrecen soluciones temporales, no a largo plazo.

He aquí el secreto que la multimillonaria industria del bienestar no quiere que sepas: la vida sin estrés es biológicamente imposible. Olvídate de esas falsas promesas que aseguran que puedes librarte del estrés para siempre como por arte de magia si tomas este o pruebas aquel otro producto. ¡Es publicidad engañosa!

El estrés es una de las grandes paradojas de la vida. Se trata de la experiencia más común que podemos tener como humanos. Sin embargo, en lugar de unificarnos, nos aísla y nos lleva a sentirnos solos en nuestra lucha. Cuando dirigía una clínica de gestión del estrés en Boston, vi cómo sucedía esto día tras día, pero con los pacientes de uno en uno. En cambio, cuando me invitaron a hablar ante públicos internacionales muy numerosos acerca de mis descubrimientos sobre el estrés dañino y las técnicas de la ciencia para resetearlo, comprendí la inmensidad de la paradoja del estrés en toda su extensión.

He tenido la oportunidad de comunicarme con decenas de miles de personas de todos los ámbitos acerca del impacto del estrés dañino y el *burnout* en la salud mental y física. En todos los lugares del mundo donde compartí mi trabajo sobre el estrés, siempre observé una sorprendente similitud. Independientemente del país, de la edad o de la ocupación, las preocupaciones de todas las personas respecto al estrés eran casi idénticas. Ya fuera el operario de una fábrica en Asia, el director general de una empresa en Europa, un programador informático en Silicon Valley o un empleado de guardería en Norteamérica, lo único que todos tenían en común era cómo definían su preocupación en torno al estrés. Se enfrentaban a las exigencias de sus funciones en el trabajo; a sus compromisos como padres, cuidadores y parejas y, sobre todo, al modo en que las expectativas cambiantes de su vida diaria afectaban a su salud mental y física. Según mi experiencia, esos patrones son muy similares en diversas culturas, a veces incluso en la formulación exacta de las preguntas que me hacen sobre cómo superar la experiencia del estrés.

Cada uno de nosotros puede tener una historia personal con el estrés, pero después de las conversaciones con miles de personas de todo el mundo, he descubierto y resumido cinco verdades universales sobre él. Si has tenido problemas de estrés en los últimos años, lo más probable es que hayas experimentado al menos una (aunque lo más habitual es padecer las cinco) de estas preocupaciones universales.

1. «Me siento ansioso cuando me enfrento a la incertidumbre y me cuesta controlar mis emociones durante las experiencias difíciles».
2. «No estoy descansado, ni física ni mentalmente; la mayoría de los días me siento agotado».
3. «Tengo tanto estrés que soy muy poco productivo, pero al mismo tiempo me siento demasiado quemado para ser productivo».
4. «Tengo que desempeñar tantos papeles entre el trabajo, la familia y la comunidad que ya no me siento yo mismo».
5. «No encuentro ningún propósito ni sentido a mi vida mientras me enfrento a tantas dificultades personales o profesionales».

Si te identificas con uno o más puntos de esta lista, podría parecer que el estrés se ha apoderado de tu vida.

Lo cierto es que el estrés es una parte natural de la vida, tanto como el hambre o la necesidad de dormir. De hecho, se trata de una importante vía predeterminada en el cerebro. Está profundamente vinculado a tu experiencia y es tan esencial para el ser humano que constituye la base sobre la que se asientan tu cerebro, tu cuerpo y tu biología. El estrés no es el enemigo. Es lo que te hace ser tú. Es la fuerza motriz que te saca de la cama cada mañana y te impulsa a seguir adelante a lo largo del día.

Lo más probable es que todo lo bueno de tu vida exista gracias a un poco de estrés. Te graduaste y conseguiste tu primer trabajo como resultado de un estrés saludable. Te ayudó a entablar una nueva amistad con la persona que ahora es tu mejor amiga. Cuando animas a tu equipo deportivo favorito cada temporada, interviene un poco de estrés saludable. Incluso te ha ayudado a disfrutar de tus vacaciones y planear las siguientes. El estrés saludable ha guiado tu vida de manera más o menos evidente.

Una cantidad saludable de estrés es importante porque se trata de una respuesta adaptativa a las numerosas exigencias de la vida. Tiene un propósito funcional que te ayuda a avanzar, pero solo cuando está en la frecuencia adecuada para ti. La clave consiste en averiguar cuánto estrés es demasiado para ti.

El estrés pasa a ser insano cuando es disfuncional y no está en sintonía con la frecuencia de tu vida. Cuando el estrés empieza a tener vida propia y se convierte en un tren fuera de control, resulta difícil de manejar y contener. Este tipo de estrés desbocado deja de tener un propósito beneficioso. Pasa a ser contraproducente y puede acabar resultando perjudicial para tu salud y tu bienestar.

Mi objetivo consiste en ayudarte a reajustar tu estrés, aprender a gestionarlo con límites saludables y, por último, dominar las habilidades y las técnicas necesarias para reducir el estrés insano a fin de evitar que consuma todos los aspectos de tu vida. No puedes borrar todo tu estrés para siempre, pero sí puedes deshacerte del que es disfuncional e insano y te hace sentir agotado y quemado.

Los cinco cambios para superar el estrés que presento en este libro, y que he desarrollado a través de mi amplia experiencia ayudando a la gente a entender y reducir el estrés, te enseñarán a pisar el freno para reducir tu estrés desbocado contraproducente y a reiniciar tu cerebro y tu cuerpo para que el estrés te ayude en lugar de perjudicarte. ¿Qué significa reajustar (o resetear) tu estrés? Un reajuste elimina los errores pendientes y devuelve el sistema a su estado óptimo. Como ya sabes, puedes resetear un cronómetro, un hueso roto o una computadora. Este libro contiene ideas, técnicas y principios para reajustar tu estrés.

En cada uno de los cinco cambios para superar el estrés encontrarás información y consejos fáciles de aplicar, respaldados por la investigación científica y con un historial demostrado con mis pacientes, cuyas historias ilustrarán el porqué y el cómo de cada técnica. Descubrirás el modo de reconfigurar tu cerebro y tu cuerpo para reducir el estrés y aumentar la resiliencia desde el interior a través de cambios graduales en el tiempo.

Los cinco cambios para superar el estrés son:

1. *Ten claro qué es lo más importante.* Este reajuste te ayudará a concentrarte cultivando la actitud adecuada para reconfigurar tu cerebro y tu cuerpo.
2. *Encuentra la calma en un mundo ruidoso.* Aprenderás técnicas para proteger tu capacidad mental minimizando las influencias externas.
3. *Sincroniza tu cerebro y tu cuerpo.* Con este reajuste te centrarás en técnicas sencillas y eficaces para lograr que tu cerebro y tu cuerpo te sirvan mejor durante los periodos de mucho estrés.
4. *Sal a tomar aire.* Aprenderás técnicas prácticas y sencillas para consolidar tus nuevos conocimientos ante las limitaciones del día a día.
5. *Saca lo mejor de ti.* Este reajuste te enseñará un nuevo y poderoso lenguaje para que tu cerebro y tu cuerpo redefinan tu relación con el estrés.

Con los cinco cambios para superar el estrés descubrirás formas claramente definidas y manejables de trabajar con tu biología, no contra ella, a través de quince técnicas específicas respaldadas por la investigación que te ayudarán a reconfigurar tu cerebro y tu cuerpo para alcanzar un nuevo nivel de resiliencia y reducir los efectos negativos del estrés nocivo, día a día. ¿Cómo puedo estar tan segura? Porque he tenido el honor de presenciar la transformación de miles de pacientes, y quiero que te unas a las historias de éxito que comparto en este libro.

Es posible que tu privacidad sea importante para ti (es mi caso). Quiero que sepas que todas las técnicas que incluyo en este libro las puedes realizar en la intimidad de tu casa o en silencio, sin que nadie se entere de que estás practicando una técnica para gestionar tu estrés o tu *burnout*. No tendrás que hacer nada especial, como reservarte un rato a solas, apuntarte a un gimnasio o comprar un determinado equipo. Las técnicas son gratuitas y sencillas, y no llamarás la atención de nadie mientras gestionas el estrés en tu vida profesional o personal. Todo lo que vas a leer en este libro tiene un propósito: ayudarte a dar grandes pasos en la gestión del estrés y el *burnout* cultivando la resiliencia adecuada y fomentando un profundo sentido de la salud y del bienestar.

Ya sea combatir el agotamiento del trabajo y de la crianza de los hijos, o gestionar el duelo por la pérdida de un ser querido o el agobio que supone que te diagnostiquen una nueva enfermedad, en los últimos veinte años he ayudado a muchas personas a superar los momentos más difíciles de sus vidas y les he enseñado a recuperarse y reconstruirse desde dentro hacia fuera. Sin duda, en los últimos años hemos vivido tiempos inciertos y de cambios rápidos que han afectado enormemente a nuestra salud mental y física. Nos hemos enfrentado a sus duras repercusiones en nosotros mismos, en nuestros seres queridos, en nuestros trabajos y centros educativos, y en casi todos los aspectos de nuestra vida cotidiana (por no hablar de la economía y el estado del planeta en general). Sin embargo, aunque sientas que tu vida es un caos, creo firmemente que cuentas con todas las herramientas en tu interior para levantarte, afrontar el reto y llegar a ser más fuerte que nunca. Tu momento es ahora, y voy a ayudarte ofreciéndote una guía fácil que podrás seguir en cada paso del camino.

Te acompañaré en cada uno de los cinco cambios para que al llegar a tu destino entiendas cómo afecta el estrés a tu cerebro y tu cuerpo y, lo que es más importante, qué puedes hacer para sentirte mejor, más tranquilo y más empoderado para recuperar las riendas de tu vida. Cada técnica es una herramienta sencilla, práctica y orientada a la acción para ayudarte a ser más listo que tu biología, resetear tu estrés y potenciar tu resiliencia. He aplicado todas estas técnicas a mi propia vida durante mi historia personal con el estrés. Conozco los beneficios que han tenido para mí y cómo han ayudado también a los numerosos pacientes que he atendido a lo largo de los años. Mi propia trayectoria como médica, investigadora y paciente (hablaremos de ello en el capítulo 1) me ha demostrado que en el centro de cada historia humana está la cuestión de la resiliencia. Lo he visto cientos de veces con mis pacientes, y sé que hay una historia de resiliencia en tu interior.

A lo largo de mis casi dos décadas de formación, trabajo clínico e investigación he tenido el gran privilegio de observar de cerca el funcionamiento de los seres humanos. Soy la guardiana de muchas historias que empezaron con estrés y dolor, pero terminaron con perseverancia y triunfo. Si elegiste este libro, ya diste el primer paso (el más importante) para reducir el estrés y potenciar tu resiliencia. Es posible que hayas pasado muchos días sintiéndote estresado, quemado y completamente agotado. Puede que te preguntes si alguna vez atravesarás el oscuro túnel del estrés y volverás a una vida en la que te sientas con más control y con un estado de ánimo más positivo. Tal vez no me creas, pero te prometo que si sigues los cinco cambios, tu historia de resiliencia será la historia que acabarás contando. Como mi amiga Liz, la superheroína, tienes el superpoder de la resiliencia esperando para salir a la superficie, y yo voy a ayudarte a descubrirlo.

1
QUÉ TE ESTÁ DICIENDO REALMENTE TU ESTRÉS

Me encontraba empapada en sudor a pesar de estar quieta. Me sentía mareada. Sentí en mi pecho algo nuevo, diferente y aterrador. Una estampida de caballos salvajes. Me estaba quedando sin aire. Tenía dificultades para recuperar el aliento.

Estaba en la unidad de cuidados intensivos cardiacos de la ciudad descrita como «la más peligrosa de Estados Unidos» en 2007. Sin embargo, no era una paciente: yo era la doctora. En aquel momento me encontraba realizando la ronda de visitas a mis pacientes, tranquilamente y de manera metódica, como cada día desde hacía dos años.

Yo era la doctora al mando y tenía todo el control, pero mi cuerpo estaba totalmente fuera de control. Me detuve en la puerta de la habitación de un paciente, tratando de detener lo que fuera que ocurría en mi interior y preguntándome seriamente si no debería ser yo la paciente de aquella habitación del hospital.

La enfermera con la que trabajaba se dio cuenta inmediatamente de que algo no iba bien. Me dijo que me sentara y me trajo un poco de jugo de naranja para beber. Al cabo de unos segundos se me pasó aquella sensación y las dos nos reímos.

—Seguramente es una bajada de azúcar por trabajar toda la noche y no comer lo suficiente —señaló.

La noche anterior había estado de guardia y habíamos tenido varios ingresos hospitalarios. No había tenido tiempo de ingerir una comida completa, mantenerme hidratada o incluso ir al baño (algo habitual entre los médicos en prácticas). No obstante, había algo que me parecía raro, y la sensación me hizo temblar literalmente. ¿Qué me acababa de pasar?

Llevaba unos años trabajando ochenta horas semanales en mi formación médica, pasando una de cada tres noches de guardia en el hospital. Era un programa de formación muy codiciado porque nos exponía al mundo real, un entorno de aprendizaje ideal para médicos jóvenes como yo. Sin embargo, la imprevisible y dura realidad de los médicos en formación podía ser intensa y, en ocasiones, impactante. Una noche vi a una mujer embarazada en una camilla de urgencias con heridas de bala en el abdomen. Veíamos cosas espantosas, pero no había un momento libre para hacer una pausa, recuperar el aliento o procesar lo que presenciábamos. Simplemente seguíamos adelante. Siempre había otro paciente grave que necesitaba nuestra atención.

Si tenía unos minutos libres en el hospital, me compraba un sándwich de pavo frío y una bebida grande con cafeína de la cafetería y comía de pie mientras escribía en los historiales de los pacientes. Solo veía el sol a través de las ventanas del hospital. No hacía ejercicio, a no ser que contemos las carreras de una habitación a otra. Mi sueño era irregular en el mejor de los casos. Si las cosas estaban tranquilas de noche, conseguía descansar un par de horas en el catre maltrecho de la sala de guardia. En las noches ajetreadas, ni eso.

Así funcionaba el mundo de los médicos en prácticas en aquella época. No había un momento libre para procesar nada, fuera bueno o malo. No teníamos la terminología adecuada para describir los aspectos emocionales de nuestras experiencias. Hace veinte años no existían las palabras *autocuidado*, *estrés* y *burnout* ni en mi vocabulario ni en el de nadie en el mundo clínico.

Nunca me cuestioné nada de lo que sucedía porque quería que me vieran como alguien que podía con todo, como me habían enseñado a hacer.

Muchos años antes de sentir aquellos caballos salvajes en mi pecho, un profesor de la Facultad de Medicina me dijo:

—La presión hace diamantes, Aditi. Cuando acaben su formación, todos serán diamantes relucientes.

Le creí. Me agarré con fuerza a esa creencia. Me encantaba la intensidad emocionante de mi trabajo y, sin saberlo, me creí el mito de la resiliencia (hablaré de él más adelante) y perseveré en cada etapa de mi experiencia en prácticas porque, oye..., se estaba creando un diamante.

Pero mi cuerpo me decía otra cosa.

Aquel día en la UCI de cardiología fue la primera y la última vez que sentí los caballos salvajes estando despierta. En cambio, las palpitaciones vinieron a casa conmigo y visitaron mi cuerpo por la noche, justo cuando estaba lo bastante relajada para dormirme. Las sensaciones alarmantes e inesperadas me despertaban de un sobresalto. Al cabo de media hora o más, me dormía agotada y con necesidad de descansar. Por supuesto, estaba aterrorizada. Pero me lo guardaba para mí. Pensaba que sería una etapa pasajera. Había oído hablar del síndrome del estudiante de Medicina, un fenómeno por el que sientes los síntomas de tus pacientes. Dado que yo era médica en la UCI de cardiología y cuidaba de los corazones de mis pacientes, ¿podría ser que hubiera tomado más conciencia del mío?

Lo que no sabía entonces y sí sé ahora es que mis palpitaciones a la hora de dormir eran una manifestación clásica de la respuesta retardada de estrés. Cuando estamos estresados, el cerebro tiene una extraordinaria habilidad para levantarse y hacer frente al momento compartimentando los aspectos inoportunos de nosotros mismos que no nos sirven para una autoprotección inmediata. Sin embargo, cuando la experiencia estresante aguda ya pasó y las cosas se calman, como a la hora de dormir, afloran las verdaderas emociones. Es algo que he visto e identificado en mis propios pacientes y en miles de personas en los últimos veinte años. Pero cuando me ocurrió a mí por primera vez, nada tenía sentido. Mis palpitaciones continuaron durante semanas, cada noche, justo cuando me disponía a dormir. Cuando terminé mi rotación en la UCI de cardiología, pensé que todo se resolvería. Pero no fue así. Continuó igual, una noche frustrante tras otra.

Completamente harta de aquel problema irresoluble, llegué a mi límite y fui al médico. Quería encontrar una solución rápida y volver a mi vida de antes de la estampida nocturna. Estaba perpleja: aunque conocía la fisiología del cuerpo, seguía sin entender qué me pasaba. Decidí ir al grano y hacerme un chequeo completo. Me hice análisis de sangre para controlar los electrolitos y las infecciones, los niveles de hormona tiroidea y los marcadores de anemia; me sometí a varios controles de presión arterial y frecuencia cardiaca, y me hice un electrocardiograma e incluso una ecografía del corazón.

Cuando llegaron mis resultados, la doctora sonrió con entusiasmo.

—Todo está perfecto. Todo está dentro de los límites normales.

Ella estaba contenta. Yo me sentía confusa.

—¿Podría ser estrés? —apuntó en tono tranquilizador mientras me acompañaba a la puerta—. Intenta relajarte cuando puedas. Sé que es difícil con las prácticas. He pasado por eso.

No me tranquilicé en absoluto.

Parecía imposible que los síntomas reales que sentía pudieran deberse al estrés. En serio, ¿cómo era posible que algo tan benigno como el estrés me afectara físicamente con tanta fuerza e intensidad? No tenía sentido. Ya había pasado por muchas experiencias estresantes durante mi formación en Medicina, ¿por qué iba a afectarme el estrés ahora, de repente? ¡El estrés no atacaba a las personas resilientes como yo! Pensaba que sería inmune a sus efectos nocivos. Tenía fama de una ética de trabajo impecable, y llevaba aquella etiqueta con orgullo, como una medalla de honor. Era imposible que el estrés me estuviera arrinconando. Salí del consultorio de la doctora con incredulidad y sin soluciones reales para mi problema.

Sin embargo, como no veía otra opción, seguí el consejo de la médica y busqué formas de relajarme. Cuando tenía un día libre, veía películas, pasaba tiempo con la familia y los amigos, iba de compras e incluso probé un *spa*. No cambió nada. Cada noche, la estampida volvía a la hora de acostarme.

Relajarme más no funcionaba. No necesitaba una distracción; necesitaba respuestas. Después de un turno especialmente agotador de treinta horas en el hospital, pasé por delante de un estudio de yoga de mi barrio. Por curiosidad, entré y recibí mi primera clase. Todavía llevaba la ropa del hospital. Me estiré y me retorcí en posturas que me resultaban extrañas. Aprendí nuevas técnicas de respiración.

Hacía semanas que no dormía tan profundamente como aquella noche. Los caballos continuaron apareciendo, pero sus visitas eran menos intensas y más breves. ¿Era posible que una clase de yoga tuviera aquel efecto o era una coincidencia? Tenía que saberlo. Decidí probar mi hipótesis y empecé a asistir a clases de yoga dos veces por semana. El profesor también nos dio algunos ejercicios de respiración para hacer en casa. Eran técnicas sencillas que podía integrar en mi vida diaria sin tener que cambiar todo mi horario. También empecé a ir al trabajo (y volver) caminando. Reduje el consumo de cafeína durante el día y me acostaba temprano siempre que podía. Empecé a silenciar el teléfono antes de acostarme cuando no estaba de guardia.

Aunque no tenía pruebas científicas de que aquellas medidas me ayudaran, poco a poco empecé a sentirme mejor. La estampida de mustangs salvajes que atravesaba mi pecho cada noche se fue convirtiendo en un trote de ponis de circo.

Durante los tres meses siguientes, incluso cuando trabajaba ochenta horas por semana, me comprometí a seguir un plan de paseos diarios, acostarme pronto, tomar menos cafeína, practicar yoga y realizar ejercicios de respiración. Las palpitaciones disminuyeron poco a poco; una noche desaparecieron por completo y no volví a experimentarlas. De eso hace casi veinte años. Nunca han vuelto. Y no puedo decir que las eche de menos.

Encontré el camino de vuelta a través del oscuro túnel del estrés probando técnicas que eran nuevas para mí, tomando decisiones respecto al estilo de vida que transformaron la respuesta de mi cuerpo al estrés recurriendo a la *conexión mente-cuerpo* (acerca de la idea de que nuestros pensamientos y sentimientos pueden afectar directamente al cuerpo de maneras positivas y negativas, véase capítulo 5). A raíz de aquella nueva experiencia, quise hacer todo lo que estuviera a mi alcance para proteger mi estado de ánimo.

Finalmente, la parte científica de mi cerebro entró en juego. ¿Qué demonios me había pasado con el estrés y cómo había encontrado el camino hasta el otro lado? Quería descubrir el fundamento científico de mi experiencia. Investigué a fondo y leí todo lo que pude sobre la biología del estrés. Como Alicia en el País de las Maravillas, entré en un mundo nuevo y vibrante que estaba fuera de mi formación médica convencional. ¿Cómo era posible que en el consultorio del médico no se hablara del estrés, el fenómeno más común que afecta a casi todos los seres humanos del planeta, o no se ofrecieran soluciones reales?

Sabía lo que tenía que hacer a continuación. Quería convertirme en el tipo de médico que había necesitado desesperadamente y no había encontrado cuando sufrí mi experiencia con el estrés. Quería ser la profesional que diera a las personas estresadas, como lo fui yo, herramientas tangibles y científicas que pudieran utilizar en su ajetreada vida diaria para transformar su propio estrés, tal como yo había hecho.

Y eso fue lo que hice.

Solicité y conseguí una beca de investigación clínica en la Facultad de Medicina de Harvard, donde estudié la biología del estrés y la conexión mente-cuerpo. Durante mi investigación realicé un sorprendente hallazgo: aunque entre el 60 y el 80 % de las visitas al médico tienen un componente relacionado con el estrés, solo el 3 % de los médicos aconsejan a sus pacientes sobre gestión del estrés.[1] Mi experiencia personal con mi médica coincide con esta investigación. Y seguro que la tuya también.

Tal vez te preguntes por qué se ha ignorado tanto el estrés en la medicina occidental convencional si está tan vinculado a síntomas físicos y problemas de salud. ¿Por qué tu médico no se refiere al estrés como la razón por la que no duermes toda la noche? O cuando le dices a tu médico que te sientes con mareos todos los domingos cuando ves a tus suegros, ¿por qué no menciona nunca el estrés? ¿El dolor de cuello que sientes cada martes por la mañana durante la reunión semanal del equipo en el trabajo se debe al estrés?

Estrés es una palabra de moda; la vemos en todas partes, en las noticias y en las redes sociales, pero cuando se trata de relacionar los efectos negativos del estrés descontrolado con los síntomas médicos, existe un vacío. El estrés todavía vive en las sombras del sistema médico occidental convencional y no ha cobrado protagonismo a pesar de estar presente en casi todas las visitas al médico.

Cada vez que alguien me pregunta cuál es mi especialidad, respondo: «Hablo con los pacientes sobre una verdad incómoda: su estrés. También me ocupo del componente emocional de las enfermedades crónicas y hago un puente entre la alta tecnología y el contacto humano».

Gran parte de la medicina clínica tiene que ver con el tratamiento más novedoso de alta tecnología. Es lo que hace que nuestro sistema sanitario convencional sea uno de los mejores del mundo. Soy una gran defensora de ese sistema cuando se trata de enfermedades graves y potencialmente mortales porque salva millones de vidas. Sin embargo, junto con el énfasis en las numerosas intervenciones de alta tecnología, tenemos que valorar igualmente los aspectos humanos, tan descuidados, de la atención médica. Los médicos deben hacer que los pacientes se sientan personas en primer lugar, y después abordar sus enfermedades, para contribuir a que se sientan vistos, escuchados y comprendidos por su experiencia vivida. Y nos resulta difícil hacerlo bien en el actual sistema médico.

No se trata de hablar de los fallos de cada médico. Los profesionales encuentran el modo de mover montañas por sus pacientes cada día a pesar de las fuerzas sistémicas que se interponen en su trabajo. Nunca se trata de un individuo; se trata de un sistema roto. La mayoría de los médicos estarían totalmente de acuerdo.

Afortunadamente, el sistema médico en general está reconociendo por fin esa verdad incómoda. No tiene más remedio que hacerlo, porque los acontecimientos mundiales de los últimos años han hecho que todo el mundo se ponga en guardia y se dé cuenta. El estrés y el *burnout* empezaron a afectar a pacientes y médicos por igual en cifras récord. El sistema sanitario se dio cuenta de que estaba inmerso en una pandemia de estrés. El lado positivo es que por fin estamos despertando a esta realidad. La percepción de la gestión del estrés está pasando de ser algo concebido como un lujo a plantearse como una necesidad para la salud física y mental.

Si tu médico no te ha preguntado por tu estrés, no es porque no sea consciente de que se trata de una de tus mayores preocupaciones en este momento. La mayoría de los médicos simplemente no disponen del tiempo, de las herramientas o de los recursos para abordar tu estrés de manera directa, sobre todo durante una breve visita en el centro de salud. Se enfrentan a una larga lista de problemas médicos urgentes que deben vigilar en cada paciente: diabetes, cardiopatías y riesgo de cáncer, por nombrar solo tres de los más comunes. Los estudios demuestran que, para hacer bien su trabajo, los médicos tendrían que dedicar un total de veintisiete horas al día.[2] Los médicos están sometidos a unos niveles de exigencia imposibles y gestionan una agenda repleta de visitas. No es de extrañar que una conversación sobre el estrés en la consulta se deje para otro día. El hecho de ignorar el impacto del estrés en la salud de los pacientes no se debe a los fallos individuales de los médicos. Ellos hacen lo que pueden en un sistema desbordado. Se trata de los fallos estructurales de un sistema sanitario que no funciona y que prioriza la atención a la enfermedad sobre el cuidado de la salud.

La atención médica convencional avanza por fin hacia el reconocimiento de que el estrés puede afectar en gran medida a la salud de los pacientes. En 2022, un comité nacional acordó que los adultos estadounidenses menores de sesenta y cinco años debían someterse a las pruebas pertinentes para descartar la ansiedad, ya que el estrés nocivo está muy extendido y la ansiedad es el trastorno más común relacionado con el estrés.[3] Esta decisión histórica podría contribuir a transformar la atención sanitaria convencional en un futuro próximo, pero todavía queda mucho por hacer para concienciar al sistema médico de la omnipresencia del estrés.

El otro gran obstáculo para los médicos, además de su tiempo limitado con cada paciente, es que el estrés no es un problema uniforme en todos los casos, sino que se manifiesta de manera distinta en cada individuo, lo que dificulta su identificación y el tratamiento desde el punto de vista clínico. Un paciente puede experimentar insomnio, dolores de cabeza o cambios de humor, mientras que el estrés de otro paciente adoptará la forma de palpitaciones, problemas estomacales o dolor. La lista de síntomas del estrés es ambigua y extensa, y por eso los médicos decimos que el estrés es un *diagnóstico de exclusión*: antes de que podamos determinar que tu síntoma físico está «relacionado con el estrés», tenemos que excluir todas las demás causas posibles, como una afección médica que implique al corazón, los pulmones, la sangre o el cerebro, entre otras causas.

Si te hiciste un chequeo médico completo y tu médico te dijo que todo parecía estar bien y que tus síntomas podrían estar relacionados con el estrés, bienvenido al club de ese 60-80 % de visitas médicas en las que se descubre lo mismo: el estrés contribuye a los síntomas. También se ha descubierto que agrava casi todas las enfermedades, desde un resfriado común hasta una afección más grave como un infarto. Casi todas las enfermedades, incluyendo la ansiedad, la depresión, el insomnio, el dolor crónico, los problemas gastrointestinales, la artritis, las migrañas, el asma, las alergias e incluso la diabetes, pueden empeorar con el estrés. Esto no significa que el estrés provoque esos trastornos (tal afirmación sería científicamente inexacta), pero no cabe duda de que puede agravarlos.

Es posible que hayas reconocido algunos de tus propios síntomas de estrés en esta breve lista, o que tu estrés se manifieste de otras formas que no se mencionan aquí. Después de años estudiando el estrés, puedo dar fe de que es extremadamente versátil, como un intérprete polifacético. Puede presentarse de formas muy inusuales o muy comunes. En ocasiones, se manifiesta como dos cosas a la vez. Independientemente de cómo se muestre el estrés en tu caso, lo primero que quiero que sepas es que no estás solo. Es posible que lleves mucho tiempo tratando de ignorar tu(s) síntoma(s), pero ahora se te salió de las manos y estás listo para hacer algo al respecto.

Esto le ocurrió a Olivia, un ama de casa con tres hijos adolescentes que descubrió que sus dolores de cabeza empeoraban a medida que sus hijos ganaban independencia, aprendían a conducir y salían hasta tarde con sus amigos.

—Antes me dolía la cabeza muy de vez en cuando. Ahora estoy estresada, educando a tres adolescentes, así que me duele la cabeza tres o cuatro veces al mes —me confesó Olivia.

El médico le hizo un chequeo completo y determinó que los dolores de cabeza estaban relacionados con el estrés, una información que a Olivia no le pareció muy útil.

—No digo que esté equivocado, pero eso no hace que los dolores de cabeza sean más fáciles de sobrellevar —me contaba—. Tengo la sensación de estar en un proceso difícil e interminable de adaptación a mis hijos y su creciente independencia. Siento que tengo que llenarlos de advertencias para evitar que les ocurra algo malo, y estoy permanentemente preocupada. Creen que soy sobreprotectora y tratan de negociar mis reglas todo el tiempo. El mayor tiene diecisiete años y el pequeño tiene trece. Tendré que recomponerme y superarlo, pero ¿cómo voy a estar cinco años más con este dolor de cabeza?

Era evidente que Olivia estaba llegando a su límite.

Como a Olivia, a la mayoría de nosotros nos han enseñado desde pequeños que la fuerza interior consiste en tolerar un alto nivel de malestar. Erróneamente lo llamamos *resiliencia*. Estoy aquí para decirte que la verdadera resiliencia no es eso. Lo que a menudo se etiqueta como resiliencia es lo mismo que nos agota a largo plazo, tanto física como mentalmente. Es lo que yo llamo el gran *mito de la resiliencia*.

EL MITO DE LA RESILIENCIA

Desde un punto de vista estrictamente científico, la resiliencia es la capacidad biológica innata para adaptarse, recuperarse y crecer ante los retos de la vida. Sin embargo, la resiliencia no actúa en el vacío. Se necesita estrés para que la resiliencia se manifieste.

La *resiliencia* puede definirse como «la capacidad de hacer frente a los impactos y seguir funcionando más o menos igual que antes».[4] Es un fenómeno biológico saludable. Sin embargo, a menudo se confunde con la *resiliencia tóxica*, que es una visión distorsionada de esta definición y puede incluir conductas dañinas, como sobrepasar los límites, valorar la productividad a toda costa y exhibir una mentalidad de triunfo del espíritu sobre la materia. Es la mentalidad del conejo de Duracell, y puede meterte en problemas. Los cimientos de nuestro mundo moderno se asientan sobre la resiliencia tóxica. De pequeños, en la escuela, nos recompensaban por mantener la compostura. En la edad adulta, esa es la norma en casa, en el trabajo, en la crianza de los hijos, en el cuidado de otras personas o en la comunidad.

He sido testigo de esta falsa expectativa todos los días en mi clínica. Los pacientes entran con una gran sonrisa en la cara. Parecen felices, relajados y tranquilos. Sin embargo, cuando se cierra la puerta y tienen un momento de privacidad conmigo, se deshacen en lágrimas incontrolables. No importan la edad, la profesión o el entorno familiar: en cuanto sienten que pueden decir la verdad sobre su estrés, se abren las compuertas. Es muy común y un indicador real de lo universales que son los problemas de estrés (lo que no quita que nos sintamos muy solos). Otro aspecto de la resiliencia tóxica es que nos avergüenza necesitar consejo o ayuda, así que nos resistimos a pedirlos hasta que no nos queda más remedio. Cada uno llega a esa conclusión a su propio ritmo.

Miles vino a verme ante la insistencia de su mujer porque le preocupaban sus problemas de sueño. Dormía unas cuatro horas por noche, y llevaba unos meses sin energía y con ojeras. Miles tenía a su cargo a doce empleados en una división de ingeniería de *software* y dos niños pequeños en casa, y empezaba a tener otros problemas de salud, como hipertensión.

Se sentó en el borde de la silla, en mi consultorio, esperando a que terminara la cita.

—Mire, sé que mi mujer está preocupada —dijo Miles, intentando quitarle peso al asunto—. Estaré bien. Tengo mucha presión en el trabajo. Ya sabe, la tecnología. Tengo que estar al día de todas las novedades constantemente. Soy responsable de mantener el ritmo de mi división.

—Tiene que ser difícil si va a trabajar sin haber dormido lo suficiente —respondí.

Miles hizo oídos sordos a mi comentario.

—Escuche, doctora: yo era campeón de atletismo en la universidad. Me levantaba todos los días a las cuatro de la mañana para entrenar. Estoy acostumbrado a esforzarme para obtener resultados. Seguro que dormiré mejor cuando las cosas vuelvan a su cauce en el trabajo y mis hijos sean un poco mayores, menos dependientes.

—Mientras tanto, hay algunas técnicas sencillas que podrían ayudarle a sentirse mejor ahora —le sugerí.

—Seguro que a sus otros pacientes les ayudan mucho —repuso Miles—, pero yo estoy bien. Mi padre no faltó ni un solo día al trabajo. Estoy hecho de madera dura. Vine solo porque mi mujer me lo pidió. Así que encantado de conocerla, doctora. Que tenga una buena semana.

Le deseé lo mejor y observé cómo se marchaba.

Miles era presa de otro aspecto de la resiliencia tóxica. Hemos aprendido a decirnos a nosotros mismos que nos cuidaremos en un futuro próximo: cuando no estemos tan ocupados, cuando los niños crezcan, cuando hayamos alcanzado un objetivo laboral, cuando la presión haya desaparecido, cuando disfrutemos de una semana de vacaciones, cuando tengamos más dinero en el banco, cuando nos jubilemos... Lamentablemente, prestamos menos atención al autocuidado cuando más lo necesitamos.

La resiliencia tóxica lleva mucho tiempo entre nosotros. En plena Gran Depresión, el político Al Smith pronunció estas palabras (o al menos se le atribuyen a él): «El pueblo americano nunca lleva paraguas. Se prepara para caminar bajo un sol eterno». Estar a la altura de un sol eterno supone mucha presión, y es el eslogan perfecto para una cultura que premia la resiliencia tóxica. En este libro no se trata de aprender a caminar bajo un sol eterno. Eso no es realista ni factible, ni siquiera sostenible.

A diferencia de Miles, es posible que tú te hayas dado cuenta de que los niveles de estrés y *burnout* en tu vida ya no son sostenibles. Quieres ver mejoras mensurables y diarias en tu estado. En los capítulos siguientes te ofrezco todas las herramientas que necesitas para crear cambios tangibles y concretos que te permitirán superar el estrés nocivo y revelar tu maravillosa resiliencia innata, la auténtica.

EL CANARIO EN LA MINA DE CARBÓN

Empecemos por redefinir tu relación con el estrés mediante un breve ejercicio que te ayudará a identificar el problema que más perturba tu vida. Se llama «el canario en la mina de carbón».

En el siglo XIX, los mineros llevaban canarios a las minas para controlar la cantidad de monóxido de carbono mortal en el aire. Los mineros no podían detectar si la calidad del aire estaba entrando en zona de peligro, pero el canario sí. Los mineros sabían que, si el aire era tóxico, el canario dejaba de cantar. Si no prestaban atención al canto del canario, los trabajadores podrían sobrepasar sus límites, arriesgando su salud y su bienestar... e incluso su vida. El canario siempre alertaba a los mineros antes de que sufrieran daños permanentes, antes de llegar a un punto sin retorno.[5]

A los seres humanos se nos da muy mal conocer nuestros límites, e incluso cuando los conocemos, muchas veces los sobrepasamos. Todos llevamos dentro un canario que nos avisa del peligro (cuando nos movemos en la dirección equivocada respecto a nuestro estrés). Nos pone al tanto cuando nuestro estilo de vida no nos beneficia y debemos actuar para introducir cambios antes de que las cosas vayan demasiado lejos en la dirección equivocada. En mi caso, el canto del canario que llamó mi atención fueron las palpitaciones. Me obligaron a parar, a fijarme en lo que estaba ocurriendo y a realizar cambios en mi vida y en mi forma de vivirla. Los canarios de mis pacientes los alertan de su estrés a través del insomnio, la ansiedad, la depresión, los dolores de cabeza, las alergias, la acidez, las náuseas, los mareos, los dolores o los brotes recurrentes de una enfermedad previa. Los síntomas de este tipo pueden indicarte que ha llegado el momento de prestar atención, bajar el ritmo, dedicarte un poco de compasión y realizar los cambios pertinentes.

Como muchos de mis pacientes, es posible que hayas llegado a tu límite y ya no puedas ignorar tus propias señales, tu canto de canario. Tus síntomas se han convertido en un problema. Sin embargo, darte cuenta de que necesitas sentarte, tomar conciencia y hacer un cambio es lo que te ha traído hasta las técnicas que incluyo en este libro. El canto de tu canario te está haciendo saber que no es demasiado tarde para recuperar tu vida. En estas páginas encontrarás las indicaciones que necesitas para salir de la oscura cueva del estrés y el *burnout*, y alcanzar por fin ese soplo de aire fresco que tanto necesitas.

Empecemos con un breve cuestionario de cinco preguntas con el que podrás obtener una visión general de tu propio nivel de estrés (tu puntuación personal de estrés). Las preguntas son muy parecidas a las que te haría durante una visita en mi consultorio. Sin embargo, como no estamos juntos, en persona, quiero que dispongas de una manera de calificar tu propio punto de partida para reducir el estrés y el *burnout*.

Intenta responder a las cinco preguntas con la mayor precisión posible. Tómate tu tiempo para pensar cómo se aplica cada pregunta a tu vida en general durante el último mes. A continuación, suma los números entre paréntesis para descubrir tu puntuación personal del nivel de estrés.

TU PUNTUACIÓN DE ESTRÉS

1. En el último mes, ¿con qué frecuencia has notado las señales de advertencia de tu canario?

Nunca (0)   Casi nunca (1)   A veces (2)   A menudo (3)   Muy a menudo (4)

2. En el último mes, ¿con qué frecuencia te has sentido sobrecargado o inquieto por el estrés?

Nunca (0)   Casi nunca (1)   A veces (2)   A menudo (3)   Muy a menudo (4)

3. En el último mes, ¿con qué frecuencia te has sentido agotado o con poca energía debido al estrés?

Nunca (0)   Casi nunca (1)   A veces (2)   A menudo (3)   Muy a menudo (4)

4. En el último mes, ¿con qué frecuencia has sufrido falta de sueño debido al estrés?

Nunca (0)   Casi nunca (1)   A veces (2)   A menudo (3)   Muy a menudo (4)

5. En el último mes, ¿con qué frecuencia has sentido que el estrés interfería en tu vida diaria y en tus actividades cotidianas?

Nunca (0)   Casi nunca (1)   A veces (2)   A menudo (3)   Muy a menudo (4)

Tu puntuación personal del nivel de estrés puede ofrecerte de un solo vistazo las consecuencias de este en tu vida diaria. Este cuestionario no pretende diagnosticar ni tratar tu estrés; más bien sirve como herramienta educativa que puede darte una idea de cómo se manifiesta el estrés en tu caso.[6] ¿Sientes que tu estrés es saludable, manejable, contenido y proporcionado respecto a las exigencias de tu vida cotidiana? ¿O lo sientes como un estrés desbocado, desequilibrado y desproporcionado en relación con tu día a día? Tu puntuación en este test puede ayudarte a discernir las diferencias entre el estrés adaptativo y el desadaptativo. La puntuación más baja posible es cero y la más alta es veinte. Observarás que, cuanto mayor sea la puntuación, mayor será la probabilidad de sufrir estrés desadaptativo, y viceversa. Ahora que ya tienes tu puntuación personal de estrés inicial, ¿cómo te sientes? ¿Sorprendido, abrumado, confuso? ¿O todo a la vez?

Cuando mis pacientes responden estas preguntas de control, en muchos casos se desaniman por sus puntuaciones elevadas. Lo primero que dicen es: «¡Pero si yo soy resiliente! Se supone que no debería sentirme estresado. Eso no le pasa a la gente como yo». ¿Te suena? Sí, a mí también. Son las mismas palabras que le dije a mi médica durante mi propia lucha contra el estrés. Lo cierto es que cualquiera puede sufrir una cantidad perjudicial de estrés, y el primer paso para superarlo consiste en dedicarte una buena dosis de autocompasión mientras te mueves por este nuevo mundo.

La buena noticia es que tienes el poder de cambiar tu puntuación de estrés, sea cual sea en este momento, con ajustes pequeños pero poderosos. Vamos a recorrer juntos el camino hacia la reducción del estrés. En cada paso realizaremos modificaciones sencillas que trabajarán a favor de tu biología, no en su contra, para llegar a tu objetivo: mostrar un nivel de estrés saludable.

A lo largo de los años he planteado a mis pacientes preguntas similares a las de este cuestionario, y se han convertido en indicadores útiles para que ellos mismos calibren sus niveles de estrés nocivo. Del mismo modo que deberías controlar tu tensión arterial con regularidad, te invito a que repitas el cuestionario cada cuatro semanas y compruebes cómo mejora tu puntuación de estrés. Resulta muy motivador ver que comienza a disminuir debido a los cambios que vas introduciendo, como fue el caso de mis pacientes cuando aplicaron los cinco cambios para superar el estrés a sus vidas. Te sorprenderás de lo rápido que tu cerebro y tu cuerpo responden a estas técnicas para reconfigurar tu cerebro frente al estrés nocivo y desarrollar una resiliencia más auténtica y duradera.

Tal vez pienses que muchos de los factores estresantes de tu vida no se pueden cambiar (al menos, no ahora). Y lo entiendo. No puedes dejar de pagar las facturas, pedirle a tu jefe que cambie de personalidad, devolver la juventud a tus padres ancianos o chasquear los dedos y que tu hijo pequeño pase de usar pañal a utilizar el baño, tener la casa limpia y añadir cinco horas más a tus días. El propósito de los cinco cambios consiste en ayudarte a transitar por los motivos reales del estrés en tu vida en tiempo real. Los retiros, los *spas* y los días personales están muy bien, pero el progreso medible de la superación de tu estrés cotidiano se produce cuando aplicas estas técnicas a tu caótica vida cotidiana.

LA TETERA DEL ESTRÉS

Tomo té habitualmente. Por las mañanas me tomo una taza de té Irish Breakfast fuerte con jengibre fresco rallado, un poco de azúcar morena y un chorrito de leche de almendras fría. Me lo tomo a sorbos mientras realizo mi práctica de los pies pegajosos (una técnica que aprenderás en el capítulo 6). Es un ritual matutino que me mantiene anclada en la calma del momento, me ayuda a planificar el día y prepara mi cerebro y mi cuerpo para lo que me espera. Es mi reajuste matutino.

Un día, mientras esperaba a que hirviera el agua, me puse a pensar en los paralelismos entre la humilde tetera y mis propias experiencias con el estrés nocivo a lo largo de los años. Aunque mi estampida nocturna de caballos salvajes durante mi formación médica fue mi única experiencia con un estrés muy debilitante, he pasado por muchas experiencias que me provocaron un estrés nocivo. Estudiar para los exámenes oficiales, mudarme a una nueva ciudad y comprar mi primera casa fueron momentos de mucha presión en los que el estrés empezó a acumularse en mi cuerpo de forma gradual hasta niveles poco saludables. Me sentía al límite, incapaz de relajarme y desconectar, y en ocasiones dormía tan mal que al día siguiente estaba agotada. Sabía que tenía muy poco control sobre aquellos acontecimientos externos, pero como ya había pasado por mi episodio «con los caballos salvajes», estaba especialmente atenta a las señales de estrés nocivo en mi cuerpo. Ya sabía que podía controlar mi experiencia interna de esos acontecimientos, contrarrestar mi estrés y evitar que se acumulara utilizando ciertos principios y técnicas avalados por la ciencia.

Casi dos décadas después de aquel primer incidente con los caballos salvajes, mientras me preparaba el té de la mañana, se me ocurrió que nuestros cuerpos son como teteras en lo que a la acumulación de estrés nocivo se refiere. Me di cuenta de que mis diversas experiencias estresantes a lo largo de los años me habían enseñado maneras eficaces de practicar las técnicas que ayudan a liberar un poco de vapor terapéutico. Lograron evitar que mis niveles nocivos de estrés llegaran a hervir.

Cuando experimentes un estrés nocivo en tu vida, piensa cómo funciona una tetera sobre el fuego. A medida que el agua se calienta, el vapor se acumula en el interior de la tetera. Puedes reducir el calor bajando el fuego, pero la realidad de nuestras vidas es que la mayoría de nuestras fuentes de estrés (como el trabajo, el cuidado de los hijos o los mayores, los problemas de salud, los estudios) son externas y no se pueden modificar de un día para otro. Los intentos de cambiar nuestro entorno externo no siempre están bajo nuestro control o no salen como habíamos planeado. A menudo perdemos nuestro sentido de agencia, lo que nos deja con una sensación de impotencia. Así, dejamos de intentar controlar el estrés con la creencia de que debemos tolerarlo o aprender a vivir con él, sin importar cómo nos sintamos. Sin embargo, ¡existe una alternativa mejor!

Si dejamos de centrarnos en los factores externos e inmutables y ponemos nuestra energía en cambiar nuestro entorno interior (el agua de la tetera), podremos cambiar a pesar del calor. Liberaremos el estrés acumulado, como ocurre al abrir el silbato de la tetera para dejar escapar el vapor. Los cinco cambios para superar el estrés te enseñarán a liberar ese vapor terapéutico.

LA PARADOJA DEL ESTRÉS

Cuando me sentía agobiada por mi propio estrés durante mi etapa como médica residente, asistí a un curso que enseñaba a los médicos a permanecer atentos y presentes durante los momentos estresantes (te explicaré una técnica de ese curso en el capítulo 5). En una de las primeras sesiones de *mindfulness* para profesionales sanitarios, el profesor, el doctor Michael Baime, se dirigió así al grupo:

—¿Son conscientes de la intensidad con la que viven sus vidas? Todas las personas sienten esa misma intensidad en *sus* vidas. Recuérdenlo mientras ejercen como médicos al tratar a sus pacientes.

Aquel momento caló hondo en mí. He pensado muchas veces en sus palabras. ¿Cómo es posible que algo como el estrés, que hace que una persona se sienta tan sola, afecte a millones de individuos a la vez?

El estrés es la experiencia más común e igualadora que experimentamos como seres humanos. Todos vivimos la vida con la misma intensidad, pero pasamos por la experiencia sintiéndonos completamente solos. *Estamos completamente aislados en nuestra unión con el estrés.* Es una de las mayores paradojas de la humanidad.

Años más tarde, ya como médica con una agenda muy ajetreada, contemplaba mi abarrotada sala de espera en el hospital y pensé: «Si mis pacientes hablaran entre ellos, se sentirían menos solos porque descubrirían que todos los que están aquí sufren el mismo problema, cada uno a su manera».

Según datos de 2015, si te encuentras en una sala con treinta personas, al menos 21 se sentirán estresadas y quemadas *como tú*.[7] Esto no significa minimizar tu lucha personal contra el estrés. Cada viaje es único y válido. Sin embargo, si entendiéramos bien lo igualador que resulta el impacto del estrés nocivo para muchos de nosotros, seríamos capaces de normalizar la experiencia y eso, a su vez, minimizaría la vergüenza y el aislamiento que sentimos al respecto.

En medicina clínica, el acto de verbalizar una experiencia difícil y compartir tu historia con otras personas que han pasado por lo mismo constituye la base de la terapia de grupo. Formar parte de un grupo y compartir historias similares puede ayudarte a sanar y convertirse en algo profundamente terapéutico. En términos científicos, es lo que se denomina *efecto de grupo*. Por desgracia, lo que veo en mi experiencia diaria con pacientes es el efecto antigrupo cuando se trata de estrés. Somos millones los que nos sentimos estresados, pero nadie quiere ser identificado como una persona estresada, y eso demuestra lo arraigado que está el mito de la resiliencia en nuestra cultura. Me pregunto hasta qué punto serían diferentes las cosas si las terapias de grupo para el estrés y el *burnout* en el entorno médico fueran algo rutinario. Ofrecer terapia de grupo gratuita para el estrés y el *burnout* uniría a la gente de una manera poderosa y validadora, porque uniría a muchas de las personas que se enfrentan solas a su estrés. Considera este libro como una terapia de grupo para tu estrés.

UNA INSTANTÁNEA GLOBAL DEL ESTRÉS Y EL *BURNOUT*

El aumento del estrés en todo el mundo se ha acelerado en los últimos tiempos. Ya en 2001, la Organización Mundial de la Salud (OMS) estimó que una de cada cuatro personas corría el riesgo de desarrollar un trastorno relacionado con el estrés, como ansiedad, depresión e insomnio, en algún momento de su vida.[8] En 2019, la OMS definió el *burnout* como una «enfermedad profesional» y lo designó como síndrome clínico oficial.[9] Supuso una gran noticia en su momento, y la nueva designación contribuyó a validar una experiencia que muchos trabajadores tenían y continúan teniendo hoy. Hay quien diría que el estrés fue la pandemia original. Si hay algo bueno en los acontecimientos de nuestro pasado reciente es que el estrés y el *burnout* por fin están recibiendo la atención que merecen.

Resulta difícil exagerar el impacto que los últimos años han tenido sobre el estrés y el *burnout* tanto a nivel individual como colectivo. En una encuesta realizada en febrero de 2022, casi dos tercios de los estadounidenses afirmaron que sus vidas habían cambiado para siempre a causa de la pandemia de COVID-19.[10] Otro estudio realizado en 2022 reveló que la salud mental sustituyó a la pandemia como la principal preocupación de salud entre los estadounidenses.[11] Casi el 70 % de las personas sienten que los últimos años han sido los más estresantes de toda su carrera profesional, y casi ese mismo porcentaje de personas experimentan al menos un síntoma de *burnout*.[12] Eso ha provocado, en parte, que se multipliquen por ocho los trastornos mentales graves, incluidos los relacionados con el estrés, como la ansiedad, la depresión y el insomnio.[13] En este contexto, ha aumentado también la necesidad (no satisfecha) de servicios de salud mental.[14]

En los últimos años también se ha ampliado lo que sabemos del *burnout*. Lo que antes se consideraba un fenómeno puramente laboral se está infiltrando en todos los sectores de la vida, incluidos la crianza de los hijos y el cuidado de terceros. En una encuesta reciente, casi el 70 % de los padres declararon estar agotados.[15] Doy fe como madre, y tengo la corazonada de que el alcance real del agotamiento de las madres y los padres podría ser mucho mayor.

Cuando pensamos en una persona con *burnout*, muchos se imaginan a alguien con las características típicas, como la falta de motivación o la sensación de desinterés y apatía. Sin embargo, el *burnout* ha cambiado. En un estudio, el 61 % de las personas que trabajaron desde casa durante la pandemia afirmaron que les resultaba difícil desconectar del trabajo incluso a pesar de sufrir *burnout*.[16] Esta nueva cara del síndrome del trabajador quemado es lo que hace más difícil identificarlo en ti y en los demás, como le ocurrió a mi resiliente amiga Liz (de la que hablo al principio del libro).

No pretendo desanimarte con estadísticas tan negativas, sino mostrarte la omnipresencia del estrés y el *burnout*. Si te sientes así, espero que este libro te ayude a ver que no estás solo.

¿POR QUÉ YO? ¿POR QUÉ AHORA?

Lina tenía un largo historial de lupus, una enfermedad autoinmune común. Durante los diez años anteriores estuvo al cuidado de un excelente equipo de médicos competentes mientras trabajaba a tiempo completo como secretaria judicial y cuidaba de sus gemelos de ocho años siendo madre soltera. Lina concretó una cita conmigo por recomendación de su madre, preocupada por el estrés crónico de su hija. En nuestra primera visita, le pedí a Lina que me describiera cómo afectaba el estrés a su cuerpo.

Lina se quedó sorprendida.

—Nunca había pensado en cómo funciona el estrés o que pudiera afectar a mis síntomas —dijo—. Creía que mi estrés y mi lupus convivían sin hablarse.

Giré mi silla hacia la suya y le dije:

—Tengo una pregunta. ¿Tus gemelos se afectan mutuamente?

—Todo el rato —respondió Lina—. Es como si estuvieran en el mismo cuerpo. Si uno está de mal humor, el otro no tardará en estar igual. Si uno empieza a reír, el otro también, y después ya no pueden parar. Y también conocen los puntos débiles del otro.

—Pues con tu lupus y tu estrés pasa lo mismo —le expliqué—. Tu lupus afecta a tu estrés, y tu estrés afecta a tu lupus.

—Yo tengo más estrés cuando mis síntomas de lupus están activos —observó Lina.

—O más estrés hace que tu lupus empeore —añadí—. Si tienes problemas durante un juicio, ¿qué pasa con tus síntomas de lupus esa semana?

—Bueno, cada día me enfrento a uno o dos retos. Pero si es un caso largo y complicado, tengo que aguantar en mi trabajo de nueve a cinco y después se me hinchan y enrojecen las articulaciones de los dedos durante el fin de semana. ¡Y estoy agotada!

—Parece que aguantas los retos a corto plazo, pero cuando se convierte en estrés crónico, día tras día, tu cuerpo reacciona —dije.

—Me ha pasado muchas veces —admitió Lina con los ojos muy abiertos al darse cuenta de cómo se influían mutuamente su estrés y sus síntomas del lupus—. Y en casa también, como cuando los dos gemelos se ponían enfermos de faringitis al mismo tiempo y no podían ir a la guardería o a la escuela.

—¿Y no tenías ayuda? —pregunté.

—No. Estaba muy cansada y dolorida, y me provocaba ansiedad la idea de tener que llamar al trabajo para decir que no podía ir —asintió—. Sentía que no sería capaz de soportarlo, que era una mala trabajadora y una mala madre.

—No estás sola —la consolé—. Muchas personas se sienten igual y sufren en silencio, pensando que son débiles.

Lina negó ligeramente con la cabeza y bajó la vista a su regazo. Me di cuenta de lo cansada que estaba de su lucha contra el estrés.

Personas como Lina, y muy probablemente como tú, son la razón por la que quise desarrollar una práctica clínica centrada exclusivamente en la gestión del estrés, sobre todo porque el 97 % de las personas nunca han tratado este tema en sus visitas con sus médicos.[17] Lina había pasado la mayor parte de su vida adulta como paciente estresada dentro del sistema médico convencional, pero ninguno de los doctores le había explicado cómo funcionaba el estrés en su cerebro y en su cuerpo.

—¿Querías decir algo más? —le pregunté.

—Sí, pero me parece egoísta decirlo porque sé que a la gente le pasan cosas horribles continuamente y mi vida no es tan mala en comparación con la de otras muchas personas —me respondió Lina.

Volvió la cara hacia la pared. Era evidente que le resultaba difícil decir lo que me dijo a continuación.

—Doctora Nerurkar, yo intento ser una buena persona, pago mis facturas, cuido de mis hijos y estoy ahí para mi madre si necesita ayuda. Supongo que me siento enojada, ¿sabe? Tengo una enfermedad autoinmune. Si eso empeora mi estrés, y el estrés empeora mis síntomas, parece que no hay esperanza. Quiero saber por qué yo, por qué ahora, qué hice mal.

—Lina, no has hecho nada malo. Incluso cuando intentamos hacer lo mejor para gestionar nuestra vida, el cerebro tiene una respuesta al estrés tan antigua como el tiempo —le expliqué.

—¿Me está diciendo que nací con una respuesta al estrés? —preguntó.

—Así es —respondí—. Y eso contesta a tu pregunta «¿por qué yo?, ¿por qué ahora?».

A continuación, le di a Lina un curso rápido sobre la respuesta del cerebro al estrés, y se abrió todo un mundo nuevo de conocimiento para ella. Esa explicación rápida sobre la respuesta del cerebro humano al estrés ha beneficiado a muchos de mis pacientes, como Lina, y espero que a ti también te ayude a entender mucho mejor lo que está sucediendo dentro de tu cerebro.

Sin embargo, antes de entrar en materia, me gustaría que empezaras por dedicarte un poco de autocompasión ahora que sabes que el estrés y el *burnout* ya no son la excepción para la mayoría de la gente. Aunque tu puntuación personal de estrés te haya sorprendido o decepcionado, recuerda que la mayoría de nosotros (me incluyo) hemos sido condicionados socialmente para aceptar el mito de la resiliencia. Creemos que se espera que seamos capaces de salir adelante y gestionar todo sin cuestionar este mito. Ahora que sintonizaste con el canto de tu canario y lo oíste alto y claro, ya no puedes seguir posponiendo el momento de empezar a cuidarte desde esta perspectiva terapéutica.

El estrés y el *burnout* ya no son la excepción, sino la regla. La buena noticia es que ambos son totalmente reversibles. No obstante, antes de ponerte a trabajar para revertir tu estrés y tu *burnout*, conviene entender cómo responde tu cerebro al estrés crónico. Ahora dispones de más información sobre cómo se manifiesta exteriormente en la vida diaria; por tanto, echemos un vistazo a tu biología del estrés de dentro hacia fuera para entender claramente qué le hace el estrés a tu cerebro y a tu cuerpo. Cuando sepas por qué y cómo el estrés y el *burnout* secuestraron a tu cerebro, te resultará más fácil utilizar las técnicas de los cinco cambios para superar el estrés para reconfigurar tu cerebro y tu cuerpo a fin de reducir el estrés y potenciar tu resiliencia.

2
QUÉ PIENSA TU CEREBRO SOBRE EL ESTRÉS

Para contar con la mejor visión general de los cinco cambios para superar el estrés, conviene que tengas unos conocimientos básicos sobre lo que les sucede a tu cerebro y a tu cuerpo durante los momentos difíciles y estresantes. Es posible que tu médico nunca te haya explicado los fundamentos científicos del estrés, pero saber un poco más sobre cómo puede afectar el estrés nocivo al cerebro y al cuerpo te ayudará a entender mejor por qué es importante ponerlo en cero y acabar con el control que ejerce sobre ti.

En circunstancias normales, cuando no estás especialmente estresado, el cerebro está dirigido por la *corteza prefrontal*. Si te pones la palma de la mano en la frente, es la zona del cerebro que hay justo detrás. La corteza (o córtex) prefrontal te ayuda a gestionar las decisiones del día a día. Puede planificar la fiesta de cumpleaños de tu hijo, organizar los archivos de tu escritorio, pensar en el modo de colgar las cortinas o en qué orden vas a ofrecer dos presentaciones en la conferencia de otoño. La corteza prefrontal puede analizar tus opciones y optar por rentar una camioneta en vez de una van, si debes vestir de forma profesional pero informal o ir en pantalones de mezclilla a un evento o incluso ayudarte a decidir qué frasco de salsa compras en el supermercado. Estas tareas de planificación, organización y toma de decisiones del cerebro se conocen como *funciones ejecutivas generales*. En la vida real, gran parte de lo que hace la corteza prefrontal podría considerarse «comportarse como un adulto». Cuando te sientes tranquilo, sin mucho estrés, se te da bastante bien eso de comportarte como un adulto, pero bajo la influencia del estrés, las cosas se pueden torcer.

Tu cerebro bajo estrés está dirigido por la *amígdala*, una estructura del tamaño de un frijol situado en lo más profundo del cerebro. La amígdala también se conoce como *cerebro reptiliano* o *cerebro de lagarto* porque, aunque los seres humanos hemos evolucionado, esa parte del cerebro no lo ha hecho. La amígdala se encuentra en modo cavernícola y nos acompaña desde el principio de los tiempos por una muy buena razón. Se centra en la supervivencia y la autoconservación, y está a cargo de tu respuesta al miedo. Cuando detecta una amenaza, la amígdala activa tu respuesta al estrés, llamada de *lucha o huida*. Recluta otras áreas del cerebro, como el hipotálamo y la hipófisis (glándula pituitaria), para producir cortisol, la hormona que activa las glándulas suprarrenales para producir adrenalina (que te ayuda a luchar contra la amenaza o a huir de ella). Estas tres entidades —el hipotálamo, la hipófisis y las glándulas suprarrenales— forman lo que llamamos el *eje hipotalámico-hipofisario-adrenal* (HPA, por sus siglas en inglés), que es la carretera principal para el estrés en tu cuerpo.

Cuando la amígdala es la encargada de conducir por la autopista HPA, el miedo y el estrés son los estados mentales dominantes. Tu corazón late más rápido, respiras también más rápido y entras en un estado de hipervigilancia. Esta respuesta de lucha o huida fue muy conveniente para la especie humana cuando los cavernícolas escapaban de las fauces mortales de los depredadores. Ahora, sin embargo, los únicos depredadores a los que te enfrentas son los que parecen no cejar nunca en el ataque: los conflictos de pareja, las expectativas laborales, las facturas, las presiones familiares y los plazos de todo tipo. Así, tu amígdala permanece activa en segundo plano. La amígdala es el cerebro emocional, no el lógico; por tanto, aunque entiendas por lógica que una fecha límite de trabajo no es exactamente una amenaza para tu vida, tu amígdala no capta la diferencia.

Si durante un momento de pánico exacerbado con una fecha límite te las viste negras y te dijiste «mi jefe me va a matar si no acabo esto», era tu amígdala la que hablaba.

El cerebro moderno no tiene la oportunidad de volver a los niveles normales de base debido a los altos niveles de estrés crónico que nos afectan, como los plazos constantes y las dificultades económicas. El estrés es lo que mantiene activa tu amígdala, día tras día.

Tu cerebro y tu cuerpo fueron perfectamente diseñados para manejar muy bien el estrés agudo, pero el estrés crónico provoca un problema de uso excesivo de la amígdala y la respuesta de estrés. Puedes tolerar el modo cavernícola durante un breve espacio de tiempo porque tu cerebro y tu cuerpo fueron diseñados para la supervivencia y la autoconservación. Sin embargo, si se prolonga durante muchos meses o años, el *burnout* puede acabar instalándose. Este fallo cognitivo es la clave para entender por qué tu estrés y tu *burnout* se han estancado en unos niveles sin precedentes.

Una empresa que me invitó a dar una charla sobre el estrés a sus cuatrocientos cincuenta empleados envió a un joven asociado junior, David, a recogerme al aeropuerto. Cuando nos pusimos a hablar en el coche, David me contó su experiencia durante la pandemia, su trabajo en casa durante quince meses y cómo le había ido desde que la empresa obligó a todo el mundo a volver a la oficina.

—Estaba atrapado en mi estudio, intentando trabajar en una mesa diminuta en un rincón —me explicó David—. Al principio estaba bien, porque dijeron que solo serían dos semanas, tal vez tres. No era para tanto, ¿verdad? Luego la pandemia se desató y nos dijeron que no sabían cuándo se reabrirían las oficinas o si se volverían a abrir. Me sentí totalmente atrapado y aislado.

—Mucha gente está en ese mismo punto —le dije a David—. Todos pensamos que sería un breve incidente pasajero, un momento para bajar el ritmo y hacer cuarentena. Pero después se impuso la realidad y todos nos quedamos como «y ahora, ¿qué?».

Es posible que tú también te identifiques con esos sentimientos. Cuando la mayoría pensábamos que la crisis por el COVID sería un inconveniente de corta duración, nuestros cerebros se prepararon para manejar un brote limitado de estrés. Todos nos resguardamos y esperamos a que pasara lo peor de la amenaza. Sin embargo, la amenaza persistía sin un final claro a la vista. El esprint se convirtió en un maratón sin línea de meta. Aquella fue una bestia diferente para nuestros cerebros, que ya no estaban en modo de amenaza aguda, sino de amenaza crónica.

Nos dijeron que aguantáramos. Durante tres años, los titulares nos prometieron los locos años veinte cuando la pandemia llegara a su fin. Una etapa de «desinhibición». Recuerdo que, al leer los artículos, pensaba: «Esto es publicidad engañosa, porque así no funciona el cerebro humano ante el estrés».

—Es extraño —prosiguió David—. En realidad, me siento peor ahora que cuando no sabía si iba a caer enfermo, o qué pasaría con mi trabajo, cuándo podría tomar un avión para ir a ver a mi familia o si podría seguir pagando la renta.

—¿En qué sentido te sientes peor? —le pregunté.

—Estoy muy deprimido. Nunca había estado así. Incluso cosas simples como responder a los correos electrónicos del trabajo o ir a la lavandería y volver se me hacen pesadas. Eres médica, ¿no? ¿Suena a que estoy perdiendo la cabeza?

—Si la estás perdiendo, te pasa lo mismo que a millones de personas en todo el mundo —respondí.

El maratón pandémico tuvo consecuencias para la salud mental porque el cerebro humano no está hecho para soportar grandes cantidades de estrés durante largos periodos de tiempo sin un «reinicio».

—No te culpes. No eres tú, es tu biología del estrés —le expliqué a David—. Lo que estás experimentando es una respuesta biológica normal, saludable y previsible al estrés crónico.

—Está bien oír que no soy solo un flojo. De todos modos, tengo que preguntar: ¿por qué ahora? Ahora que todo volvió a la normalidad, lo normal sería también que yo estuviera bien —añadió David—. Pero no es así. Parece que no puedo tomar las riendas y salir de este bajón.

Si lo que siente David se parece a lo que te pasa a ti, esta es la razón: estás experimentando una *respuesta de estrés retardada*. Durante las crisis agudas, el cerebro da un paso al frente para afrontar el reto porque, como humanos, estamos programados para la supervivencia y la autoconservación. Siempre encontramos un modo de satisfacer nuestras necesidades inmediatas. Rara vez encontrarás a alguien en medio de una catástrofe que se derrumbe emocionalmente durante todo el episodio. Puede ocurrir, por supuesto, pero es raro.

Tu cerebro está construido como un dique que identifica las crisis agudas y mantiene las piezas juntas para que puedas hacer lo necesario en el momento preciso. Después, cuando la amenaza aguda ya pasó y te sientes psicológicamente seguro, el dique se rompe, bajas la guardia y tus verdaderas emociones salen a la superficie. Es un diluvio.

Es posible que durante la crisis aguda te sintieras perfectamente bien. Tal vez incluso te felicitaron por tu capacidad para mantener la compostura a toda costa. Ahora, sin embargo, estás más irritable, agotado, nervioso, deprimido, disperso, ansioso o todo lo anterior, según el día o la hora. Te sientes muy diferente de la persona que siempre has sido. No es una elección personal o un defecto; es tu biología. Así está diseñado el cerebro humano. He visto esta misma respuesta de estrés retardada cientos de veces con muchos de mis pacientes. Es la razón por la que experimenté la estampida de caballos una noche después de un día de trabajo estresante.

—No lo entiendo —me confesó Raquel, mi paciente, apoyando la cabeza en una mano—. ¿Por qué me siento tan mal *ahora*?

A principios de año vino a verme para que le ayudara a gestionar el estrés de un nuevo diagnóstico de cáncer. En aquel momento estaba increíblemente tranquila y estoica, y no derramó ni una lágrima. Tenía un plan de cirugía, radioterapia y quimioterapia. Su equipo de oncología le había comunicado recientemente que su tratamiento había sido «un éxito». Le dieron el alta y le dijeron que volviera para una revisión en tres meses. Siete días después vino a verme a mi consultorio. Estaba angustiada y ansiosa, con un llanto incontrolable y muy confundida por sus emociones.

—Acabo de recibir la buena noticia de que estoy libre del cáncer —me dijo con un sollozo desesperado—. Debería estar de fiesta, pero estoy destrozada. No puedo dormir. Nunca había estado tan nerviosa. Lo veo todo tan oscuro. ¡Debería ser el momento más feliz de mi vida! No tiene ningún sentido.

—En realidad, Raquel, esto es lo que pasa, y tiene todo el sentido —le dije, acercándole una caja de pañuelos—. Durante el tratamiento, tus defensas estaban altas. Tu psique se encontraba bajo una intensa amenaza, así que reforzaste tus reservas internas y toda tu energía para soportar la radiación y la quimioterapia durante varias semanas.

Raquel asintió aliviada cuando le expliqué que, una vez finalizado el tratamiento y tras recibir la buena noticia de su oncólogo, se sintió psicológicamente segura para permitir que su verdadera respuesta de estrés saliera a la superficie. Suprimir sus emociones durante el tratamiento no fue una elección consciente o intencionada; es solo que el cerebro humano está programado así para responder a las amenazas graves.

—Mira lo fuerte que eres en realidad —le dije—. Tu psique superó el estrés de enfrentarse al cáncer y salió vencedora.

Una respuesta de estrés retardada como la de Raquel es una parte normal y previsible del proceso de curación tras un acontecimiento estresante como el cáncer. No obstante, no hace falta un susto de salud para activar esa respuesta retardada. El estrés agudo o un trauma en cualquier aspecto de la vida pueden provocar esta respuesta.

Estudié la respuesta retardada de estrés cuando trabajé en la salud de los refugiados en un Centro Colaborador de la OMS en Ginebra (Suiza). La mayoría de nosotros no imaginamos cómo es tener que huir de nuestro país de origen dejando todo atrás, excepto lo que podamos llevar en las manos. Los expatriados, como podemos ver en conflictos recientes, parecen increíblemente resilientes mientras se abren camino hacia un futuro completamente desconocido o tienen que vivir en tiendas en campos de refugiados. Cuando por fin se encuentran en un lugar seguro, ya sea en un nuevo país o de regreso en su tierra natal, afloran muchos de sus verdaderos problemas de salud mental.[1]

Incluso sin los extremos de un diagnóstico de cáncer o una experiencia como refugiado, una respuesta de estrés retardada puede ocurrirle a cualquiera, en especial si tenemos en cuenta que todos hemos vivido experiencias difíciles compartidas en los últimos años, cuando nuestra salud mental colectiva se vio afectada a principios de 2020. Estábamos mentalmente preparados para un esprint pandémico, pero lo que ocurrió fue un maratón con una línea de meta cada vez más lejana. No estábamos preparados para el cambio cognitivo, un cambio importante en nuestra mentalidad, después de entender que no terminaría en un par de semanas de cuarentena, como se esperaba en un principio. En lenguaje médico, pasamos de una enfermedad aguda a una crónica. Por desgracia, el resultado fue que nuestros cerebros tuvieron que soportar unos niveles de estrés inusualmente altos durante un largo periodo de tiempo.

Ahora que conoces la respuesta de estrés retardada, puedes entender que una situación altamente estresante, como una olla a presión, de nuestro reciente pasado colectivo podría ser la causa de los problemas desbocados de *burnout* y salud mental del presente y, muy probablemente, del futuro próximo.

Si existe un rayo de luz en esta oscura nube de acontecimientos traumáticos es que pasamos juntos por la experiencia. El hecho de que seamos tantos los que estamos experimentando la respuesta de estrés retardada es lo que hace que este momento traiga la promesa de curación y posibilidad. Ahora tenemos una enorme oportunidad de normalizar y validar nuestra experiencia compartida y, lo que es más importante, de restablecer nuestro estrés a un nivel saludable y superar nuestro *burnout*. Con los cinco cambios, ahora tienes la oportunidad perfecta para hacer grandes avances positivos en tu estrés, tu resiliencia y tu salud mental.

El estrés es un fenómeno que afecta a todo el cuerpo. Experimentamos oleadas de emociones negativas, esa sensación familiar de llegar al punto de ebullición y verlo todo oscuro. Sea cual sea tu experiencia sensorial del estrés, el origen del estrés se halla en el mismo lugar: el cerebro. Concretamente, el estrés comienza en una zona llamada *hipocampo*, en el sistema límbico, según un grupo de científicos de la Universidad de Yale.[2] El sistema límbico es el centro emocional, y el hipocampo es responsable del aprendizaje y la memoria. Así, si el estrés nace en el mismo lugar donde se crean el aprendizaje y los recuerdos, podría decirse que el estrés es una respuesta aprendida. Y como con cualquier respuesta aprendida, *se puede desaprender* y volver a entrenar mejor. Esa es la primera premisa de por qué se puede reconfigurar el cerebro para reducir el estrés.

El segundo principio científico detrás de la reconfiguración del cerebro para reducir el estrés se basa en uno de los mayores descubrimientos de la ciencia: la *neuroplasticidad*. Antes de que te quedes con el ojo cuadrado con esta jerga médica, debes saber que solo es una palabra rimbombante para definir la capacidad de cambio del cerebro.

Resulta que el cerebro es un músculo que crece y cambia de acuerdo con las condiciones de tu vida, en constante cambio. Esto se aplica a las diferentes partes del cerebro, a las conexiones entre zonas e incluso entre células cerebrales individuales. Si tus bíceps pueden ganar en fuerza con el ejercicio, también puedes entrenar el músculo del cerebro. Es como levantar pesas, pero en este caso se levantan neuronas. Tus neuronas, o células nerviosas, realizan conexiones entre sí para transportar y transmitir información actualizada y nueva entre zonas del cerebro y tu sistema nervioso. Saben encontrar la ruta más rápida entre dos puntos, pero necesitan varios viajes para establecer una nueva conexión realmente sólida. El cerebro está estableciendo nuevas rutas continuamente, y la buena noticia es que, en la mayoría de los casos, podemos optar por reforzar las más útiles mediante la repetición. Cuanto más practicas un nuevo hábito, más se fortalece esa vía cerebral. La neuroplasticidad es el fenómeno por el que tu cerebro puede cambiar de acuerdo con lo que experimenta, y es la base de este libro.

Antes del descubrimiento de la neuroplasticidad, la comunidad científica creía que el cerebro con el que se nacía sería el mismo para toda la vida. Pero el cerebro es una auténtica caja de sorpresas. Gracias a las nuevas técnicas, como la imagen por resonancia magnética funcional (IRMf) y la electroencefalografía (EEG), sabemos que la estructura, las células y las conexiones del cerebro crecen o disminuyen en función de nuestras conductas.[3] La neuroplasticidad es lo que te da la capacidad de reconfigurar tu cerebro.

Cuando empieces a entrenar tu cerebro para reducir el estrés y aumentar la resiliencia, es importante tener en cuenta lo que yo llamo la *regla del dos de la resiliencia*. El cerebro es un músculo, como los bíceps. No se te ocurriría levantar cuarenta y cinco kilos sin entrenar gradualmente. Pues el cerebro también tiene que entrenar poco a poco para reconfigurarse. Necesitas practicar un poco para agrandar tus neuronas.

Resulta tentador ir rápido, pero cuando utilizas la regla del dos de la resiliencia para introducir cambios lentos y graduales en tu cerebro (solo dos cada vez), esos cambios son más fáciles de incorporar a tu vida cotidiana y no resultan tan difíciles. Y aumentan las probabilidades de que esos cambios se asienten a largo plazo y se conviertan en una rutina en lugar de ser algo que haces de vez en cuando.

LA REGLA DEL DOS DE LA RESILIENCIA

Mi paciente Adam estaba decidido a solucionar su problema de estrés cuando vino a verme, a principios de marzo. Visto desde fuera, parecía un hombre que controlaba la situación. Su negocio crecía año tras año, y tenía una ajetreada vida familiar criando a dos hijas adolescentes junto a su mujer. Adam se describía a sí mismo como un triunfador que «luchaba por la excelencia» en todo lo que se proponía. Y recientemente se había propuesto solucionar su problema de estrés de una vez por todas.

—Este es el asunto. El año pasado estaba muy quemado —comenzó Adam—. Sabía que tenía que hacer cambios, así que mi propósito de Año Nuevo fue acabar con mi estrés.

Adam me mostró una carpeta de tres anillos con un centenar de páginas relativas a las intervenciones contra el estrés que ya había probado.

—Estoy decidido a acabar con el estrés —me dijo.

Dispuesto a hacer un cambio radical, Adam revisó su estilo de vida de arriba abajo a partir del 1 de enero. Tenía listas de control para las horas de sueño, las comidas, el ejercicio y los niveles de energía. Si algo era rastreable, lo registraba. Mantuvo esa rutina durante unos dos meses, pero su entusiasmo empezó a decaer. Su determinación se había convertido en otra fuente de estrés.

Cerró la carpeta con un gesto de derrota.

—Estoy aquí porque no puedo más —me dijo—. Lo estaba haciendo todo a la vez. No sabía qué funcionaba y qué no. Es frustrante.

—Así es como reacciona nuestra biología durante los grandes cambios en el estilo de vida —le expliqué—. Nos han engañado haciéndonos creer que una persona puede y debe hacer un montón de cambios radicales rápidamente. Sin embargo, lo que ocurre es que nuestra biología se rebela contra los cambios demasiado rápidos.

—Probablemente sea la razón por la que la mayoría de los propósitos de Año Nuevo no duran —añadió Adam.

—Exacto. Nos imponemos objetivos de todo o nada y acabamos sintiéndonos peor con nosotros mismos cuando no podemos cumplirlos.

—Me di cuenta de que el 2 de enero mi gimnasio estaba lleno a las siete y media de la mañana —dijo Adam—. Ayer solo había unas ocho personas usando las máquinas. Yo antes iba todos los días. Ahora estoy muy enojado conmigo mismo porque solo voy dos veces por semana.

Le aseguré que su pérdida de entusiasmo y su sensación de agobio eran normales y previsibles. No le pasaba nada; de hecho, estaba todo bien. Su biología estaba funcionando exactamente como debía en una revisión de su estilo de vida tan importante como aquella.

—Es la regla del dos de la resiliencia —le expliqué—. Es la razón por la que no podemos hacer demasiados cambios a la vez si queremos que se mantengan, por muy entusiasmados y dispuestos que estemos.

Cuando se trata de la reacción del cerebro a los cambios, incluso los positivos se registran como estrés para el cerebro. Es posible que tengas las mejores intenciones de mejorar, como Adam, pero solo puedes realizar dos nuevos cambios a la vez si quieres que duren y sean sostenibles. Si pasas de dos, tu sistema se enfrentará a un mayor riesgo de sobrecarga. El hecho de no poder mantener su plan no era culpa de Adam. No era falta de disciplina o de motivación. Era su biología.

El hecho de que el cerebro registre como estrés incluso los cambios positivos de la vida fue descubierto por dos investigadores en la década de 1960. Los psiquiatras Thomas Holmes y Richard Rahe deseaban entender cómo afectaban los cambios al estrés y a la salud. Estudiaron a cinco mil pacientes y eligieron cuarenta y tres acontecimientos vitales comunes para determinar si provocaban estrés.[4] Los acontecimientos eran de lo más variados, desde una graduación hasta conseguir un nuevo trabajo, comprar una casa, lograr un objetivo personal importante, casarse, tener un hijo, divorciarse, jubilarse y experimentar la muerte de un ser querido. Cada acontecimiento vital, tanto los difíciles como los alegres, tenía una puntuación determinada. Cuantos más acontecimientos vitales acumulaba una persona, mayor era su puntuación del nivel de estrés y la probabilidad de que desarrollara una enfermedad.

Este estudio de referencia consolidó lo que sabíamos sobre el estrés en la vida y el cerebro. Nos demostró que incluso «los cambios vitales positivos requieren cierto esfuerzo para adaptarse y recuperar la estabilidad», y que, por tanto, podían tener consecuencias negativas para el estrés.[5] Mi enfoque con los pacientes se basa en esta idea. Incluso los cambios positivos, los buenos, pueden ser percibidos como fuentes de estrés por el cerebro y el cuerpo.

Al principio de mi formación médica, me enseñaron que si quería que mis pacientes realizaran cambios positivos en sus vidas (por ejemplo, mejorar sus hábitos de sueño o su dieta, o dejar de fumar), tenía que recomendarles que introdujeran solo dos a la vez para que fueran sostenibles a largo plazo. De lo contrario, había más probabilidades de que esas mutaciones no se consolidaran. La base de este enfoque proviene de los primeros trabajos de Holmes y Rahe, hace casi sesenta años, y los médicos aplicamos estos hallazgos desde entonces para ayudar a los pacientes a introducir cambios duraderos y positivos en su estilo de vida. A raíz de mi investigación sobre el estrés, me di cuenta de que era importante que los pacientes entendieran bien el concepto para aplicarlo en sus vidas. Y empecé a llamarla la regla del dos de la resiliencia.

Aunque Adam intentara acabar con su estrés por todos los medios, yo le aconsejé que probara la regla del dos de la resiliencia. Nos centramos en dos áreas clave de su vida que necesitaban atención: el sueño y el ejercicio. Le planteé mis reajustes para ambos (los veremos en los capítulos 4 y 5) y pudo ponerlos en práctica porque su ancho de banda mental no estaba atado a ningún otro cambio.

Así, Adam y yo empezamos con dos técnicas sencillas. Cuando vino a verme para su visita de seguimiento, unos meses más tarde, añadimos dos cambios más.

Al introducirlos de forma gradual, de dos en dos, su cerebro tuvo tiempo de adaptarse al estrés, aunque fuera del bueno. Y eso lo cambió todo.

INSTANTÁNEA DE TU ESTILO DE VIDA

Cuando vi a Adam en mi consultorio, le hice una serie de preguntas a fin de recopilar toda la información que necesitaba para elaborar su plan personalizado de gestión del estrés. Durante una larga conversación, Adam respondió a las preguntas de mi inventario de estilo de vida, y juntos creamos su plan de cuidados. Mi toma de decisiones clínicas incluye muchas conversaciones de este tipo con mis pacientes, además de otros datos pertinentes (enfermedades, síntomas y preferencias, por ejemplo) que me permiten adaptar un plan de gestión del estrés orientado a sus necesidades individuales.

Aunque no podamos hablar personalmente, puedes imaginar que este libro es nuestra conversación. Quiero reproducir para ti la experiencia que tienen mis pacientes durante una visita conmigo.

Para ello, dedica unos minutos a tomar una instantánea de tu estilo de vida. Hazte las mismas preguntas que yo te haría si vinieras a verme a la clínica (preguntas sobre tu sueño, el uso que haces de las redes, tu sentido de comunidad, la práctica de ejercicio y dietas). Cuando veas tus respuestas por escrito, te harás una idea más clara del punto en el que te encuentras en este momento, en qué aspectos de tu vida destacas y en cuáles necesitas mejorar un poco. Cuando tengas la instantánea de cuál es tu estilo de vida, podrás revisar los 5 cambios y sus estrategias, e incorporarlos a tu vida.

INSTANTÁNEA DE TU ESTILO DE VIDA

Sueño
Hora de acostarse
- ¿A qué hora te acuestas? _____
- ¿A qué hora te duermes? _____
- ¿Qué actividades realizas dos horas antes de acostarte? _____
- ¿Te cuesta conciliar el sueño? _____
- ¿Te cuesta dormir de corrido? _____

Despertar
- ¿A qué hora te despiertas? _____
- ¿A qué hora te levantas físicamente de la cama? _____
- ¿Te despiertas con la sensación de haber descansado? _____

Calidad del sueño
- ¿Tienes un sueño fragmentado? _____
- En caso afirmativo, ¿aproximadamente cuántas noches a la semana? _____

Uso de redes sociales
- En total, ¿cuántas horas al día pasas delante de una pantalla? (Incluye teléfono, computadora, televisión y otros dispositivos electrónicos). _____
- ¿Con qué frecuencia compruebas tu teléfono para ver si tienes correos electrónicos, notificaciones de redes sociales o mensajes? (Por ejemplo, cada media hora, cada hora o cada pocas horas). _____
- ¿Compruebas el correo electrónico, las redes sociales o los mensajes en cuanto te despiertas, antes de levantarte de la cama? _____

- ¿Te despiertas por la noche para comprobar si tienes correos electrónicos, notificaciones de redes sociales o mensajes en tu teléfono? _____

Sentido de comunidad
Entorno doméstico
- ¿Vives solo o acompañado? _____
- Si vives con otras personas, ¿cómo describirías tus relaciones con ellas? _____

Red social (contactos)
- ¿Sientes que tienes familiares o amigos con los que puedes contar? _____
- ¿Tienes sentido de comunidad? _____
- Si tuvieras una emergencia a las cuatro de la mañana, ¿hay al menos dos personas a las que podrías pedir ayuda? _____

Inventario de movimiento
- ¿Cuántas veces por semana haces ejercicio, por término medio? _____
- ¿Qué tipo de ejercicio haces? _____
- ¿Cuánto dura cada sesión de ejercicio? _____

Dieta diaria
- ¿Reduces al mínimo el consumo de alimentos procesados? _____
- ¿Tienes antojo de alimentos procesados y dulces (galletas, papas fritas o pasteles) de forma habitual o incluso a diario? _____
- ¿Tienes hambre emocional, es decir, comes cuando te aburres o si estás estresado o cansado? _____
- ¿Incluye tu dieta verduras, frutas, proteínas magras y cereales integrales? _____
- ¿Sigues alguna dieta especial? _____

Acabas de dar un paso importante para desmitificar tu estrés poniendo de relieve tus rutinas y tus hábitos con la instantánea de tu estilo de vida. Dado que el estrés nocivo se intensifica o se reduce a través de estos hábitos, conviene tener esta instantánea de lo que haces la mayoría de los días. En lo que respecta a la diferencia entre el estrés saludable y el nocivo, como dice la autora y *podcaster* Gretchen Rubin: «Lo que haces cada día importa más que lo que haces de vez en cuando».[6]

El estrés nocivo está causado por numerosos factores que se superponen (no uno solo), pero cuando oyes cantar a tu canario y sientes sus efectos, tus hábitos pueden convertirse en un caos. Cuando tu cerebro estresado está en modo supervivencia dirigido por la amígdala, resulta difícil discernir si tus hábitos te están ayudando o perjudicando. Sientes una maraña de emociones exacerbadas mientras intentas superar un día tras otro.

Tomar una instantánea de tu estilo de vida y analizarla detenidamente supone el primer paso para sacar a tu cerebro del modo de supervivencia y cambiar al modo de crecimiento, que está dirigido por la corteza prefrontal. La instantánea de tu estilo de vida es una visión general del punto en el que te encuentras actualmente, y las quince técnicas que conforman los cinco cambios para superar el estrés son el camino hacia el punto en el que quieres estar. Puedes utilizar estas técnicas para reconfigurar tu cerebro y tu cuerpo a fin de reducir el estrés y potenciar tu resiliencia.

Por muy tentadora que parezca la idea de introducir todas las técnicas en tu vida inmediatamente (algo parecido a lo que Adam pretendía hacer), trata de trabajar con tu biología siguiendo la regla del dos de la resiliencia. Empieza con dos técnicas a la vez, y añade otras dos cuando hayas incorporado bien las primeras. De lo contrario, el camino hacia la reducción del estrés resultará..., pues eso, demasiado estresante. El cambio es complicado para el cerebro y el cuerpo; por tanto, ve despacio e intenta mantener una buena dosis de paciencia. La experiencia de leer este libro, por ejemplo, debería ser tranquila, curativa y terapéutica (lo que se conoce como *biblioterapia*), y no agravar tu estrés.

La paciencia es necesaria porque se tarda algo más de ocho semanas en crear un nuevo hábito (encontrarás más información sobre la ciencia de los hábitos en el capítulo 5). Un registro visual puede ayudarte: cuando empieces, lleva una lista de control de tus progresos. Puedes recurrir a la tecnología o proceder a la antigua usanza. Algunos de mis pacientes utilizan papel y bolígrafo, otros lo hacen con un calendario y hay quien recurre a una aplicación. Sea cual sea el método para registrar tus cambios, utilízalo a diario como ayuda para fortalecer las vías neuronales de la formación de hábitos. Cuando tu entusiasmo inicial se calme, es posible que necesites un empujón para seguir adelante. El hecho de contar con una ayuda visual, como una marca de verificación que puedas completar cada día, puede suponer un empujón gratificante en la dirección correcta.

La magia de los cinco cambios para superar el estrés radica en que son estrategias prácticas y factibles firmemente arraigadas en la ciencia: trabajando con tu biología, no contra ella, puedes optimizar tu capacidad de introducir cambios saludables y duraderos en tu estrés, tu *burnout* y tu salud mental. Pronto sentirás la satisfacción del éxito.

3

PRIMER CAMBIO PARA SUPERAR EL ESTRÉS: TEN CLARO QUÉ ES LO MÁS IMPORTANTE

¿No sería estupendo que las aplicaciones Google Maps o Waze pudieran darnos instrucciones en tiempo real para cambiar nuestro estrés nocivo? Podríamos relajarnos sabiendo que vamos a llegar a un lugar mejor con una o dos sugerencias cada vez.

Estas aplicaciones de navegación de nuestros teléfonos inteligentes funcionan porque sabemos de dónde salimos y adónde queremos ir. Después de comunicar nuestro destino a la aplicación, la tecnología nos da instrucciones paso a paso sobre la forma más fácil de llegar. Aunque no dispongo de una solución activada por voz para tu estrés y tu *burnout*, el primer cambio para superar el estrés consiste en tener claro tu destino (lo que más importa, tus prioridades personales) y situarte en la mentalidad adecuada para llegar fácilmente a ese punto.

Puede que estés pensando: «No sé por dónde empezar». Es normal. El estrés y el *burnout* desordenaron tus herramientas de navegación y te dejaron a la deriva. Así, el primer paso consiste en sacar tus circuitos neuronales del modo supervivencia para acceder a un estado mental más saludable de seguridad psicológica y autoconfianza. Vamos a abordar juntos tres técnicas —descubrir tu objetivo SUMO, crear tu plan hacia atrás y encontrar tu tesoro enterrado— para ayudarte a materializar tus objetivos de reducción del estrés. Vamos a descubrir qué es lo más importante para ti centrándonos en este primer cambio para superar el estrés.

ACCESO A TU MENTALIDAD DE CRECIMIENTO

Quiero que sepas que la resiliencia, como el estrés, forma parte de tu biología. Sin excepción. Aunque en este momento te sientas muy lejos de ser resiliente, continúa siendo una parte innata de lo que eres. Puede que hoy esté latente y enterrada en lo más profundo de tu ser, pero con las técnicas de este libro vas a descubrir tu resiliencia en los próximos meses. He sido testigo de ello con innumerables pacientes en mi clínica, y creo también que tú puedes lograr el éxito. ¡Sígueme!

El aspecto más empoderador de esta relación entre el estrés y la resiliencia es que si se puede enseñar al cerebro a experimentar menos estrés, también le podemos enseñar a desarrollar más resiliencia. Aunque la resiliencia es una cualidad innata en ti, solo el tiempo, la paciencia y la práctica pueden fortalecerla. Es posible que al principio te sientas un poco nervioso y descoordinado, como cuando aprendiste a nadar. Sin embargo, por sorprendente que parezca, necesitas la presencia de un estrés saludable para que tu resiliencia se manifieste.

El estrés saludable es el instructor de natación que te motiva a llegar por ti mismo al borde de la piscina, y la resiliencia es lo que mantiene tu cabeza fuera del agua aunque tus brazos se agiten con cierto desorden la primera vez. Con tiempo y paciencia, te deslizarás por el agua con brazadas fuertes y seguras incluso cuando el estrés saludable te desafíe.

El cerebro tiene la capacidad biológica de cambiar físicamente, adaptarse y crecer para servirnos mejor, y eso significa que tú, como persona, también posees esa capacidad. Aceptar la idea de que el cambio puede ayudarte a ser más sabio, más fuerte y más adaptable es la esencia de la *mentalidad de crecimiento*. Es posible que hayas oído hablar de la mentalidad de crecimiento en el entorno empresarial o de los negocios, pero es perfectamente aplicable a la salud mental. La mentalidad de crecimiento es la solución de tu cerebro para pasar del estrés nocivo al estrés saludable, y utiliza tu resiliencia innata para mantenerse en movimiento.

PASAR POR LAS TRES ZONAS DE MIEDO, APRENDIZAJE Y CRECIMIENTO

Cuando Jeanette vino a verme, estaba convencida de que su cerebro no podía cambiar.

—Creo que mi cerebro está descompuesto para siempre —me dijo mientras daba golpecitos en el suelo con su bastón en señal de frustración.

Jeanette, una mujer de cincuenta y ocho años que se encargaba de la gestión de un edificio de departamentos, había sufrido un derrame cerebral que le impedía caminar bien. Después de una breve estancia en el hospital, continuó acudiendo a fisioterapia cada semana, pero todo el calvario le había provocado mucho estrés, como es comprensible.

—He intentado reducir mi estrés de todas las maneras posibles, pero no consigo solucionar nada —me explicó.

Le pregunté a Jeanette por qué iba a las citas semanales de fisioterapia.

—Porque me están enseñando a caminar de nuevo —me dijo—. Hace dos meses casi no podía recorrer un pasillo. Ahora puedo dar la vuelta a la manzana. Puede que no necesite este bastón mucho más tiempo.

—¡Es un progreso increíble en dos meses! —señalé—. Si puedes aprender a caminar de nuevo, es que tu cerebro no está descompuesto.

Jeanette esbozó una sonrisa.

—Bueno, mi pareja se alegrará de oír eso. Queremos hacer un crucero con unos amigos esta primavera.

—Me parece un objetivo maravilloso, Jeanette. Tu cerebro tiene la capacidad de hacer cosas increíbles. ¡Vas a empezar fisioterapia para tu cerebro conmigo!

Nos reímos ante la idea, pero era una realidad. El trabajo que estábamos a punto de emprender era como una fisioterapia para el estresado cerebro de Jeanette. Del mismo modo que los músculos de sus piernas estaban aprendiendo a mantener el equilibrio y caminar de nuevo, su cerebro era un músculo que pronto aprendería a tener un estrés saludable.

Los ojos de Jeanette me transmitieron que se sentía más esperanzada y que empezaba a creer en la capacidad de cambio de su cerebro. Comenzamos nuestro trabajo en aquel mismo instante.

Jeanette ya vivía en la zona de crecimiento, solo que todavía no lo sabía.

Puede que hayas oído hablar de la zona de confort, pero hay otras tres zonas por las que pasamos cuando nos enfrentamos a un estrés agudo o a circunstancias inesperadas que nos sacan de nuestra zona de confort: la zona de miedo, la zona de aprendizaje y la zona de crecimiento.[1]

Jeanette había entrado en la zona de miedo a causa de su ictus inesperado. Al principio entró en una espiral de pánico. No podía caminar sola, y eso la superó (algo muy comprensible). Era incapaz de imaginar cómo podría volver a hacer cosas cotidianas. La idea de quedar discapacitada para siempre llevó a su amígdala a permanecer en un modo de supervivencia constante. En la zona de miedo, la capacidad de Jeanette para reorientarse hacia un futuro mejor era limitada.

Durante los dos meses siguientes, con el apoyo de su equipo médico y sus fisioterapeutas, Jeanette empezó a mantenerse de pie y a dar pasos con una andadera. Su confianza aumentó de forma gradual y pronto empezó a caminar por el pasillo con su bastón; más tarde empezó a dar la vuelta a la manzana. Sentía menos miedo y más control. Jeanette se dirigía a la zona de aprendizaje.

Jeanette ya había empezado a esforzarse en su recuperación, pero en la zona de aprendizaje su amígdala se relajó y su cerebro aceptó poco a poco el hecho de que no tenía que seguir viviendo en modo de lucha o huida. La neuroplasticidad de su cerebro ya se había puesto en marcha. Estaba aprendiendo a gestionar las limitaciones provocadas por su inesperada situación. En la zona de aprendizaje, Jeanette pudo desviar su enfoque y su atención del modo de supervivencia para centrarse en mejorar sus circunstancias día a día.

En nuestra primera cita, Jeanette se encontraba al principio de su zona de crecimiento. Había hecho progresos significativos con sus dificultades físicas y quería hacer lo mismo con su estrés. Estaba lista para incorporar los cinco cambios para superar el estrés a su vida. En la zona de crecimiento, Jeanette empezó a dar sentido a su difícil situación. Reflexionó sobre sus dificultades recientes y sus esfuerzos para superarlas. Estaba abierta al nuevo reto de aprender a reconfigurar su estrés porque su autoeficacia había aumentado después de superar un reto. Tenía más confianza en sus habilidades y en su capacidad para reajustar su estrés.

Las tres zonas suponen un viaje gradual y progresivo que todos realizamos ante los contratiempos. En primer lugar, está el cambio inesperado que provoca un estrés agudo (zona de miedo). A continuación, el cerebro supera el modo de supervivencia y poco a poco aprendemos a adaptarnos a ese cambio (zona de aprendizaje). Por último, adquirimos una nueva perspectiva de la experiencia (zona de crecimiento). De un modo u otro, aprendemos algo nuevo de eso a lo que nos hemos enfrentado. No tiene por qué ser un estrés físico agudo, como el ictus de Jeanette; puede tratarse de un amplio abanico de cambios inesperados: la pérdida de un empleo, una mudanza, el fin de una relación, la muerte de un ser querido, una catástrofe natural, un cambio drástico en la economía o el descubrimiento de que algo en lo que se creía no era cierto. Lo que le causa estrés agudo a una persona puede ser muy diferente de lo que se lo provoca a otra.

Como Jeanette, tú también has estado aplicando la mentalidad de la zona de crecimiento sin saberlo. A raíz de la pandemia, una experiencia universal que muy probablemente compartiste con otras personas fue la de verte involucrado en un cambio inesperado que provocó un estrés agudo. Casi con total seguridad, en marzo de 2020 comenzaste la cuarentena pandémica en un estado de miedo o pánico, como todo el mundo. Era algo desconocido y parecía un peligro inmediato, de modo que el mecanismo de autoconservación de tu cerebro se puso a funcionar a toda máquina automáticamente. Tu miedo primitivo por tu seguridad se avivó, sobre todo porque no había soluciones rápidas para derrotar al virus que estaba provocando tantas muertes. ¿La situación iba a empeorar mucho más? Nadie lo sabía. Muchos de nosotros vivimos con esa mentalidad alarmante y en la zona de miedo durante la mayor parte de 2020. Es lo que impulsó a algunas personas a acumular papel higiénico y desinfectante para manos.

En 2021 y hasta bien entrado 2022, tu cerebro se adaptó poco a poco a los cambios. Aprendiste a poner límites a tu miedo, que dejó de consumir tus horas de vigilia. Es probable que todavía tuvieras miedo ante las numerosas incógnitas (fue mi caso, a pesar de mi formación en salud pública). No obstante, desarrollaste habilidades para contener tus miedos. Tomaste conciencia de las formas de proteger tu salud, y seguramente las pusiste en práctica. A través de la experiencia vivida, saliste de la zona de miedo para entrar en una nueva zona de aprendizaje, poco a poco y sin darte cuenta. Puede que el camino del miedo al aprendizaje haya sido muy complicado, pero lo lograste.

En 2023 y 2024 entramos en la zona de crecimiento pospandémico. Es posible que tu cerebro y tu cuerpo no hayan procesado por completo todo lo que has pasado o cómo ha cambiado tu vida. Incluso después de que la amenaza y las restricciones pasaran, los efectos posteriores nos provocaron altos niveles de estrés y *burnout* a muchos de nosotros. Vivimos la tormenta perfecta con una fuente de estrés tras otra sin tregua, incluyendo otros acontecimientos recientes que nos provocan un sentimiento de vulnerabilidad.

Por muy hábiles que sean el cerebro y el cuerpo en la gestión del estrés, necesitan tiempo para recuperarse y recalibrarse. Sin ese tiempo, las diferentes fuentes de estrés se van sumando y generan más estrés. Debido a este ciclo, es posible que te sientas agotado y receloso respecto a tu siguiente paso. Estoy aquí para cerrar filas contigo y acompañarte en tu paso por la zona de crecimiento, donde podrás obtener una visión amplia de dónde has estado, procesar lo que has vivido y navegar hacia un futuro mejor. Está más cerca de lo que crees.

LA CIENCIA DE LA ACCIÓN

Cuando te sientes estresado y quemado, resulta sencillo caer en la trampa del monólogo interior negativo. Es posible que sientas culpa y vergüenza, y que te preguntes: «¿Qué me pasa?». Ya expliqué la paradoja del estrés (el hecho de que el estrés nos lleve a sentirnos tan aislados a pesar de que todos lo experimentamos). Sin embargo, cuando se trata de la experiencia tan humana del estrés (como hemos visto), no es que te pase algo malo. Todo está correcto. Como dice uno de mis maestros de meditación favoritos, Jon Kabat-Zinn, «mientras respiras hay, en ti, [...] más de bueno que de malo».[2]

Cada día ayudo a personas a convertir su monólogo interior negativo en algo más compasivo y útil. De hecho, es algo que practico yo misma cuando me siento dispersa.

Un día, al principio de mi lucha contra el estrés, cuando estaba sumida en un monólogo interior negativo, entré en una librería de segunda mano y vi una copia muy usada de *Cómo ser el mejor amigo de ti mismo*, el libro de la psicóloga Mildred Newman y su marido, Bernard Berkowitz, publicado en 1971. El título me hizo gracia, y lo compré solo por eso. El librito me encantó. Se había publicado antes de que yo naciera, y cada vez que lo leía (que era a menudo) sentía como si mis abuelos se dirigieran a mí con sus sabias palabras. Durante mis primeros años en Bombay me criaron ellos, y aquella sabiduría de otros tiempos me resultó reconfortante en un momento de confusión y caos en mi vida. La verdad es que recibí muchas críticas bienintencionadas y apapachos por parte de mi familia y amigos por llevar encima aquel librito como un elemento de seguridad. Aún hoy, a mi hermano le encanta recordarme que he de ser la mejor amiga de mí misma. El caso es que el libro cumplió con su cometido. Ya no necesito que me lo recuerden.

Cuando rumias sobre tu estrés y piensas «¿qué me pasa?», es posible que solo obtengas respuestas negativas y derrotistas. Lo más probable es que seas mucho más crítico contigo mismo de lo que lo sería cualquier otra persona o tú con cualquier otro.

Para salir de este hábito de monólogo interior negativo, plantéate la pregunta que te ayudará a silenciarlo y a entrar en la zona de crecimiento: en lugar de plantearte «¿qué me pasa?», cambia a «¿qué es lo que más me importa?». Eso es lo que el doctor Edward Phillips, fundador del Institute of Lifestyle Medicine y director médico de salud integral del VA Boston Healthcare System, anima a sus pacientes a que se pregunten. El doctor hace hincapié en que solo podemos introducir cambios que se alineen con lo que más nos importa.

Cuando Wes vino a verme, estaba atrapado en su monólogo interior negativo y era incapaz de cambiar. Tenía dos trabajos y ejercía como padre soltero de sus tres hijos con la ayuda de sus padres. Tenía muchas obligaciones y sentía que no estaba avanzando en ningún aspecto de su vida, que se limitaba a seguir por inercia. Tenía la sensación de que el estrés le estaba pasando factura y que pronto afectaría a su salud a largo plazo.

Los médicos de Wes estaban preocupados por su aumento de peso debido a su historial de colesterol alto e hipertensión. Mientras hablábamos en mi consultorio, Wes llegó a la conclusión de que, para cuidar de sus hijos, tenía que centrarse en su salud.

—Ahora mismo, lo que más me importa es perder peso —me dijo—. Quiero estar sano, pero no hago bien las cosas y he ganado kilos. Como comida rápida dos veces al día —admitió—, aunque me prometí a mí mismo que iba a parar. Me daría de cachetadas por no tener autocontrol y después como compulsivamente papas fritas y dulces de las máquinas expendedoras del trabajo.

—Lo entiendo —le dije—. Te sientes atrapado en un patrón.

—Cierto —prosiguió Wes—. Y parece que no puedo salir de ahí.

Wes tenía un trabajo de oficina durante el horario laboral normal y como guardia de seguridad por la tarde-noche. Su madre y su padre recogían a los niños de la escuela, los ayudaban con la tarea y la cena, y los acostaban. Wes hablaba con sus hijos por teléfono cada noche desde el estacionamiento de una cadena de hamburguesas, que era el restaurante más cercano entre sus dos trabajos y donde paraba para cenar algo rápido.

Era un hombre que hacía lo que podía.

—Sé que una hamburguesa con papas fritas no es lo más saludable para cenar todas las noches —me dijo—, pero es cómodo y barato, y no me impide hablar con mis hijos.

Antes de nuestra conversación de aquel día, los médicos de Wes lo habían animado a perder peso, pero no tenían tiempo para profundizar en la mecánica de su vida. A Wes no le faltaban conocimientos ni información. Disponía de todos los datos y razones que necesitaba sobre los motivos por los que la pérdida de peso tenía que ser su principal prioridad para la salud. De hecho, le habían bombardeado con ella durante sus visitas al médico y a raíz de sus propias búsquedas en internet. Sin embargo, muchas de las estrategias para perder peso que leía en la red le parecían fuera de lugar e imposibles de aplicar directamente a su estilo de vida. No se podía pasar horas en el gimnasio, comer ensaladas todos los días o llevarse cenas preparadas en casa en lugar de comer fuera.

Dado que Wes estaba estresado y sentía la intensa carga de las responsabilidades laborales y familiares, su amígdala estaba funcionando a toda velocidad. Vivía en modo de supervivencia. No tenía ni un respiro para pensar con calma en el modo de introducir los conocimientos y la información sobre la pérdida de peso en su vida cotidiana llena de estrés.

Wes era como muchos de mis pacientes. Sabía exactamente lo que tenía que hacer, pero le costaba ponerlo en práctica debido a las numerosas barreras legítimas que existían en su vida cotidiana.

Me he dado cuenta de que la mayoría de mis pacientes presentan una brecha entre saber y hacer algo. Mi trabajo consiste en encontrar el modo de cerrar esa brecha. Gran parte del trabajo que realizo con los pacientes se basa en los principios fundamentales de la *entrevista motivacional*, una técnica utilizada en el ámbito médico para ayudar a los pacientes a superar sus barreras con el fin de cambiar y cerrar la brecha. Es una forma de conocer a los pacientes en el momento en el que se encuentran a fin de ayudarlos a descubrir qué es lo más importante para ellos. Tres de los elementos fundamentales de la entrevista motivacional son la empatía, la curiosidad y la ausencia de juicios respecto al modo de cerrar la brecha entre el saber y el hacer. No es posible someterse a una entrevista motivacional uno mismo porque se necesita a un profesional formado para que funcione. Lo que sí puedes hacer es apoyarte en tu propia empatía, tu curiosidad y la ausencia de juicios por tu parte para ayudarte a descubrir el modo de cerrar la brecha por ti mismo.

Wes estaba listo para actuar desde hacía tiempo, pero necesitaba mi ayuda para diseñar un plan realista que le permitiera alcanzar su objetivo. Mi trabajo con Wes consistió en ayudarlo a cerrar la brecha entre saber lo que tenía que ocurrir y pasar a la acción para que sucediera.

Para la regla del dos de Wes nos centramos en sus hábitos alimentarios y en el control del peso, porque eran las necesidades inmediatas que le provocaban más estrés. Y abordaban su principal deseo: perder peso.

La primera intervención consistió en animar a Wes a prepararse una cena rápida y saludable en casa para llevársela al trabajo.

Aunque parecía una solución sencilla, Wes estaba tan ocupado por las mañanas para preparar a los niños y llevarlos a la escuela que no pensaba en sus propias necesidades hasta que ya había salido de casa. El cerebro de Wes estaba tan estresado cada mañana que lo dirigía su amígdala, centrada en su necesidad inmediata de salir de casa con sus hijos a su hora (y no en la tarea de planificar y prepararse la cena, que era doce horas más tarde). La planificación del futuro depende de la corteza prefrontal, que no funciona en condiciones óptimas cuando estamos estresados. Esta es una de las razones por las que somos propensos a olvidar cosas simples como las llaves, la cartera o el teléfono cuando vamos corriendo estresados por la mañana.

Wes y yo ideamos un plan para que la noche anterior, cuando estaba menos estresado, se preparara la cena para el día siguiente. Por la mañana no tendría más que empacarla e irse con sus hijos.

Para nuestra segunda intervención, en lugar de hablar con los niños mientras cenaba dentro de un coche estacionado, acordamos que moverse durante la llamada supondría un paso más eficaz para alcanzar su objetivo de pérdida de peso. Haría la videollamada con sus hijos desde un parque con un estanque cerca del complejo de oficinas. A Wes le encantaban la pesca y el agua; así, aunque no podía pescar todos los días para relajarse, un paseo de veinte minutos cerca del agua sería la siguiente mejor opción. Hablaría con sus hijos sobre su día mientras disfrutaba de los beneficios de un paisaje acuático urbano. Los fines de semana llevaba a los niños a pescar, así que su videollamada diaria desde el estanque se convirtió en una extensión de su actividad de fin de semana juntos. A continuación, conducía hasta su segundo trabajo, y durante el primer descanso cenaba lo que había preparado en casa.

Pueden parecer intervenciones sencillas, pero el estrés de Wes era de tal magnitud que vivía en modo de autoconservación y era incapaz de planificar el día siguiente. Actuaba guiado por su amígdala, no por su corteza prefrontal. Estas dos intervenciones diarias, la regla del dos de Wes, le ayudaron a estabilizar su peso.

Fue un gran logro para Wes. Provocó un cambio en su cuerpo y en su cerebro, y causó un efecto dominó en su vida. Su estrés mejoró, y con él su energía y su motivación. Su amígdala fue saliendo poco a poco del modo de autoconservación y su corteza prefrontal salió reforzada. Wes empezó a revisar su calendario laboral mensual con antelación a fin de planificar ciertos días para darse paseos más largos, de treinta minutos. Con cada paso extra que daba, se acercaba más a su objetivo de pérdida de peso.

¿Qué se transformó en la mentalidad de Wes para que el cambio fuera posible? Descubrió lo que le importaba a corto plazo y creó lo que yo llamo su objetivo SUMO.

TU META REVELA TU OBJETIVO SUMO

Descubrir qué es lo que más te importa es un paso esencial para hacer posible el cambio. Así es como empiezo casi todas las visitas con mis pacientes. Las preguntas que les planteo cuando empiezan su viaje para reducir el estrés y potenciar su resiliencia son: «¿Cuál es tu meta? ¿Qué es para ti el *éxito*?».

En ocasiones, sus respuestas son inmediatas y reflexivas; otras veces hay que indagar un poco. A lo largo de los años he escuchado miles de respuestas a estas preguntas, por ejemplo...

«Quiero tener menos dolores para poder viajar por Europa este verano».

«Quiero tener energía para organizar la cena de Acción de Gracias de este año, y para eso necesito aliviarme de este agotamiento».

«Quiero un trabajo que no me provoque ansiedad, pero estoy demasiado cansado para buscar».

«Quiero verme bien y sentirme bien para la reunión de los veinticinco años de la secundaria».

«Quiero superar la terapia contra el cáncer y escribir un libro infantil».

«Quiero tener tiempo libre sin alborotos para organizar un evento benéfico para mi iglesia».

Al pensar en lo que querían, estas personas pudieron empezar a centrarse en lo que más les importaba. Saber qué es lo que más te importa representa un potente catalizador para el cambio. A veces hay que pensarlo un poco. Si te cuesta determinar qué es lo que más te importa, haz un esfuerzo para descubrir tu objetivo SUMO.

TÉCNICA n.º 1. Descubre tu objetivo SUMO

Todos tenemos en la cabeza una imagen mental o una idea de la mejor versión de nosotros mismos. Estás leyendo este libro porque te diste cuenta de lo mucho que el estrés nocivo te ha desviado de esa imagen. Esa mejor versión de ti mismo que imaginas puede parecer inalcanzable en este momento, pero es el estrés el que habla. El tú resiliente, que sigue ahí, sabe «por qué» estás listo y dispuesto a cambiar. Tu porqué te ayuda a saber qué es lo más importante para ti en tu futuro próximo. Cuando identifiques tu objetivo SUMO, tendrás la claridad y el propósito para seguir adelante.

Aquí tienes cuatro sugerencias que te ayudarán a determinar tu objetivo SUMO con las pautas de ser sencillo, urgente, motivador y objetivo:

S (sencillo). Elige un objetivo suficientemente *sencillo* para asegurarte de su éxito. Así podrás trabajar para conseguirlo sin tener que alterar demasiado tu vida, y experimentarás una verdadera sensación de logro.

U (urgente). Elige un objetivo *urgente*. Lo ideal sería que pudieras conseguir tu objetivo SUMO en los próximos tres meses.

M (motivador). Escribe una breve lista con tus objetivos. A continuación, elige uno que te parezca *motivador* y factible. ¿Qué objetivo de tu lista te transmite energía y te llena de motivación? Aunque en este momento te sientas agotado y quemado, identifica el objetivo que te ilumina con un pequeño rayo de esperanza. Utilízalo como tu objetivo SUMO.

O (objetivo). Los cambios *objetivos*, cuyo progreso puedes revisar de forma regular, por pequeños o graduales que sean, te darán impulso en el proceso de avance hacia tu objetivo SUMO.

Si el objetivo que elegiste se ajusta a estas directrices, ¡enhorabuena! Ya tienes un punto de referencia en tu camino hacia la reducción del estrés y el aumento de la resiliencia. A continuación, escribe tu objetivo SUMO junto con una fecha provisional para dentro de tres meses. Marca esa fecha como la finalización oficial de tu viaje.

Wes tuvo claro su objetivo SUMO desde el principio, pero su agobio era un obstáculo para el cambio. «Tengo la sensación de que hay una gran distancia entre donde quiero estar y donde estoy ahora», afirmó. Al principio, preparar sus cenas le pareció otra cosa más que añadir a su apretada agenda: «Estoy acostumbrado a que mis cenas en el coche sean fáciles», confesó.

Es posible que te sientas identificado con el dilema de Wes. Resulta más sencillo mantener la rutina diaria en piloto automático, dejar las cosas como están y sufrir en silencio. Normalmente, se puede seguir así durante un tiempo, pero entonces un día ese canario dentro de ti te avisa que va a pasar algo malo. Y no tienes más remedio que actuar.

Le aseguré a Wes que era normal sentirse agobiado y desanimado ante la idea de introducir cambios. Cambiar es difícil. Los cambios van acompañados de incertidumbre y malestar, y el cerebro humano está programado para huir de ambas cosas. Prever el malestar es uno de los mayores obstáculos para hacer posible el cambio.[3] Incluso aunque sepas que el cambio será beneficioso para tu vida a largo plazo, sigue siendo muy difícil.

—Pero ese malestar que sientes cuando haces algo nuevo y positivo para tu estrés es una señal de crecimiento —le dije a Wes.

En un estudio, los participantes que toleraron un poco de malestar pasajero mientras se dedicaban a diferentes actividades de crecimiento personal, como escribir y estudiar, mostraron más probabilidades de alcanzar sus objetivos. Los investigadores concluyeron: «En general, crecer resulta incómodo, pero la gente debería buscar el malestar inherente al crecimiento como una señal de progreso en lugar de evitarlo».[4]

Por tanto, tolerar un poco de malestar pasajero mientras realizas cambios saludables en tu vida es un indicador de que estás entrando en tu zona de crecimiento.

Wes estaba listo para entrar en su zona de crecimiento, empezando con la regla del dos (solo unos pocos cambios de estilo de vida cada vez). Tenía claro su objetivo SUMO y había aceptado que se sentiría un poco incómodo con sus nuevos hábitos positivos en el camino hacia la consecución de su objetivo.

—Tengo que admitir —dijo— que no sé por dónde empezar. ¿Por dónde empiezo?

Le entregué una hoja de papel en blanco.

—La forma de averiguarlo consiste en empezar teniendo en mente el final— le expliqué—. Vamos a empezar creando juntos tu plan hacia atrás.

PLANIFICAR HACIA ATRÁS, VIVIR HACIA DELANTE

Le pedí a Wes que escribiera la palabra *fin* en la parte superior de una hoja de papel en blanco, y que añadiera al lado su objetivo SUMO y una fecha dentro de unos tres meses. Le sugerí que la fecha le dejara un margen de maniobra amplio.

En la parte inferior de la hoja tenía que escribir la palabra *inicio* y la fecha del día en el que nos encontrábamos. A continuación, trabajamos hacia atrás partiendo del fin, su objetivo SUMO, hasta el inicio, donde se encontraba en el presente. En la línea situada inmediatamente debajo de su objetivo SUMO, le pedí que escribiera lo que tendría que ocurrir justo antes de alcanzar ese logro. Wes escribió: «Me compraré unos pantalones nuevos, de una talla más pequeña, que me queden bien y me motiven para seguir perdiendo peso».

Le pedí a Wes que escribiera en la línea siguiente lo que tenía que hacer para poder comprarse unos pantalones nuevos. Escribió: «Tengo que seguir comiendo bien para perder el siguiente kilo, como he estado haciendo *cada semana*».

—Estupendo, Wes —le dije—. Sigue trabajando hacia atrás. ¿Qué tienes que hacer para perder otro kilo?

—Mantener lo que funciona. Ceno lo que me preparé la noche anterior. Incluso me llevo un bocadillo preparado para no tener que utilizar las máquinas expendedoras en el trabajo —respondió Wes, al tiempo que lo anotaba en el papel.

—Muy bien. Baja una línea. ¿Cuál es el paso para tener la comida preparada para llevar? —le pregunté.

Wes lo pensó un momento y, a continuación, escribió: «Cuando llegue a casa después de mi turno de noche, escucharé ese pódcast de misterio tan interesante mientras preparo la comida y el bocadillo para el día siguiente. También prepararé la comida de los niños».

Wes se recostó en su silla, satisfecho.

—La verdad es que me gusta este plan. El pódcast es muy bueno y nunca tengo tiempo para escucharlo.

—Ahí lo tienes, Wes. Ahora estamos cerca del final de la página, la declaración del punto en el que te encuentras. ¿Cuál es el primer paso para empezar a preparar tus cenas?

—Okey. Empezando por el sábado por la mañana, los niños vendrán conmigo al súper y elegiremos comida sana para preparar y tener suficiente hasta el próximo sábado. Y la semana que viene haremos lo mismo.

—Creo que encontraste una manera de empezar.

Wes repasó su plan una vez más.

Con el plan hacia atrás, paso a paso, se dio cuenta de que su objetivo SUMO estaba mucho más a su alcance de lo que había previsto. El hecho de tener un documento de una página en la mano, escrito de su puño y letra, le ayudó a sentirse más empoderado con su hoja de ruta personalizada hacia el éxito. Le ayudó a visualizar cada paso de una forma concreta y tangible.

TÉCNICA n.º 2. Prepara un plan hacia atrás

Prueba este ejercicio.

1. En la parte superior de una hoja de papel en blanco, escribe la palabra *fin*. Añade al lado tu objetivo SUMO con una fecha aproximada dentro de tres meses.
2. Escribe la palabra *inicio* y la fecha de hoy en la parte inferior de la hoja.
3. Ve bajando por la página como si escribieras las instrucciones de Google Maps a la inversa, desde el final hasta el principio. Debajo de *fin*, escribe el último paso que darás para llegar a tu objetivo.
4. Baja otra línea. Escribe lo que harás inmediatamente antes de ese paso final hacia tu objetivo.
5. Continúa trabajando hacia atrás, pensando y escribiendo cada paso en orden inverso. No existe un número concreto de pasos, deben ser los suficientes para ver con claridad tu plan hacia atrás desde el fin (alcanzar tu objetivo SUMO) hasta el inicio (hoy).

Cuando llegues a tu inicio, tendrás una lista completa de instrucciones que seguir paso a paso.

Tu plan hacia atrás es una representación visual de tu viaje en tiempo real. Como saben la mayoría de los grandes atletas, si puedes verlo, puedes hacerlo. Tu plan hacia atrás te ayuda a superar el mayor obstáculo del cambio: dar el primer paso hacia la acción.

Cuando Wes vino a verme, dos meses después, me enseñó su plan hacia atrás. Había recorrido más de la mitad del camino; ya había perdido 6.5 kilos y su destino estaba más cerca que nunca.

—Tengo que confesar que tuve un bajón durante tres días —me explicó—. Fue el cumpleaños de un compañero de trabajo y salimos a comer aros de cebolla, malteadas y hamburguesas dobles. Estaba tan bueno que fui a esa hamburguesería yo solo las dos noches siguientes. La segunda noche me sentí muy enojado conmigo mismo, pero la noche siguiente lo volví a hacer.

—No pasa nada, Wes —le dije—. A veces sentimos la presión social. Estoy segura de que tu compañero de trabajo está acostumbrado a tu antigua costumbre de comer hamburguesas y papas fritas.

—Claro. Y no quería explicarle mi regla del dos por si fallaba. Y entonces me obligué a fallar las dos noches siguientes.

—Sin embargo, parece que te diste la vuelta. Los esfuerzos para reajustar un viejo patrón no son inamovibles, Wes. Ahí es donde puede ayudar mucho un poco de autocompasión —le expliqué—. ¿Podrías explicarme qué te hizo volver a tu objetivo SUMO?

—Me gustaría poder decir que no quería defraudarla ni defraudarme a mí mismo —dijo Wes con una tímida sonrisa—, pero la verdad es que la encargada soltera del súper al que vamos a comprar me dijo que estoy cada vez mejor.

Me eché a reír, y Wes también.

—Ah, parece que el cambio no es tan difícil después de todo —añadí.

No hay nada mejor que ser testigo de la nueva felicidad de pacientes como Wes cuando trabajan en pos de su objetivo SUMO y finalmente lo consiguen.

ALCANZAR LA FELICIDAD

Si te hiciera una gran pregunta del tipo «¿qué esperas de la vida?», probablemente responderías: «Quiero ser feliz». De hecho, «cómo ser feliz» es una de las expresiones más buscadas en Google en los últimos cinco años, y tuvo su pico de popularidad en 2020, cuando el mundo estaba confinado. Parece lógico, ¿verdad? La felicidad es un objetivo muy codiciado, y no solo para mis pacientes, sino para la mayoría de las personas de todo el mundo.

Al tratarse de un objetivo impreciso y variable, la felicidad no te ayuda a acercarte a tu «porqué». Todos queremos ser felices; es un anhelo universal compartido por todos los seres humanos del planeta, pero la investigación ha demostrado que no se nos da demasiado bien prever qué nos va a hacer felices.[5] Por eso es importante que seas muy específico sobre tu meta, tu objetivo SUMO y los pasos de tu plan hacia atrás. Son concretos y tangibles, mientras que la felicidad no lo es.

Ryan, un ejecutivo de la industria musical de treinta y seis años, vino a verme por su ansiedad descontrolada. En su trabajo se codeaba con algunos de los artistas más importantes del negocio. No había duda de que Ryan tenía una vida que mucha gente envidiaría. Tenía tres departamentos (uno en Manhattan, otro en Aspen y el tercero en París). Se pasaba los meses de verano en un yate, en el Mediterráneo, y los inviernos en Aspen. Había trabajado mucho para alcanzar ese nivel de éxito, pero ahora sufría una ansiedad incapacitante.

—Se podría pensar que me siento muy bien por estar donde estoy y por poder permitirme casi todo lo que quiero, pero no es así —me aseguró Ryan en su primera visita—. Tengo la sensación de temblar desde dentro hacia fuera. Me paso la noche despierto, caminando por mi habitación. A veces siento un hormigueo en los brazos y los labios. Tengo tanta ansiedad que ni siquiera puedo leer un libro.

Ryan también acudía a un psiquiatra (que le controlaba la medicación) y a un terapeuta.

—Son las dos únicas personas con las que no me da miedo hablar. Antes era el tipo más sociable del mundo. Ya no. Me escabullo por la puerta de atrás en cuanto puedo para no tener que conocer gente nueva ni hablar con ella.

Ryan llegó a la profesión con un claro sentido del propósito. Le encantaba la música y sentía una profunda conexión con la comunidad musical. Al principio de su carrera deseaba los beneficios que iban de la mano con su trabajo: fiestas, ropa de marca, coches, dinero y restaurantes de lujo. Los caprichos de un estilo de vida lujoso. Sin embargo, diez años más tarde, la ajetreada agenda de viajes y el constante desfase horario empezaron a hacer mella en su salud. Ryan comenzó a sentir rechazo por su trabajo y a querer dejar la industria. Su éxito ya no le importaba nada y necesitaba cambiar de aires.

Después de escuchar su historia, le pregunté qué le hacía feliz antes de su actual trabajo.

—No tengo ni idea —afirmó Ryan—. Casi ni me acuerdo de mi vida antes de esta profesión.

—Entonces retrocede hasta antes de tener edad para pensar en una profesión —le sugerí—. ¿Qué te gustaba hacer cuando eras un niño o un adolescente?

Por primera vez durante nuestra visita, Ryan sonrió.

—Mis mejores días son los que pasé con mi abuelo. Estaba en muy buena forma, incluso a sus setenta años. Pasaba el fin de semana con él en New Hampshire y nos íbamos de excursión a las Montañas Blancas.

Mientras Ryan recordaba la experiencia, su rostro y sus hombros se relajaron, y su respiración se calmó.

—Fueron tiempos maravillosos —continuó—. Elegíamos un camino empinado, subíamos al punto más alto y nos sentábamos a hablar. Observábamos a los halcones y de vez en cuando veíamos un águila. Incluso me gustaban los días de lluvia. Por la noche hacíamos una hoguera en el patio de mi abuelo y yo tocaba la guitarra.

—¿Todavía tocas? —le pregunté.

—Hace como diez años que no. Es extraño. Tocar la guitarra es lo que me hizo desear dedicarme a la industria de la música —reflexionó—. Ahora nunca tomo una.

—¿Perdiste el interés?

—No. Lo echo de menos. Y extraño a mi abuelo. Murió hace unos cuatro años. Compré un departamento en Aspen como una especie de homenaje a él, pero no es lo mismo.

—Siento lo de tu abuelo, pero todavía tienes tu guitarra, ¿verdad? Y puedes seguir yendo de excursión a la montaña si quieres.

Ryan asintió, consciente de adónde quería llegar.

Antes de irse de mi consultorio, establecimos un plan para reajustar su estrés y su *burnout*. Le sugerí que empezara aplicando la regla del dos con las actividades que más le gustaban.

Ryan se comprometió a tocar la guitarra durante al menos veinte minutos cada día por el mero placer de tocar. No tenía que tocar para nadie y ni siquiera tenía que tocar bien. El objetivo era experimentar lo mucho que le gustaba la música.

Aunque sus viajes de trabajo no siempre se situaban cerca de alguna montaña, se comprometió a salir a la naturaleza de algún modo, todos los días, y dar un paseo. Quería que contemplara el cielo, los árboles o cualquier otra manifestación de la naturaleza que lo rodeara, aunque solo fuera dando un par de vueltas rápidas alrededor de un conjunto de departamentos.

No volví a ver a Ryan en cuatro meses, pero mantuvimos el contacto a través del correo electrónico. Después de los dos primeros meses, me transmitió noticias positivas. Había reconfigurado su horario de trabajo para viajar menos. Pasaba más tiempo en su casa de Aspen para estar cerca de las montañas. Se había apuntado a un club de montañismo y el hombre que lo dirigía le recordaba a su abuelo. Además, tocaba la guitarra todos los días y estaba pensando en unirse a un colectivo de guitarristas de la ciudad.

Reorientar su vida para disfrutar de experiencias más gratificantes por sí mismas en lugar de experiencias de validación externa ayudó a Ryan a reajustar su estrés, y eso tuvo un efecto dominó en su sueño y su ansiedad. La suma de esos cambios fue un bálsamo para su sistema nervioso.

Cuando volví a ver a Ryan en persona, varios meses después, era evidente que se estaba convirtiendo en un hombre nuevo. Se sentía tranquilo, resuelto y centrado. Su ansiedad estaba mucho más controlada. Su psiquiatra incluso estaba considerando bajarle la medicación bajo supervisión porque estaba muy bien, mucho mejor de lo que había estado en años.

En cuatro meses, Ryan reajustó su cerebro y su cuerpo, además de controlar su ansiedad.

Ryan disponía de muchas comodidades materiales, pero todavía se encontraba atrapado en el modo de autoconservación y sin una salida. Es posible que te preguntes: «¿Y por qué no se dio cuenta por sí mismo y dio un giro rápido? ¿Cómo se desvió tanto del camino?».

Los cambios que hizo eran pequeñas estrategias sencillas que podía haber aplicado en cualquier lugar y en cualquier momento (tocar la guitarra y salir a hacer senderismo), pero con su amígdala funcionando a toda máquina le resultaba difícil salir de ahí sin ayuda.

Cuando se trata de ti y de tu vida, ¿por qué el cambio para mejor parece un esfuerzo tan grande, en lugar de algo que haces simplemente porque te ayuda a sentirte bien y más feliz? Resulta que existen dos tipos de felicidad, y cada uno afecta al cerebro y al cuerpo de formas muy distintas. La felicidad es un complicado constructo que utiliza diversas zonas del cerebro, pero un tipo es más duradero que el otro, y Ryan estaba persiguiendo el tipo de felicidad que no dura.

DOS TIPOS DE FELICIDAD

El primer tipo de felicidad se denomina *felicidad hedónica*. Es el tipo de felicidad (centrada en torno al placer y el consumo) con el que Ryan había llenado inicialmente su vida. Comidas deliciosas, vacaciones tropicales y maratones de Netflix son ejemplos actuales de felicidad hedónica. No se trata necesariamente del costo de un artículo, sino de cómo nos hace sentir.

Cuando participas en actividades hedónicas, como darte un capricho en forma de café extragrande con crema batida, derrochar en el último dispositivo electrónico o comprarte unos zapatos, le estás haciendo un regalo a tu cerebro y a tu cuerpo. En esos momentos, el cerebro se inunda de dopamina, la hormona del placer, y sientes una subida instantánea de alegría por todo el cuerpo. Este tipo de felicidad es muy real para el cerebro. Su finalidad es importante: les da a tu cerebro y a tu cuerpo un breve (pero necesario) respiro de la vida cotidiana. Permitirse momentos ocasionales de felicidad hedónica puede servir como válvula de escape temporal para frenar la tetera del estrés. Sin embargo, si el estrés puede ser saludable o nocivo según la dosis y la frecuencia, con la felicidad hedónica ocurre lo mismo.

En pequeñas dosis, la felicidad hedónica desempeña un papel vital para el bienestar psicológico. Sin embargo, en dosis mayores y más frecuentes pierde su atractivo para el cerebro y el cuerpo. No puedes depender de la felicidad hedónica como fuente primaria de felicidad, como hizo Ryan, precisamente porque sus efectos son fugaces y efímeros. Por su propia naturaleza, la felicidad hedónica está diseñada para dejarte con ganas de más. Este fenómeno se conoce como *adaptación hedónica*.[6]

Los científicos creen que cada persona tiene un punto de referencia distinto sobre la cantidad de felicidad hedónica que puede experimentar. Se utiliza el término *adaptación* porque, a excepción de la sacudida inicial de placer que se obtiene de cualquier actividad hedónica, el cerebro acaba regresando a su nivel básico de felicidad. Se puede perseguir el disparo de la felicidad hedónica, pero no se puede lograr que dure.

Una mujer, Debra, lo describió así:

—Cuando tengo una semana complicada en el trabajo, voy a una tienda Louis Vuitton o Gucci y busco un bolso que me guste. Los dependientes son siempre muy amables y me atienden muy bien. Todo es precioso, así que es agradable estar allí. Después envuelven mi nuevo bolso como si fuera un regalo especial, lo meten en una bolsa elegante y me lo llevo. Estoy en el paraíso. Sin embargo, un par de semanas más tarde, después de los elogios de mis compañeros de trabajo hacia mi nueva compra, mi felicidad se acaba y el bolso se convierte en uno más de mi clóset. Mi estrés en el trabajo no ha cambiado para nada, y el estrés del próximo pago de la tarjeta de crédito lo agrava todavía más.

La adaptación hedónica puede adoptar diversas formas. Por ejemplo, la tercera porción de pastel no resulta tan placentera como la primera, y una nueva relación amorosa pierde la emoción del inicio. Los placeres hedónicos pasan a ser menos excitantes con el tiempo porque la subida inicial de dopamina se estabiliza en el cerebro. Te quedas como al principio. Puedes engancharte al deseo de más y más de lo mismo, o empiezas a buscar algo nuevo para sentir otra subida de placer instantáneo.

No es un defecto de diseño del cerebro. La adaptación hedónica de tu cerebro es en realidad un mecanismo de protección. Los estudios demuestran que después de vivir experiencias maravillosas o trágicas, la gente acaba volviendo a su punto inicial de felicidad.[7] Independientemente de la calidad de las experiencias externas, positivas o negativas, la felicidad hedónica te ayuda a sobrellevar el momento de forma provisional abriendo la válvula de vapor de la tetera del estrés.

Después de un largo día de reuniones, de hablar ante un grupo numeroso, de ejercer como madre e incluso mientras escribía este libro, he sentido el deseo de una buena sesión de dos horas de Netflix. Incluso con un tiempo personal muy limitado, un poco de terapia de compras por internet me da una subida de dopamina. Y un día de *spa* es mi plan B hedónico favorito. Esos momentos positivos pueden servir como disyuntores y son fantásticos cuando mi respuesta de estrés se descontrola. Sin embargo, no cabe duda de que solo son soluciones temporales que no ayudan demasiado a reconfigurar el cerebro para reducir el estrés a largo plazo.

No podemos basarnos únicamente en las experiencias hedónicas para curar nuestro estrés porque la adaptación hedónica está funcionando siempre en segundo plano. Para curar el estrés a largo plazo tenemos que aprender a trabajar con nuestra biología. Es entonces cuando entra en escena un tipo nuevo y diferente de felicidad. Se llama *felicidad eudaimónica*, y es la puerta de entrada para curar el estrés nocivo definitivamente.[8]

—Como paisajista, me propusieron ayudar a planificar un huerto urbano comunitario —me explicó Kevin—. Se trataba de un proyecto para que familias con ingresos bajos cultivaran verduras en un descampado donde se había demolido un viejo edificio. Aunque he diseñado espacios verdes para oficinas de alto nivel, este proyecto de huerto comunitario ha sido muy satisfactorio para mí. Cuando estoy allí, poniendo en marcha los planes, ayudando a los niños a plantar chiles, nunca miro el teléfono ni pienso en la hora que es. Es mucho trabajo, pero me siento más feliz que nunca. Y el extra es que mi médico dice que me ha bajado la tensión.

La felicidad eudaimónica no se centra en el placer y la alegría, como la hedónica, sino en el sentido y el propósito. Los humanos somos criaturas en busca de sentido, impulsadas por un propósito, lo que hace que este tipo de felicidad sea una mina de oro en nuestro viaje con el estrés. Podemos enlazar experiencias que aportan sentido y propósito sin preocuparnos de que los efectos sean pasajeros o efímeros porque no existe la adaptación eudaimónica.

Has tenido muchas experiencias eudaimónicas en tu vida, solo que no las has llamado así. Piensa en las experiencias que te aportaron un sentimiento de satisfacción serena. Son las actividades que, a la larga, se orientan al crecimiento. Las experiencias eudaimónicas te aportan un sentido de pertenencia, comunidad, conexión y altruismo. Donar tu tiempo por una causa, la jardinería, aprender a tocar un instrumento, pintar, preparar comidas en un comedor social o construir una rampa para la silla de ruedas de un vecino son solo algunos ejemplos de lo que puede proporcionar una experiencia feliz desde el punto de vista eudaimónico.

Dado que el sentido y el propósito son fundamentales para la felicidad eudaimónica, y también son muy personales, tu idea de lo que te hace eudaimónicamente feliz será diferente a la de otra persona. Independientemente del modo de alcanzar la felicidad eudaimónica, cuando pones en marcha tu visión personal del sentido y el propósito, el cerebro y el cuerpo identifican lo que está sucediendo y responden en consecuencia.

En un estudio se evaluó el «bienestar hedónico y eudaimónico» de ochenta personas.[9] Los investigadores observaron los genomas (la codificación del ADN) de esas personas y encontraron diferencias notables en la expresión genética. El bienestar eudaimónico se vinculaba a una respuesta antiviral y de anticuerpos más acusada y a niveles más bajos de marcadores inflamatorios, mientras que los niveles más altos de bienestar hedónico ejercían el efecto contrario. Para que nos entendamos, cuanto más bajo sea el nivel de marcadores inflamatorios, mejor. Este fue el primer estudio que mostró diferencias genéticas en los dos tipos de felicidad. ¿Cuál es la principal conclusión? Que no toda la felicidad se crea de la misma manera.

Según los investigadores, «hacer el bien y sentirse bien tiene efectos muy distintos en el genoma humano. [...] Al parecer, el genoma humano es mucho más sensible a las distintas formas de alcanzar la felicidad que las mentes conscientes».[10]

Como se desprende claramente de este estudio, el cuerpo sabe distinguir perfectamente entre los dos tipos de felicidad. El problema es que a nosotros no se nos da tan bien.

¿QUÉ NOS HACE FELICES?

A pesar del tiempo que dedicamos a pensar en la felicidad y el modo de alcanzarla, lo cierto es que se nos da bastante mal averiguar qué nos hace felices. Le pregunté a la doctora Laurie Santos, profesora de Psicología de la Universidad de Yale y conductora del pódcast *The Happiness Lab*, por qué ocurre esto.

«Si le preguntas a la gente cómo cree que sería una vida verdaderamente feliz, [podría responder que es] acostarse en la playa y comer helado, algo sin ningún tipo de estrés. La gente tiene ideas erróneas respecto al estrés y la felicidad. Un poco de estrés es bueno», me explicó Santos.

Como ya hemos comentado, el estrés es una parte necesaria del funcionamiento saludable de nuestra biología. Resulta que el estrés también es importante para la felicidad.

«La felicidad tiene muchas caras —continuó Santos—. La sensación de significado contribuye a tu satisfacción [...] porque estás haciendo cosas significativas [para ti]. Eso te hace sentir bien porque estás fluyendo».

El estado de *flujo*, término acuñado originalmente por el psicólogo Mihály Csíkszentmihályi, se produce cuando te sumerges por completo en una actividad que te aporta una sensación de facilidad, dominio, disfrute y atemporalidad.

«La gente no piensa necesariamente en el flujo cuando disfruta de su tiempo libre después de una dura semana de trabajo», afirmó Santos. Lo entiendo. Después de una larga semana de trabajo, lo único que quiero es complicarme la vida lo menos posible: por ejemplo, pedir comida para llevar y darme un maratón de series. Sé que no me proporcionará una felicidad duradera, pero sí me aporta una satisfacción breve e instantánea, que es justo lo que necesito a veces después de una larga y difícil semana de trabajo. Las experiencias hedónicas desempeñan un papel legítimo y valioso como disyuntores temporales del estrés. La distracción es una estrategia de afrontamiento viable para combatir el estrés tras un duro día de trabajo, y las experiencias hedónicas son distracciones maravillosas cuando las necesitamos. No obstante, no podemos recurrir solo a ellas para conseguir una felicidad sostenible en el tiempo.

Santos también afirma que nuestras intuiciones sobre el tiempo libre no siempre son acertadas. El camino fácil y sin prisas lleno de experiencias hedónicas puede ponerse aburrido y perder atractivo rápidamente, como le ocurrió a Ryan. En última instancia, las actividades de ocio que impliquen cierto desafío para el cerebro pueden ayudarnos a crear el estado de flujo, que a su vez conducirá a una felicidad más sustancial y duradera.

Siendo realistas, lo ideal sería encontrar un equilibrio entre la búsqueda de experiencias hedónicas para obtener gratificación a corto plazo y experiencias eudaimónicas que aporten sentido y propósito a largo plazo. Ambos tipos de felicidad añaden valor a la vida, pero solo uno tiene beneficios sostenibles para el cerebro y el cuerpo. En ocasiones, cuando estamos muy inmersos en la adaptación hedónica, se necesita una crisis inesperada para reevaluar qué es lo que más nos importa en la vida.

Carmen llegó a mi consultorio recomendada por su oncólogo porque le habían detectado cáncer de ovario en estadio IV. Su oncólogo no se había andado con rodeos sobre su pronóstico terminal, pero quería probar una terapia experimental para ralentizar la rápida progresión del cáncer. Carmen era una abogada de sesenta y dos años. Había pasado muchos años trabajando muchas horas. Su trabajo era exigente, y a menudo supervisaba varios casos a la vez.

—Siempre me dije que cuando estuviera más cerca de la edad de jubilación reduciría las horas de trabajo —me explicó en mi consultorio, una agradable tarde de abril—. Pero ocurrió lo contrario. Cada vez me necesitaban más clientes. Acabé trabajando más horas que nunca.

Hizo una pausa para mirarme, para comprobar si lo entendía. Lo entendía. Por supuesto. Las dos nos dedicamos a ayudar a personas con problemas. Cuesta mucho rechazar a la gente. Sentí empatía por Carmen.

Cuando le diagnosticaron cáncer, intentó seguir trabajando en el montón de casos que tenía abiertos mientras se sometía a tratamiento para «distraerse», pero acabó siendo demasiado para ella. Tuvo que dejar su trabajo.

Casi parecía pedir disculpas por haber dejado de trabajar.

—No soy de las que abandonan. Habría trabajado hasta los ochenta si hubiera podido.

—¿Lo echas de menos? ¿Disfrutabas tu trabajo? —le pregunté.

Su respuesta me sorprendió.

—La verdad es que no. Me encantaba cuando era más joven, pero hace unos diez años que ya no lo disfrutaba.

Carmen nació en una familia muy humilde y, según sus palabras, «salió adelante». Estaba orgullosa de sus logros. Era una mujer autodidacta que se había labrado una carrera para tener la vida asegurada (ella y su familia).

—Nunca he dado por sentado nada de lo que tengo, pero este diagnóstico me dejó fuera de juego —me dijo—. Me hizo cuestionármelo todo.

Carmen estaba ansiosa por resetear su vida.

—Sin mi trabajo, en realidad no sé cómo actuar. Si no puedo decir «soy abogada», ¿quién soy? No quiero que me conozcan solo como una persona que se está sometiendo a un tratamiento contra el cáncer. Tiene que haber algo más.

—Vamos a trabajar juntas para encontrar ese algo más. ¿Y si te tomas este momento de tu vida como una puerta abierta para hacer las cosas que te aportan alegría? —le planteé.

—Está bien. Me gusta la idea —respondió Carmen.

—¿Qué te aporta felicidad?

Carmen se quedó sin palabras.

—Hace mucho tiempo que no me pregunto qué quiero hacer porque me aporte alegría. Siempre estoy haciendo cosas para los demás: mi familia, mis clientes, mi comunidad. Nunca se trata de mí.

Le leí una cita atribuida a Carl Jung y le pedí que reflexionara sobre ella: «De pequeño, ¿con qué se te pasaban las horas como si fueran minutos? Ahí reside el secreto de tus búsquedas terrenales».

A Carmen se le iluminó la cara.

—Me encantaba hacer cosas con las manos de pequeña. Podía pasarme horas haciendo figuras de arcilla. Mi hermana y yo jugábamos con ellas toda la tarde en las escaleras de la entrada de la casa. Era mi pequeño mundo y me la pasaba muy bien —a continuación, añadió—: De hecho, creo que compré la casa en la que vivo ahora porque su entrada me recordó aquellas tardes felices de mi infancia. Incluso nos sentábamos allí a hacer la tarea. Ahora tengo muebles de mimbre en mi entrada, pero nunca me tomo el tiempo de sentarme y ver la vida pasar.

—¡Empecemos por ahí! —le dije.

Le sugerí que utilizara la regla del dos para centrarse en dos cosas que podría hacer, cuando saliera de mi despacho, para cultivar su sensación de felicidad eudaimónica. Le indiqué que tenía que realizar esas actividades por mero disfrute, sin necesidad de validación o elogio externos.

—Vamos a añadir a tu rutina dos cosas que te aporten alegría. Así que hoy, de camino a casa, ve a una tienda de arte y compra arcilla. Empieza haciendo una escultura al menos una vez a la semana durante un mes. No te juzgues durante la actividad. No se la vas a enseñar a nadie, es solo para ti. Y lo segundo que vas a hacer —continué—es empezar a utilizar esas sillas de mimbre de tu entrada, al menos treinta minutos un par de veces por semana mientras haya buen clima. Esa es tu regla del dos para el próximo mes.

—¿Esa es mi prescripción? ¿Sentarme en la entrada? ¿Sin hacer nada? —me preguntó Carmen incrédula.

—Puedes leer, escribir o hacer lo que quieras —le respondí—. Pero creo que no hacer nada más que ver la vida pasar es un gran uso del tiempo.

— Suena muy muy bien —dijo Carmen.

El punto de partida con Carmen parecía claro por la alegría reflejada en su cara cuando recordó los momentos felices de su infancia.

Carmen también trabajaba con un equipo cualificado de médicos y psicólogos para gestionar los aspectos fundamentales de sus cuidados, como el sueño, el apetito y el afrontamiento. Sus visitas a mi consultorio eran una capa añadida. Mi trabajo consistía en apoyar a Carmen en su proceso de sanación.

Hay una diferencia entre *sanar* y *curarse*. Si padeces una enfermedad que no se puede curar, sí puedes sanar. La sanación es un movimiento en la dirección de los resultados positivos que permite liberar patrones y emociones negativos, y también puede resultar mental y emocionalmente terapéutica más allá del diagnóstico físico. Independientemente del diagnóstico de cáncer de Carmen, mi trabajo con ella consistía en ayudarla a sanar.

Crear una relación cálida, conectada y terapéutica con un paciente no es solo un gesto amable; también puede influir en la salud de manera positiva. Los estudios demuestran que los médicos que ofrecen apoyo, tranquilidad y amabilidad pueden aliviar el malestar y los síntomas de sus pacientes. «Las cosas sencillas que un médico dice y hace para conectar con los pacientes pueden influir en su salud», afirman dos investigadores en psicología.[11] Desde el punto de vista médico, era improbable que Carmen se curara de su cáncer agresivo en fase avanzada. No obstante, nuestro trabajo juntas podría contribuir a reducir el estrés y a crear sentido y propósito durante el difícil (y a menudo desmoralizador) proceso de tratamiento.[12] Tanto si te enfrentas a un problema de salud como Carmen como si no, ayuda mucho que los médicos te hagan sentir que el trato con ellos resulta terapéutico.

Cuando vi a Carmen en la visita de seguimiento, cuatro semanas más tarde, me impresionó su progreso. ¡Se había comprometido muy en serio con la regla del dos! Se sumergió en sus esculturas de arcilla y creó un pequeño espacio de trabajo en su casa para sus proyectos. Me mostró fotos de su trabajo y comprobé que tenía mucho talento. Y se sentaba en su entrada casi todos los días durante treinta minutos. Me contó que esas dos actividades le aportaban mucha felicidad.

Continué viendo a Carmen todos los meses durante su proceso de sanación. Sus esculturas eran cada vez más grandes y complejas. Me explicó que una de sus amigas quería exponer su trabajo en una galería porque era muy bueno, y que lo estaba pensando. Cuando le pregunté cómo se sentía, me dijo:

—Hacía mucho tiempo que no estaba tan contenta y satisfecha. ¡Solo hizo falta un diagnóstico de cáncer para llegar a este punto! —bromeó.

Con el paso de los meses, Carmen continuó con su regla del dos. A lo largo de mi vida laboral he tenido muchos pacientes que, como ella, han realizado cambios radicales en sus vidas ante la llamada de atención de un diagnóstico terminal. Por lo general, son cambios que la persona ya se había planteado, pero que había pospuesto o dejado de lado por diversas razones.

A menudo me he preguntado por qué tenemos que llegar al extremo de un diagnóstico terminal para hacer balance de nuestras vidas. ¿No hay una forma más cálida y amable de averiguar qué es lo más importante?

Estoy aquí para decirte que puedes encontrar más felicidad eudaimónica a partir de hoy. Es algo que mereces hacer por ti mismo todos los días. No hace falta esperar a una crisis. De hecho, averiguar tu fuente de felicidad eudaimónica ahora podría evitar un toque de atención más complicado en el futuro.

Aquí es donde tu canario puede ayudarte. Muchos de mis pacientes mencionan un momento en el que tienen una revelación personal sobre lo que deben cambiar. Pero no sucede como en las películas, durante un hermoso viaje en el que llegas a un prado soleado y reflexionas sobre tu vida. Normalmente es un momento que te toma por sorpresa un martes por la tarde. Estás tan harto de la situación que sientes que necesitas desesperadamente un cambio. El canto de tu canario es imposible de ignorar. Ese momento en mi caso se producía cada noche a las diez con la estampida de caballos. ¿Y el tuyo?

TÉCNICA n.º 3. Encuentra tu tesoro enterrado

1. Sin censurarte, escribe cinco actividades que hayas hecho en el pasado o en tu infancia que te aportaban alegría y hacían que las horas parecieran minutos.
2. Elige una o dos de esas actividades que podrías empezar a incorporar a tu vida a partir de mañana.
3. Organiza los materiales que necesitarás para la actividad: lápices y pinturas, un instrumento musical, un par de tenis, un

kit de modelismo, herramientas de jardinería o una bicicleta, por ejemplo. Lo más probable es que algunos los tengas todavía en casa.
4. Comprométete a hacer una actividad durante al menos diez o veinte minutos todos los días, aunque solo sea recorrer tu calle en bicicleta, garabatear en una libreta, llenar las macetas de tierra o tocar escalas con un instrumento. Incluso cinco minutos al día pueden marcar la diferencia. Ninguna cantidad de tiempo o esfuerzo es demasiado pequeña para ejercer un efecto positivo en el cerebro.
5. Marca en un calendario cada día que realices la actividad. Si se te complica la vida, intenta no romper tu racha. Si te saltas algunos días, no te preocupes. Es posible que haya pasado mucho tiempo desde la última vez que te concediste un rato de pura diversión. Permítete empezar de nuevo.
6. Felicítate por cada día que marques en el calendario. Será un día en el que hagas algo positivo para tu cerebro. Poco a poco estás reconfigurando tu cerebro para disfrutar de una felicidad más duradera.

EL PODER DE LA POSIBILIDAD

Ahora que concretaste tu «porqué» y definiste tu objetivo SUMO y lo que más te importa, permítete sentir el poder de la posibilidad de que se haga realidad. No tiene que ser ahora mismo, porque podría ser poco realista, sino la posibilidad de que ocurra en un futuro próximo porque está a tu alcance y más cerca de lo que crees.

¿Por qué molestarse en sentir la posibilidad? Porque es una forma de activar las leyes de la física, que ayudan a preparar nuestro cerebro y nuestro cuerpo para el cambio. No quiero ponerme demasiado técnica, pero te diré que en física existen dos tipos de energía: la cinética y la potencial. La energía cinética es el movimiento activo y la energía potencial es la inercia latente. Según

Isaac Newton, la energía no se puede crear ni destruir; solo puede cambiar de forma, de potencial a cinética o viceversa. Cuando nos permitimos tomar perspectiva para considerar la posibilidad de que nuestro objetivo SUMO se haga realidad, empezamos a despertar esa energía potencial latente de su estado para que se convierta en la energía cinética del cambio.

Aprovechar el poder de la posibilidad es algo que se utiliza continuamente para obtener logros en el mundo real, sobre todo cuando hay mucho en juego (por ejemplo, en los deportes profesionales). Seguramente, no existe un ejemplo mejor de segmento de la población que se base en el poder de la conexión mente-cuerpo que los atletas profesionales. Los deportistas saben que su juego mental fuera del campo es tan valioso como su juego físico en la pista. Los psicólogos deportivos son parte integrante de las rutinas de entrenamiento porque ayudan a los jugadores a reconfigurar sus cerebros para visualizar el éxito. La legendaria estrella del baloncesto Michael Jordan, la campeona de tenis Serena Williams, el nadador que ganó el oro olímpico Michael Phelps y muchos otros deportistas de élite aseguran haber utilizado el poder de la visualización para lograr grandes resultados.[13] Es posible que la visualización te ayude a alcanzar tu parte de grandeza.

Tampoco pasa nada si ahora mismo no te sientes muy capaz de cambiar o si eres escéptico acerca de la posibilidad de reconfigurar tu cerebro y tu cuerpo para reducir el estrés y potenciar tu resiliencia. En cualquier caso, confía en la física del proceso. El escepticismo es una parte sana y normal de este proceso. Me encantan mis pacientes escépticos porque, cuando se produce el cambio inevitable, suelen ser los más entusiastas. En lenguaje científico, han incrementado su sentido de autoeficacia, o la creencia de que poseen la capacidad de lograr cambios por ellos mismos. Por eso te pido que empieces poco a poco, para ganar confianza en tu eficacia y la conciencia de que tienes el poder de cambiar tu energía de la inercia a la acción.

Un ejemplo de los pequeños pasos que conducen a una mayor autoeficacia es el que el doctor Edward Phillips compartió conmigo. Una de sus pacientes era reacia a salir a caminar, pero accedió a hacerlo con una amiga dos veces por semana. Al cabo de dos semanas de salidas regulares, volvió a verla con una sonrisa en la cara.

—Sé que dije que iba a salir a caminar dos veces por semana, pero no he respetado lo que habíamos acordado. Me encanta salir con mi amiga y el tiempo es cada vez más agradable, así que ¡salgo a caminar cinco días por semana!

«Nuestros cuerpos son maravillosamente adaptables, es fisiología básica —afirma Phillips—. Además, somos psicológicamente adaptables y sentimos el deseo de mejorar. Creo que la gente, por naturaleza, *quiere* mejorar».

Cada vez más, en esta vida moderna, renunciamos a afrontar el reto de gestionar el estrés y el *burnout* porque no reflexionamos sobre lo que consume realmente nuestro tiempo y nuestra atención. Si lo supiéramos, podríamos hacerlo mejor. Sé que muchos de mis pacientes se sorprenden cuando se dan cuenta de que algo que usan todos los días y durante todo el día ha contribuido en gran medida a su estrés. Cuando se enteran de esa fuente oculta de estrés continuo (hablaremos de ello en el siguiente capítulo), se dan cuenta de que tienen infinitas oportunidades a lo largo del día para practicar y perfeccionar su autoeficacia.

Como ya sabes, el primer cambio para superar el estrés consiste en identificar y elaborar un plan para reducir el estrés y, al mismo tiempo, ofrecerte algo que te ilusione cada día. Como Wes, has elegido un objetivo SUMO razonable, algo que sabías que te motivaría y te aportaría la sensación de satisfacción cuando lo consiguieras en un plazo de tres meses. Una vez determinado ese objetivo SUMO, podrías visualizar el proceso paso a paso utilizando la técnica del plan hacia atrás. Por último, a medida que avanzas hacia tu objetivo SUMO en tres meses, puedes compensar el estrés a diario buscando tu tesoro enterrado, como hicieron Ryan y Carmen. Ese placer sencillo que tal vez dejaste de lado hace mucho tiempo te ayudará a cultivar el beneficio duradero de la felicidad eudaimónica.

Este primer cambio y las técnicas que contiene sientan las bases para la mejora general que supone potenciar tu resiliencia y reducir el estrés, y ahora está a tu alcance. Sigamos avanzando juntos. Con el segundo cambio aprenderás a encontrar el silencio en este mundo ruidoso, a proteger tu ancho de banda mental y, por último, a conseguir el descanso y la recuperación que tu cerebro y tu cuerpo merecen.

4

SEGUNDO CAMBIO PARA SUPERAR EL ESTRÉS: ENCUENTRA LA CALMA EN UN MUNDO RUIDOSO

Cuando volví de una reunión de personal, encontré un mensaje pegado en la puerta de mi consultorio. Una antigua paciente, Nicole, había pasado a verme. En la nota me explicaba que tenía que contarme algo que le había sucedido.

Nicole y yo habíamos trabajado codo con codo durante unos cinco meses del año anterior para ayudarla con su estrés descontrolado y lo que ella llamaba «mi TDAH» (trastorno por déficit de atención e hiperactividad). Había visitado a un psiquiatra que le había asegurado que no tenía TDAH, pero me explicó que era incapaz de terminar los proyectos y que siempre estaba distraída. Quería aprender a controlar el estrés para mejorar su concentración durante periodos de tiempo más largos.

Aplicamos la regla del dos y Nicole experimentó increíbles mejoras en su capacidad de concentración. Trabajaba para encontrar la calma en un mundo ruidoso.

Le llamé durante mi siguiente descanso, no sin cierto temor ante la posibilidad de que algo le estuviera provocando un estrés agudo.

—No lo vas a creer cuando te lo cuente —me dijo Nicole con voz risueña.

Suspiré aliviada. El entusiasmo en su voz era patente. Sonaba mucho mejor que cuando luchaba contra el estrés.

—¿Qué pasa?

—¡Dos horas! He estado concentrada dos horas sin mirarlo —reveló—. De hecho, ni siquiera he abierto el cajón del escritorio en el que lo había guardado. Tenía que compartir contigo este increíble logro.

En ese punto, yo también me eché a reír. Sabía exactamente de qué hablaba: de su celular.

La relación más perjudicial de tu vida probablemente sea la que mantienes con eso que brilla en la palma de tu mano: tu teléfono celular. Una investigación demuestra que tu relación con tu teléfono tiene un gran impacto en tu nivel de estrés y consume la mayor parte de tu atención y tu ancho de banda mental, mucho más que la relación con tu pareja, tus hijos o incluso con tu familia y tus compañeros de trabajo. Es posible que percibas tu *smartphone* como algo inofensivo y relajante, un respiro del ajetreo diario, pero en realidad tiene el efecto contrario. Se dedica a reconfigurar tu cerebro abiertamente para incrementar tu estrés. Estadísticas recientes revelan que casi la mitad de nosotros dedicamos de cinco a seis horas al día a nuestros teléfonos, ¡y tocamos físicamente nuestros dispositivos unas 2617 veces al día![1]

Los *smartphones* no son la única fuente de ruido digital que provoca estrés en nuestras vidas: las pantallas de todo tipo, como la televisión por cable, las tabletas y las computadoras, también nos roban energía mental y atención. Todos sabemos que pasar demasiado tiempo con esos dispositivos es «malo» para nosotros, y como médica puedo decirte que su impacto en el cerebro, en el nivel de estrés e incluso en el bienestar general es más importante de lo que pensamos.

El segundo reajuste, encontrar la calma en un mundo ruidoso, te ayudará a crear límites prácticos y factibles para estas distracciones digitales que incrementan el estrés nocivo. Además, te enseñará algunas técnicas nuevas para lograr el sueño profundo y reparador que el estrés nocivo podría haberte robado. Sin ser responsable de ello, como ciudadano informado del mundo moderno, has descuidado la capacidad de descanso y recuperación de tu cerebro sin darte cuenta. Las técnicas de este segundo cambio para superar el estrés te ayudarán a recobrar el descanso y alcanzar la recuperación que tu cerebro necesita.

La noticia de Nicole de que no había mirado su teléfono durante varias horas supuso un gran avance para ella. Cuando la conocí, nunca lo perdía de vista. De hecho, hubo un momento en el que fue la relación más importante de su vida. Y Nicole no está sola en ese vínculo acaparador; a la mayoría nos pasa lo mismo. Sin embargo, ella fue capaz de cambiar el patrón y se mostró encantada con su recién descubierta capacidad para concentrarse en un proyecto de trabajo durante dos horas sin mirar el celular. ¡Qué cambio para alguien que había admitido que revisaba su teléfono muchísimas veces en una hora! La experiencia de Nicole demuestra que todos somos capaces de cambiar nuestra relación con los distractores digitales, porque todos merecemos encontrar nuestra tranquilidad en un mundo ruidoso.

Como Nicole había descubierto gracias a la regla del dos, donde va tu atención, a continuación, van tu energía y tu ancho de banda mental.

¿Qué es el ancho de banda mental? Es la capacidad del cerebro para concentrarse, aprender conceptos nuevos, tomar decisiones y mantener el rumbo. Es tu atención, y siempre hay un sinfín de fuerzas externas que compiten por ella.

Es posible que pienses: «¿Y qué problema hay? Todo el mundo envía mensajes de texto y revisa el correo electrónico y las redes sociales en su teléfono. Así es la vida moderna». Sin embargo, a pesar de los numerosos avances tecnológicos que aportan rapidez y eficacia a tu vida, tu ancho de banda mental tiene limitaciones humanas. No es un recurso infinito y abundante. De la misma manera que tu cuerpo se cansa físicamente por el sobreesfuerzo, el cerebro también puede acabar agotado.

Como yo, es posible que experimentes el constante estira y afloja de las prioridades enfrentadas: presiones laborales, obligaciones familiares, problemas de salud e incluso tener tiempo para tus intereses personales. Es fácil sentirse desbordado. ¿Cómo puedes combatir el estrés cuando sientes que tu ancho de banda se agotó? Solo hay una manera. Tienes que establecer límites en torno a tu recurso más valioso: tu atención.

DISEÑAR TUS LÍMITES DIGITALES

La dependencia hacia nuestros teléfonos se ha relacionado con un empeoramiento de los trastornos relacionados con el estrés, los trastornos del estado de ánimo y del sueño, el aumento de la irritabilidad, la hipervigilancia, la ansiedad, la falta de concentración y la dificultad para terminar tareas complejas. Y eso solo cuando usas el teléfono. Los estudios también demuestran que la mera presencia de un teléfono cerca, aunque no se esté utilizando, puede reducir la capacidad mental a través de un fenómeno conocido como *cerebro agotado*, debido a su enorme potencial de distracción.[2]

Resulta que ese pequeño objeto inanimado que sujetas en la palma de la mano tiene consecuencias muy serias para la atención, la salud del cerebro y el estrés. La única forma de frenar ese efecto consiste en diseñar un límite en torno a tu dependencia hacia él. El objetivo del segundo cambio para superar el estrés no consiste en lograr que renuncies a tu teléfono, algo poco realista e innecesario desde el punto de vista científico. Un estudio con 619 personas reveló que la disminución del uso del celular, no la abstinencia total, mejoró los resultados relacionados con el bienestar y la salud mental.[3]

Por lo tanto, yo no te pediría que te convirtieras en un monje digital, que renunciaras a la tecnología y llevaras una vida analógica. La tecnología puede ser algo maravilloso que nos ayuda a estar informados, conectados e involucrados. Y con la inteligencia artificial ya presente en muchos sectores, la tecnología es una parte importante de la vida moderna. Sin embargo, para aliviar tu estrés y recuperarte del *burnout* es preciso tener conciencia de su potencial para robarte ancho de banda mental.

El segundo cambio para superar el estrés, «encuentra la calma en un mundo ruidoso», no se basa en la ruptura con tu teléfono celular. Como sugiero a muchos de mis pacientes, ha llegado el momento de *reconsiderar* tu relación con tu teléfono. Se trata de tener el control de tu teléfono en lugar de que tu teléfono controle lo que piensas y cómo te sientes durante todo el día. Quiero enseñarte a crear un límite saludable en torno a tu atención para que puedas redirigirla a lo que más te importa en tu viaje hacia la reducción del estrés. Piensa que soy tu *coach* de relaciones.

Es posible que no estés muy de acuerdo con la idea de que tu relación con el teléfono está afectando a tu estrés. La mayoría de mis pacientes no entienden la conexión al principio. Ven sus celulares como una comodidad que les facilita la vida. Y, en muchos aspectos, es cierto. Ya no tenemos que pararnos en la orilla del camino para llamar desde un teléfono público. Podemos enviar mensajes a familiares y amigos en un instante. Obtenemos direcciones en cuestión de segundos y nadie tiene que desplegar un mapa en el tablero del coche e intentar averiguar en qué dirección están el norte o el sur. ¿Quién no aprecia todo eso y las demás ventajas que ofrece un *smartphone*? Sin embargo, la mayoría de nosotros no usamos nuestros celulares solo cuando los necesitamos, sino que hemos desarrollado un apego nocivo hacia ellos: los utilizamos todo el día y, a veces, también toda la noche.

He aquí una forma sencilla de medir tu dependencia mental de tu celular. Ten a la mano un papel y un bolígrafo durante tres o cuatro horas. Cada vez que sientas el impulso de mirar el celular, haz una marca en el papel. Aunque no llegues a agarrar el teléfono, intenta plasmar honestamente la marca cada vez que te venga a la mente la idea de mirarlo. La mayoría de mis pacientes y amigos se quedan asombrados ante el número de marcas en el papel.

Un amigo incluso bromeó con una risa nerviosa:

—¡Increíble! Llené toda la hoja y tuve que darle la vuelta y utilizar la otra cara. Sé que respiramos unas novecientas sesenta veces por hora. ¡Es casi como si quisiera comprobar mi teléfono cada vez que respiro! ¡Socorro!

Estoy aquí para ayudar sin juzgar, porque no me encuentro en posición de criticar a mi amigo ni a nadie. Confía en mí, estoy aquí contigo. Conozco toda la ciencia sobre el estrés y el uso de redes sociales, y todavía siento el impulso de comprobar mi teléfono varias veces cada hora. Esos pequeños dispositivos tienen una enorme atracción para nuestro ancho de banda mental.

Cuando observé este fenómeno en mis pacientes, me pareció evidente que preguntarles sobre el uso de las redes y su dependencia mental del celular tenía que formar parte de mi protocolo estándar para la toma de decisiones clínicas. He sido testigo de primera mano de la profunda influencia que puede ejercer la tecnología en nuestra senda del estrés con muchos de mis pacientes.

Julian fue uno de ellos. Vino a verme por una fatiga inexplicable después de que su médico de atención primaria le hiciera una revisión completa y no encontrara nada anormal en los análisis de sangre y las imágenes cardiacas. La fatiga de Julian había empeorado tanto que estaba interfiriendo en su trabajo como conductor de trenes de pasajeros. Estaba harto y agotado cuando vino a verme. Su fatiga estaba afectando a su estado de ánimo y su calidad de vida.

A Julian siempre le había gustado su trabajo, pero por primera vez en diecisiete años estaba demasiado agotado para acabar sus turnos. Había empezado a dormir siestas frecuentes en la sala de descanso siempre que podía. Siempre había sido la persona con la que se podía contar para hacer turnos extra, pero eso ya no era posible. De hecho, estaba empezando a reducir su jornada laboral debido a la fatiga.

También había notado cambios en su personalidad. Se describía a sí mismo como una persona «despreocupada» y «tranquila», pero llevaba unos meses sintiéndose irritable e irascible.

—Es como si siempre estuviera esperando a que las cosas se pongan peor —me dijo—. No sé por qué estoy tan nervioso.

Le pregunté qué hacía cuando no trabajaba.

—Soy un gran seguidor de las noticias —respondió con orgullo—. Puedo contarle lo que está pasando en casi cualquier parte del mundo.

Cuando le pregunté hasta qué punto seguía las noticias de última hora y la actualidad, respondió:

—Siempre que estoy en casa y despierto, y a veces también cuando duermo.

Me reí, pensando que era una broma. Pero Julian no bromeaba.

Su jornada empezaba a las seis de la mañana. Agarraba su teléfono de la mesita de noche y empezaba a leer los titulares antes de levantarse de la cama. Después miraba las redes sociales mientras desayunaba, y veía un poco la tele en su habitación mientras se vestía para ir a trabajar. Durante las pausas en el trabajo, volvía a leer los titulares. Durante la comida hacía lo mismo. Al llegar a casa, preparaba la cena con un canal de noticias de fondo y cenaba mientras volvía a mirar las redes sociales en su teléfono. Por la noche se relajaba frente al televisor, con el canal de noticias veinticuatro horas, hasta que se dormía.

—Llevo unos años en los que me preocupa lo que veo en las noticias —me explicó Julian—. Miro y leo más, y después acabo quedándome hasta más tarde de lo que me gustaría casi todas las noches. Muchas noches me quedo dormido en el sofá y me despierto horas más tarde con la tele encendida.

No era su intención dejar la tele encendida toda la noche, pero se había convertido en un hábito y ahora era incapaz de mantenerse dormido con la tele apagada. Así que Julian no bromeaba cuando dijo que consumía noticias cuando estaba despierto ¡y a veces mientras dormía!

Hacía poco que había estado en una parrillada, y dos de sus amigos empezaron a meterse con él de broma por mirar el celular constantemente. Uno incluso bromeó sobre la idea de que Julian fuera un presentador de noticias frustrado.

—¿Crees que tus amigos van muy desencaminados? —le pregunté.

—Mis amigos saben que siempre estoy con las noticias —respondió Julian—. Obviamente, no piensan en lo mal que están las cosas en el mundo ahora mismo. Es un auténtico desastre. Pasa algo cada minuto. Es difícil estar al día, pero yo intento mantenerme informado.

—A lo mejor es que no necesitan saber lo que está pasando cada minuto —sugerí—. Por tu historia, es posible que piensen que no estás realmente presente cuando compartes tiempo con ellos.

—Claro, puede ser. Lo entiendo perfectamente —dijo Julian, al tiempo que echaba un vistazo rápido a la alerta de una noticia de última hora que apareció en la pantalla de inicio de su teléfono. A continuación, me miró con una sonrisa tímida y dijo:

—Okey, supongo que se me salió de las manos.

La fatiga de Julian, sus problemas de sueño y sus cambios de humor se correspondían perfectamente con el aumento en el consumo de noticias y redes. Le sugerí la posibilidad de ese vínculo, y él levantó las cejas con escepticismo. No estaba convencido de que su uso de los medios fuera el responsable de sus síntomas.

—¡Por favor! ¿De verdad piensa que el teléfono y la tele me están afectando? ¡Todo el mundo lo hace hoy en día!

Julian tenía razón. Estamos más apegados que nunca a nuestros dispositivos. Vayamos donde vayamos, en cualquier fila o sala de espera, en el coche mientras esperamos a que los niños salgan de la escuela, e incluso mientras el semáforo para cruzar una calle concurrida está en rojo, aprovechamos cualquier momento para mirar el celular. Si tenemos un momento libre, lo más probable es que estemos mirando la pantalla del celular. Y ni siquiera tiene que ser un tiempo de inactividad. En Boston, donde vivo, veo habitualmente peatones cruzando las concurridas calles en hora pico con los ojos pegados a la pantalla, de día y de noche. Los conatos de accidentes de peatones distraídos que van mirando sus teléfonos y no la calle se consideran un problema de seguridad pública en aumento.[4]

UN CASO CLÁSICO DE CEREBRO DE PALOMITAS DE MAÍZ

Julian sufría un trastorno cada vez más común conocido como *cerebro de palomitas de maíz (popcorn brain)*. Aunque no es un verdadero diagnóstico médico, el cerebro de palomitas representa un fenómeno cultural cada vez más extendido. El término lo acuñó el investigador David Levy para describir lo que le ocurre al cerebro cuando pasamos demasiado tiempo en línea.[5] Los circuitos neuronales empiezan a «explotar» debido a la sobreestimulación del vertiginoso flujo de información. Con el tiempo, el cerebro se acostumbra a esa entrada constante de información, lo que hace que nos resulte más difícil prescindir de nuestros dispositivos, ralentizar nuestros pensamientos y vivir plenamente *offline*, donde las cosas se mueven a un ritmo muy diferente y más lento.[6] El cerebro de palomitas de maíz resulta tan difícil de identificar porque es omnipresente y, como bien señaló Julian, está cada vez más extendido. De hecho, el 85 % de los adultos estadounidenses se conectan a diario, y tres de cada diez afirman que están «constantemente en línea».[7]

Todos corremos el riesgo de desarrollar un cerebro de palomitas de maíz cuando abusamos de los medios de comunicación. Puede que a ti no te interesen las noticias como a Julian y que prefieras las redes sociales. A uno de mis pacientes le preocupaba la idea de tener «adicción a Instagram» porque miraba esa red en su teléfono cada quince minutos. Otra paciente que trabaja como *influencer* en redes sociales se despertaba casi cada hora durante la noche para controlar y realizar el seguimiento de cifras de participación de sus publicaciones. Del mismo modo que existen numerosas manifestaciones de estrés desadaptativo, también hay muchas manifestaciones del cerebro de palomitas, cada una con su propio sabor.

Para Julian, su agotamiento, su irritabilidad y su fatiga eran signos reveladores de su cerebro de palomitas. Estaba harto de sentirse agotado y le preocupaba mucho la posibilidad de provocar algún accidente por ir a trabajar tan cansado. Aceptó mi sugerencia de seguir la regla del dos durante sesenta días con cero expectativas. Salió de mi consultorio con dos líneas de acción que seguir.

DIETA MEDIÁTICA

El primer paso de Julian para revertir su fatiga y encontrar la calma en un mundo ruidoso consistió en ponerse a dieta mediática. Su consumo excesivo de noticias y redes le provocaba fatiga, problemas de sueño y cambios de humor, y teníamos que abordar la fuente del problema.

Cuando veo a un paciente estresado con un ancho de banda mental limitado, mi primera intervención suele ser recetarle una dieta mediática por su capacidad para minimizar el estrés y el *burnout* de manera drástica. Como hemos visto, aunque no abuses del consumo de medios como Julian, se ha demostrado que limitar el tiempo que dedicamos a los dispositivos electrónicos mejora la salud mental y el bienestar.

La dieta mediática es una estrategia en tres partes (con límites temporales, geográficos y logísticos) que he prescrito a innumerables pacientes, y a veces a amigos y familiares, desde hace muchos años, con excelentes resultados.

Límites temporales: el primer paso para Julian consistió en establecer un límite de tiempo para su uso de los dispositivos. Le prescribí solo veinte minutos dos veces al día. Tenía que poner un cronómetro en su teléfono mientras repasaba los titulares. Cuando se acababan los veinte minutos, tenía que dejar de mirar el celular y guardarlo alejado de él.

Dado que el *scrolling* constante ocupaba una gran parte de las jornadas de Julian, sabía que al principio le resultaría difícil. Le sugerí que tuviera a la mano una actividad alternativa con la que disfrutara. En el caso de Julian, era fan de una serie de libros en particular y decidió que dedicaría el tiempo a leer. Siempre que le daban ganas de agarrar el teléfono para ver las noticias, optaba por leer al menos un par de páginas de su libro. Todavía en mi consultorio, durante su primera visita, también le pedí que cambiara la pantalla de su teléfono a blanco y negro o escala de grises en lugar de tenerla a color. En los últimos diez años, los contenidos de los sitios web de noticias y redes son cada vez más coloridos, visuales, llamativos y, a veces, hasta impactantes. Captan tu atención aunque no quieras. La pantalla en blanco y negro atenúa parte de ese atractivo visual. Estos fueron los planes que Julian y yo establecimos para su primera estrategia. Parece que le funcionó.

Límites geográficos: la segunda estrategia fue la creación de un límite físico con el teléfono de Julian prescribiéndole algunos límites geográficos. Lo primero que le pedí fue que se comprara un despertador barato en lugar de utilizar su teléfono como alarma, porque así no tendría que dejar el teléfono en la mesita de noche cuando se fuera a la cama. Me dijo que lo dejaría enchufado en su escritorio, en el otro lado de la habitación. Le expliqué que ese límite geográfico actuaría como un disyuntor con su hábito, ahora inconsciente, de agarrar el teléfono y repasar los titulares antes de levantarse por la mañana, algo que marcaba la pauta para todo el día. Este recurso protegería su ancho de banda mental y le daría la oportunidad de empezar el día de manera distinta a como lo había hecho en los dos últimos años. Los estudios demuestran que el 62 % de las personas consultan sus teléfonos dentro de los quince minutos siguientes al momento de despertarse, y aproximadamente el 50 % lo hace a mitad de la noche.[8] Por tanto, mantener el teléfono lejos de su mesita también le ayudaría a dormir mejor.

Durante el día, sobre todo mientras trabajaba, le recomendé que mantuviera el celular a más de un brazo de distancia y, preferiblemente, fuera de su vista. Este límite geográfico le impedía comprobar automáticamente su teléfono.

Límites logísticos: el último paso en la dieta mediática de Julian consistió en establecer un límite logístico en torno a su uso de la tecnología y los medios de modo que le resultara un poco más incómodo. Se dio de baja de todas las alertas automáticas de noticias y notificaciones *push*, y eliminó todos los timbres, campanas y silbidos que le alertaban de las novedades en el mundo de las redes sociales. Fue otra capa para eliminar la tentación de mirar el teléfono.

Cuando Julian acudió a su cita de seguimiento, ocho semanas después, estaba en el buen camino para dominar su dieta mediática. Había empezado a encontrar la calma en un mundo ruidoso.

—Al principio fue algo delicado —me explicó—. Sinceramente, no creía que pudiera hacerlo. Pero me mantuve firme y ahora no tengo palabras para explicar lo que ha hecho por mí.

—¡Bien por ti, Julian! —lo animé.

—He ido reduciendo el tiempo con el teléfono media hora cada día. Al cabo de cuatro semanas conseguí usarlo solo veinte minutos, dos veces al día —me dijo Julian.

—¿Te fue costando menos?

—Bueno, puedo decir que he leído dos libros enteros de mi saga favorita en los primeros diez días de esta dieta mediática —me explicó, riendo—. ¡Son muy buenos!

Le pregunté cómo dormía por las noches.

—Dejar el teléfono al otro lado de la habitación, en el escritorio, podría ser lo mejor que he hecho por mí mismo —dijo—. Normalmente leo hasta que me da sueño, que ahora es al cabo de uno o dos capítulos. Todavía me despierto varias veces por la noche, pero no siento el impulso de mirar el teléfono.

Los cambios en Julian eran evidentes. Estaba más alegre, relajado y tranquilo. Estaba claro que había encontrado su calma y estaba disfrutando de su descubrimiento.

—Siento un gran alivio, como si me hubiera quitado un peso de encima —añadió—. Vuelvo a sentirme como antes. Por fin puedo respirar. Creo que no había respirado hondo en dos años. ¿Tiene sentido?

Tenía mucho sentido, lo tranquilicé.

—El consumo excesivo de tecnología hace que tu vía del estrés funcione a toda velocidad. Puede hacer que estés irritable e hipervigilante. Parece que has reseteado tu respuesta de estrés con todos los grandes cambios que has hecho.

La experiencia de Julian coincidía con la investigación científica. En un estudio con 1095 personas, dejar Facebook durante una semana mejoró la satisfacción vital y las emociones positivas de los participantes. Esos cambios resultaron más significativos entre los grandes usuarios de Facebook, como había sido Julian con otras redes sociales y fuentes de noticias.[9]

Los cambios que Julian introdujo en su uso de la tecnología y los medios también redujeron su fatiga. Ya no necesitaba tomar siestas diarias en el trabajo, aunque seguía sin dormir bien por la noche. Se despertaba a menudo. Dado que había dormido con la tele encendida durante los seis meses anteriores, necesitaba más tiempo para cambiar su descanso nocturno.

Con el uso de la tecnología y los medios bajo control, acordamos seguir con la regla del dos para su próxima visita. Decidió dar prioridad a su sueño y añadió algunas de mis técnicas de reseteo (véase más abajo). Cuando Julian vino a verme, ocho semanas después, la dieta mediática se había convertido en una nueva forma de vida. Su sueño también había mejorado mucho. Me explicó que apenas se despertaba por la noche y que se levantaba descansado.

—Siempre decía que no tenía tiempo para dormir más ni para hacer ejercicio —me contó—. Pero ahora que no uso el teléfono, tengo mucho más tiempo para hacer cosas que me hacen sentir bien. ¡Hacía años que no me sentía tan optimista!

Veía a Julian cada dos meses para ayudarle a seguir por el buen camino, y comprobamos juntos cómo iba bajando su puntuación personal de estrés en cada visita (véase capítulo 1). Al final, Julian encontró su versión del equilibrio. Era capaz de consumir medios sin que estos lo consumieran a él.

—Sigo siendo un adicto a las noticias. Siempre lo seré —concluyó Julian—. Pero ya no interfieren en mi vida. ¡Por fin siento que tengo el control!

Julian fue capaz de resetear su estrés y encontró el camino hacia su mejor versión. Halló algo de calma en un mundo ruidoso. Durante una de sus visitas de seguimiento conmigo, proclamó:

—Mis amigos de parrilladas están enganchados con la misma saga de libros que yo porque les hablé de ella cuando nos reunimos. Ni siquiera saco el teléfono del bolsillo cuando estoy con ellos.

EL IMPULSO PRIMARIO DE MIRAR EL CELULAR

El implacable apego de Julian por su teléfono y el uso excesivo de los medios pueden afectarnos a cualquiera de nosotros. El problema no es la fuerza de voluntad. Es tu biología la que te empuja al consumo excesivo de medios. Cuando estás estresado, estás biológicamente preparado para consumir más medios, porque tener información puede ser una forma de sentirse seguro. Aunque internet no se inventó hasta la década de 1990, tu impulso de hacer *scroll* está en tu naturaleza primigenia. Como ya sabes, el cerebro entra en modo de supervivencia en las épocas de estrés, y tu cerebro reptiliano, la amígdala (véase capítulo 2), toma el control. Desde el punto de vista de la autoconservación, mirar el celular sin parar es el equivalente moderno de revisar el entorno para comprobar si hay algún peligro a fin de sentirse seguro en un mundo caótico.

En algunas culturas tribales, un guardián permanecía sentado junto al fuego toda la noche, vigilando para que el resto de la tribu pudiera dormir. Ahora todos somos esa persona. Y por eso revisamos nuestro entorno, TODO EL DÍA. En el incierto mundo actual, hacer *scroll* es como un vigilante nocturno que nos aporta seguridad.

Por desgracia, nuestro impulso primario de mirar el celular acaba amplificando nuestra respuesta de estrés, lo que nos lleva a seguir mirándolo un poco más, y así el ciclo se perpetúa. Es un ciclo de retroalimentación negativa. El *clickbait* actúa sobre la biología del estrés. El consumo de noticias tiene un impacto directo en nuestra química cerebral. Es posible que hayas oído el término *doomscrolling*, que consiste en mirar las redes sociales o páginas web de manera obsesiva en busca de malas noticias. Pues resulta que el *doomscrolling* es alimentado por la misma maquinaria cerebral que la respuesta de lucha o huida, y se activa durante las épocas de estrés.

Este es el ciclo en el que se encontraba Julian, y el segundo cambio para superar el estrés le permitió salir al recalibrar su impulso primario de mirar el celular, lo que a su vez reseteó la vía del estrés de su cerebro.

Minimizar el uso de los medios no pretende menospreciar la importancia fundamental del periodismo ni el deseo de ser ciudadanos informados en este mundo en constante cambio. Sin embargo, ¿a qué precio? Desde luego, no a costa de la salud mental. Soy una gran defensora de los medios de comunicación porque la comunicación sobre salud es mi pasión. Antes de estudiar Medicina quería ser periodista, y tengo la suerte de poder dedicarme a ambas cosas. He colaborado muchísimas veces con NBC News, MSNBC, CNN Headline News y CBS News, sobre todo para ofrecer al público mis consejos como sanitaria durante la pandemia. Esta experiencia entre bastidores me ha aportado una perspectiva privilegiada sobre el proceso de creación de noticias para el consumo público. La mayoría de los medios de comunicación son negocios viables, por lo que la industria trata de ofrecer historias que se consideran de interés periodístico, oportunas e importantes para el consumidor de medios. Al fin y al cabo, es economía de la atención, y las empresas de comunicación conocen la importancia de mantener la atención. Creo firmemente que el periodismo es una parte importante y valiosa de nuestra cultura. Da voz a muchas cuestiones importantes de nuestro mundo. Sin embargo, se puede amar el periodismo (y, en mi caso, participar en él), estar informado sobre el mundo y, al mismo tiempo, mantener la cordura.

Existe una delgada línea entre el consumo y el abuso de medios de comunicación. Si no sabes si estás en una situación en la que el consumo excesivo te está provocando un estrés nocivo, te sugiero que prestes atención al canto de tu canario. ¿Tienes síntomas que podrían vincularse a cruzar la línea del consumo excesivo? ¿Crees que podrías ser un caso de cerebro de palomitas de maíz? ¿Sientes el impulso de mirar el celular a menudo? ¿Sientes que se te va el tiempo cuando tu intención era mirar el celular solo un momento? ¿Te sientes nervioso o irritable si no tienes conexión a internet en todo momento? ¿Tienes más problemas físicos, como la fatiga y la irritabilidad de Julian?

Muchas personas me explican que cuando analizan su uso de los medios de comunicación, se dan cuenta de que había numerosos canarios llamando su atención respecto a problemas que iban en aumento: por ejemplo, dificultad para concentrarse, falta de memoria, sensación de nerviosismo o, por el contrario, de letargo. Algunas me aseguran que se sienten ansiosas, malhumoradas, agotadas o desilusionadas. Algunos de mis pacientes no muestran señales de problemas de salud mental cuando abusan de los medios, pero sí hablan de dificultades físicas, como dolores de cabeza, de cuello, de hombros y de espalda, y fatiga visual. ¿Qué canción está cantando tu canario para llamar tu atención sobre el uso que haces de los medios? Tómate uno o dos minutos para anotar los síntomas que tratan de avisarte que podrías estar consumiendo medios en exceso.

TÉCNICA n.º 4. Cura tu cerebro de palomitas de maíz

Puedes seguir el siguiente plan para minimizar el riesgo de desarrollar el cerebro de palomitas de maíz, o para ponerle remedio:

1. Procura no pasar más de veinte minutos, dos veces al día, mirando tu teléfono. El resto del tiempo, usa el teléfono solo para llamadas, mensajes de texto y correos importantes. Ponte un temporizador y comprométete a respetarlo. En el espacio digital es muy fácil perder la noción del tiempo.

2. Desactiva las notificaciones *push* y las ventanas emergentes automáticas. Confía en que si hay algo que necesitas saber, te enterarás a su debido tiempo.
3. Mientras trabajas, procura mantener tu *smartphone* a una distancia mínima de tres metros de tu puesto de trabajo. Considera la posibilidad de hacer lo mismo en casa, sobre todo cuando estés con tu familia.
4. A la hora de dormir, no dejes el teléfono en la mesita de noche. Esto te ayudará a evitar las comprobaciones nocturnas del teléfono y mirarlo en cuanto te despiertes por la mañana. Pide a tus familiares o tus compañeros que te llamen en caso de emergencia.

En los primeros días de tu dieta mediática sentirás un fuerte impulso de comprobar tu teléfono sin ningún motivo específico. Anticípate a esa necesidad. Ten a la mano una alternativa viable: un cuaderno para garabatear o un juguete antiestrés. Muévete a paso rápido por la habitación u hojea una revista o un libro colorido. Reconfigurar el cerebro y superar el impulso primario de mirar el celular constituyen grandes logros. Felicítate cada día por minimizar el riesgo de desarrollar un cerebro de palomitas de maíz. Con el tiempo, tu estrés te lo agradecerá porque serás tú quien decida quién y qué tiene tu atención, no un dispositivo que sujetas en la palma de la mano.

EL CICLO DEL TRAUMA

Cuando un suceso traumático inunda las noticias y se menciona repetidamente en las redes sociales, recibo llamadas o correos electrónicos de pacientes que experimentan una mala reacción a las noticias. Para muchas personas, no se trata de cuántas noticias consumen, sino del contenido específico que tienen delante en todo momento y que puede intensificar su estrés. Esto es especialmente cierto si has vivido una experiencia traumática en el pasado. Existe un patrón tan claro al respecto en mi experiencia clínica que casi puedo predecir cuáles de mis pacientes necesitarán apoyo para su estrés mediático basándome en lo que está ocurriendo en el mundo.

Selma llegó a mi consultorio llorando y ansiosa. Había pasado casi cada momento de vigilia de las dos semanas anteriores viendo las audiencias públicas de ratificación de Brett Kavanaugh para convertirse en juez de la Corte Suprema de Estados Unidos cuando se presentaron los testimonios de las acusaciones contra él por abusos sexuales. Selma era una entregada activista política de cuarenta y seis años con una sobresaliente carrera. Siempre había cultivado una relación sana con los medios de comunicación.

—Las noticias no son más que ruido para mí —me explicó—. Para hacer mi trabajo tengo que saber lo que pasa en el mundo, pero no puedo permitir que me distraiga. He hecho este trabajo en momentos muy muy difíciles.

Selma se levantó y se paseó un momento por mi consultorio.

—Esta audiencia de ratificación me sorprendió. No puedo dejar de verla. Estoy muy nerviosa. Tengo palpitaciones. La semana pasada no pude ir a trabajar; casi no pude salir de la cama y funcionar con normalidad porque solo duermo una o dos horas cada noche. Sinceramente, me costó mucho trabajo venir a verla hoy.

Resulta que Selma tenía una vivencia de trauma sexual por algo ocurrido a sus veintipocos años. Su consumo de los acontecimientos actuales en los medios de comunicación era un desencadenante emocional de hechos pasados, algo que nunca esperó que sucediera tantos años después. Su ciclo de retroalimentación de la autoconservación estaba desbocado.

A Selma le iba bien hasta que empezó a prestar atención a este tipo de noticias. Tenía una visita al mes con un terapeuta y cada tres meses con un psiquiatra. Tomaba medicación en pequeñas dosis para la ansiedad y la depresión desde hacía diez años, y le iba bien.

El consumo de noticias de Selma sobre las audiencias en la Corte Suprema estaba desencadenando su trauma por algo que había sanado más de una década atrás.

—Ha vuelto a salir todo a borbotones —me dijo—. Es como si lo estuviera viviendo otra vez. Mi cuerpo y mi cerebro lo recuerdan como si fuera ayer.

Debido a la urgencia y a la naturaleza crítica de la situación, la salud mental de Selma requería dos medidas inmediatas: acudir a su terapeuta y discutir con su psiquiatra la posibilidad de ajustar su medicación.

Cuando volvimos a vernos, aquella misma semana, había reiniciado su terapia para el trauma y estaba considerando seriamente la posibilidad de aumentar la dosis de medicación. En el caso de Selma, su cascada de estrés se intensificó rápidamente hasta el punto de necesitar atención médica urgente por el simple consumo de noticias, no por un consumo excesivo. Esto pone de relieve el impacto que el consumo de medios puede tener en el cerebro y el cuerpo. La experiencia de Selma es un caso que representa la importancia de advertir sobre el contenido sensible de los medios.

Más recientemente hablé con una mujer cuya abuela de ochenta y ocho años estaba sufriendo a causa de las imágenes de Ucrania devastada por la guerra.[10] Había dejado de utilizar la mascarilla para la apnea del sueño que le había prescrito el médico a causa de las imágenes omnipresentes de Ucrania en los medios y los recuerdos de haber utilizado una máscara de gas con su padre durante la Segunda Guerra Mundial. ¡La vía del estrés de su cerebro recordó el trauma ocurrido ochenta años atrás!

No es necesario tener un historial de trauma para sentir la intensidad o el efecto de una noticia difícil o traumática. En nuestro mundo moderno, estamos más hiperconectados que nunca. Tienes la posibilidad de obtener información en tiempo real y sobre el terreno acerca de acontecimientos que están sucediendo a miles de kilómetros mientras estás sentado en el sofá de tu sala. Tu cerebro pensante, gobernado por la razón, reconoce la diferencia y registra la distancia. Sin embargo, tu amígdala (el cerebro emocional gobernado por la autoconservación) no acaba de entender lo que ocurre. Puede procesar los acontecimientos como amenazas inmediatas y activar el mecanismo del estrés. Para los supervivientes de un trauma, esto resulta infinitamente peor debido a su experiencia previa. Reviven el trauma una vez más.

He sido testigo de este fenómeno tantas veces en mi práctica clínica con los pacientes que decidí hablar con una investigadora que ha estudiado el impacto de los medios de comunicación en el cerebro en grandes poblaciones de personas. La doctora Roxane Cohen Silver, psicóloga investigadora de la Universidad de California en Irvine, describe lo que nos está pasando como una *cascada de traumas colectivos*. «Es sumamente importante que el consumidor [de medios] informado reconozca que consumir siempre malas noticias puede tener consecuencias psicológicas», me explicó Silver. «Con una mayor exposición [a los medios], vemos un aumento de la angustia, la ansiedad, la hipervigilancia y otras respuestas de estrés agudo. [...] Cuanto más contenido [gráfico] ven las personas, más angustiadas se muestran. Cuanta más angustia sienten, mayor atracción experimentan por el contenido. [...] Es un ciclo».

Y continuó: «Lo único que no apoyo de ninguna manera es la censura. [...] Las noticias son fundamentales. [...] [Pero] la gente puede hacer una elección consciente para controlar la cantidad de tiempo que dedica a los medios [...] sin estar inmersa en ellos continuamente».

EJERCER COMO PADRES CON NOSOTROS MISMOS

Las malas noticias no van a desaparecer. Necesitamos mejorar la forma de gestionar esta avalancha constante de información para proteger nuestra salud mental y nuestro bienestar sin dejar de ser ciudadanos informados y reflexivos. No es fácil encontrar el equilibrio, pero es posible. No tiene por qué ser complicado ni estar cargado de angustia. No hay más que ver con qué facilidad imponemos límites a nuestros hijos en lo que respecta al uso de pantallas.

Los adolescentes y los niños de esta generación son nativos digitales. Crecieron con los videojuegos, utilizan tabletas y computadoras en la escuela, y muchos tienen celulares para que los padres ocupados sepan que pueden contactar con ellos si lo necesitan.

Nicole, que vino a verme el año anterior, se dio cuenta de lo enganchada que estaba con los medios una noche en la que salió a cenar en familia a su pizzería favorita. Mientras esperaban a que llegara su pedido, levantó la vista de la pantalla de su teléfono y vio que su marido y su hija de doce años estaban con sus respectivos celulares, mientras que su hijo de cuatro años jugaba con un iPad. Cuando vino a mi consultorio, transcurrida una semana, me dijo:

—Me di cuenta de que mi marido y yo les estábamos enseñando a nuestros hijos, sin querer, que mirar una pantalla constantemente está bien. No quiero que desarrollen un cerebro de palomitas de maíz, como me pasó a mí.

Nicole incorporó a su vida una dieta mediática con éxito, y a través de ella comprendió los peligros del uso excesivo de internet y del abuso de los medios para los cerebros en desarrollo de sus hijos.

Es cierto que el cerebro adulto no se desarrolla como el de un niño, pero continúa evolucionando y siendo moldeado por estímulos externos mediante el proceso de neuroplasticidad (véase capítulo 2). Los estudios sobre el impacto de las pantallas en adultos y niños arrojan resultados similares: ambos sectores experimentan un empeoramiento del humor, más irritabilidad, trastornos del sueño y aumento del estrés, y se enojan más rápidamente. Es hora de que empecemos a ejercer como padres con nosotros mismos y a replantearnos las consecuencias del tiempo de pantalla para nuestros cerebros a cualquier edad.

EL SUEÑO COMO INTERVENCIÓN TERAPÉUTICA

Existe un club del que nadie quiere ser miembro, pero que resulta más popular cada año que pasa. Es el club de las personas con falta de sueño, y entre sus miembros figura uno de cada tres estadounidenses. Existen numerosas razones por las que se pierde el sueño (enfermedades crónicas, las necesidades de los cuidadores, el desfase horario, los turnos de noche y las emergencias...), pero casi la mitad de los estadounidenses afirman que el estrés es el culpable de su falta de sueño.[11]* Si tu sueño se ve afectado por el estrés nocivo, no estás solo.

La buena noticia es que comprender mejor cómo influye el estrés en el sueño puede ayudarte a superar muchos problemas en este campo. Tú también puedes encontrar la calma en un mundo ruidoso.

Como hemos visto con Julian y Selma, el tiempo en pantalla está estrechamente ligado a las alteraciones del sueño. La ciencia muestra una clara relación inversa: cuantos más medios consumes, más probabilidades hay de que tu sueño se vea afectado negativamente. No importa el grupo de edad, desde los más pequeños hasta los adultos, los estudios confirman una asociación negativa entre las pantallas y el sueño.[12]

Nuestro sueño compite directamente con una pantalla desde que nos levantamos hasta que nos dormimos. ¿Qué es lo primero que haces cuando te despiertas? Si eres como el 87 % de la gente, es probable que empieces a mirar tu teléfono a los cinco minutos de despertarte, antes de que tus ojos se aclimaten a la luz del día.[13]

Es posible que te tomes un breve respiro mientras te preparas para ir a trabajar, pero lo más probable es que te pases el día de-

---

* En España, los días laborables dormimos en promedio poco más de seis horas, y más de cuatro millones de personas padecen de insomnio crónico. En lo que respecta al uso de pantallas, un estudio indica que ocho de cada diez jóvenes usan el celular justo antes de irse a dormir y tienen insomnio (véanse <https://www.sen.es/saladeprensa/pdf/Link157.pdf> y <https://www.expansion.com/directivos/estilo-vida/salud/2024/04/17/661f9c1be5fdea82568b457c.html>). *[N. de la t.].*

lante de otra pantalla. Y después, cuando por fin estás listo para desconectar al final de la jornada laboral, te relajas con más pantallas. Sin embargo, como Julian y Selma descubrieron por sí mismos, el *scrolling* no es un acto benigno e inofensivo. Puede activar el mecanismo del estrés en tu cerebro. Tu dependencia hacia las pantallas puede tener grandes implicaciones para tu capacidad de dormir bien.

Ese fue el caso de Tanya, una estudiante de posgrado que también trabajaba a tiempo parcial y que vino a verme por el empeoramiento de sus problemas de sueño. A solo seis meses de terminar el curso, los niveles de estrés de Tanya eran elevados y no estaba durmiendo bien, lo que estaba afectando negativamente su rendimiento académico.

Estaba exasperada:

—Estoy muy mal. Estoy pensando seriamente en dejar los estudios. No sé cuánto tiempo más podré aguantar.

Tanya me explicó cómo era un día normal para ella. Se levantaba a las siete de la mañana después de pulsar el botón de repetición de la alarma varias veces. Se pasaba una media hora mirando las redes sociales en su teléfono y después se iba corriendo a clases. Acababa a primera hora de la tarde. Después de clases, trabajaba en el museo de ciencias local hasta las siete de la tarde. Llegaba a casa agotada.

—Como si alguien que no soy yo viviera cada minuto de mi día —declaró.

Estudiaba hasta las diez de la noche. Después, se relajaba de su largo y estresante día frente a una pantalla (su celular o la tele) hasta la una o las dos de la madrugada. Al día siguiente se repetía el ciclo.

—No siempre ha sido así —me explicó Tanya—. Antes dormía muy bien. Soy estudiante de doctorado en Fisiología. Lo sé todo sobre los beneficios del sueño. Pero ahora parece que soy incapaz de dormirme antes de la una aunque esté agotada y doy vueltas en la cama toda la noche. ¡Es como si mi cerebro no quisiera apagarse!

—Solo podemos tener buenas noches cuando tenemos buenos días —le expliqué.

Tanya no dedicaba nada de su tiempo a liberar su estrés progresivamente, por lo que se convirtió en su compañero de cama constante, y se lo hacía notar por la noche.

Utilicé la analogía de la tetera del capítulo 1 para explicarle lo que le estaba pasando.

—La respuesta de tu cerebro a las etapas más estresantes, como estos últimos meses de tu doctorado, es como una tetera en el fuego. No puedes más en este momento, ¿verdad?

—No, ahora mismo no —aceptó Tanya—. Tengo que terminar mi tesis, y tengo varios exámenes a la vuelta de la esquina. Dejar el trabajo no es una opción, porque lo necesito para pagar mis facturas.

—Entonces, vamos a ver todo eso como fuerzas externas sobre las que no tienes control. Están en una línea temporal inmutable —dije.

—El fuego está hasta el tope en mi vida. Siento que voy a explotar —añadió Tanya, que rompió a llorar.

—Las teteras no explotan porque tienen una válvula de salida del vapor. Nuestro trabajo juntas consiste en que yo te enseñe a abrir la palanca para expulsar un poco de vapor terapéutico, y así el estrés acumulado podrá irse a otra parte que no sea tu sueño.

Tanya se secó los ojos con alivio y agotamiento por igual. Estaba totalmente de acuerdo y dispuesta a comprometerse con mi plan. Nuestro objetivo compartido consistía en arreglar su sueño para que pudiera graduarse a tiempo con una posición académica sólida.

Tanya estaba experimentando a la vez tres de las manifestaciones más comunes de los problemas de sueño: dificultad para conciliar el sueño, dificultad para permanecer dormida y mayor fragmentación del sueño en forma de sueño interrumpido. Para Tanya, la pérdida de sueño era su canario.

Para muchas personas, el sueño interrumpido representa una de las primeras señales de un nivel de estrés desadaptativo y nocivo. De las decenas de miles de personas estresadas con las que me he comunicado a lo largo de los años, el sueño es, con diferencia, la preocupación más común entre las personas con problemas de estrés.

Es posible que no tengas problemas para conciliar el sueño como Tanya, o que no tengas palpitaciones a la hora de dormir como yo, pero si sientes los efectos de un estrés desadaptativo y nocivo es probable que no estés durmiendo tan bien como antes.

EL CICLO SUEÑO-ESTRÉS

El sueño y el estrés están tan estrechamente ligados porque comparten una causa común: el *cortisol*. Los niveles de la que se conoce como hormona del estrés suben y bajan a lo largo del día para ayudarte a responder a la situación en la que te encuentres. Si el estrés puede ser saludable o nocivo dependiendo de la cantidad y la frecuencia, con el cortisol ocurre lo mismo. El cortisol no es intrínsecamente malo; se trata de una hormona importante y necesaria para muchas funciones diarias. Todo depende de cuánto y con qué frecuencia se produce en tu cuerpo.

Cuando estás estresado, las glándulas suprarrenales (situadas encima de los riñones) producen cortisol después de recibir una señal de la hipófisis del cerebro. El cortisol se libera en el torrente sanguíneo y se apresura a activar la respuesta de lucha o huida. A lo largo de la historia de la humanidad, el cortisol se ha mostrado como un trabajador incansable. Cuando los primeros humanos se enfrentaban a diversos peligros, como un tigre a punto de atacar, el cortisol los ayudaba a escapar. El cortisol indica al corazón que bombee sangre más deprisa a los músculos grandes del cuerpo (los de las piernas, por ejemplo) y moviliza la glucosa almacenada para facilitar la activación de esos músculos. Es una hormona de supervivencia que te ayuda a escapar rápidamente o luchar contra el peligro que te amenaza. Para nuestros ancestros, una vez que el peligro desaparecía, el estrés agudo había terminado y el cortisol volvía a los niveles normales.

El desafío excepcional de nuestro mundo moderno es que gran parte del estrés que experimentamos no es agudo, sino crónico, por lo que no desaparece y se va acumulando. El cortisol, como la amígdala, no ha evolucionado con el tiempo; no sabe que estás estresado por el dinero y no por un tigre que te persigue. El estrés crónico mantiene tu cortisol funcionando en segundo plano con un zumbido constante.

La otra gran función del cortisol en el cuerpo es la de regular el ciclo del sueño, por lo que resulta fácil entender cómo la amenaza constante del estrés crónico puede alterar negativamente tu ciclo del sueño. Con el tiempo, tus niveles de cortisol más altos de lo normal empiezan a afectar a tu descanso; te cuesta más conciliar el sueño, mantenerlo y despertarte descansado. Este ciclo sueño-estrés continúa noche tras noche.[14]

Si estás en plena lucha contra el estrés, sabes exactamente de qué hablo. Conoces muy bien ese ciclo de noches sin dormir. Estás estresado durante el día y tu cuerpo responde adecuadamente aumentando la producción de cortisol, que a su vez afecta a tu sueño, lo que empeora tu estrés, con la consiguiente liberación de más cortisol.

La buena noticia es que existen disyuntores probados que acaban con este ciclo. Cuando sigues la regla del dos, puedes resetear tu sueño a través de la gestión del estrés. No se consigue de la noche a la mañana, sino con un poco de tiempo, esfuerzo y paciencia. Con la regla del dos, semana a semana, puedes lograr que tu sueño vuelva a ser como antes de que tu estrés nocivo desbocado tomara el control.

El motivo por el que el sueño es tan importante para tu cerebro estresado es que se trata de un *neuroprotector* del cerebro, es decir, el sueño ayuda al cerebro a mantenerse sano. Dos investigadores escribieron en un artículo que el «propósito fundamental del sueño es actuar como un triturador de basura para el cerebro. Básicamente, dormir actúa como un recolector de basura que sale por la noche y elimina los residuos [proteínas sobrantes y subproductos metabólicos] que deja el cerebro.

Esto permite que el cerebro funcione con normalidad al día siguiente».[15]

El sueño te ayuda a procesar las emociones difíciles y a afrontar las exigencias de la vida. Irónicamente, justo cuando estás estresado y necesitas la ayuda de los expertos en eliminación de residuos más que nunca es cuando hacen huelga. Se toman la noche libre y tu basura mental empieza a acumularse.

Sabemos mucho más sobre el impacto del sueño en el cerebro estudiando lo que le ocurre cuando no dormimos lo suficiente. La falta de sueño puede ralentizar la capacidad cognitiva, la concentración, la memoria y la atención.[16] Debilita la corteza prefrontal y hace que la amígdala sea más reactiva.[17] En un experimento, los escáneres cerebrales de personas con falta de sueño revelaron una reactividad de la amígala un 60 % más elevada que la de los cerebros descansados cuando se mostraron a los sujetos imágenes con una carga emocional negativa.[18]

Estos descubrimientos sobre el cerebro podrían coincidir con lo que se experimenta ante la falta de sueño: irritabilidad, mal humor y problemas para regular las emociones. La próxima vez que le digas a alguien: «Estoy de mal humor porque últimamente no duermo bien», ten en cuenta que la responsable es tu amígdala hiperreactiva.

La falta de sueño no solo afecta negativamente al cerebro; además, puede tener consecuencias negativas para todo el organismo independientemente de la edad. Estudios realizados con adolescentes han hallado vínculos entre la falta de sueño y una presión arterial más elevada, niveles anormales de colesterol e incluso resistencia a la insulina, precursora de la diabetes.[19] Los adultos privados de sueño presentan un 30 % más de riesgo de desarrollar enfermedades crónicas.[20]

Lo bien o lo mal que duermas también es un indicador de tu salud mental futura. Los adolescentes y los adultos que no duermen bien tienen más probabilidades de sufrir ansiedad y depresión, pero también corren un mayor riesgo de padecer depresión en el futuro.[21] En un estudio con más de ciento setenta mil adultos, los trastornos del sueño duplicaban el riesgo de depresión en el futuro.[22]

Aunque la ciencia del sueño es clara y precisa —tu cerebro necesita un sueño reparador para funcionar de forma óptima—, la vida puede ser caótica y complicada. No es realista esperar dormir como tronco todas las noches por mucho que te esfuerces. Inevitablemente, habrá noches en las que no duermas lo que necesitas. Es posible que salgas hasta tarde por una celebración, que tengas un desajuste horario por un viaje, que estés trabajando con un plazo de entrega agobiante o que des vueltas en la cama por algo que te preocupa. Incluso puede ocurrir que te acuestes pronto y duermas mal. ¿Y entonces? La ciencia nos proporciona pautas importantes, pero al fin y al cabo somos simples mortales y no robots programables. Todos hacemos lo que podemos. No permitas que unas cuantas noches de mal sueño empeoren tu estrés y te debiliten. Unos días, unas semanas —ni siquiera unos meses— de sueño inadecuado no tendrán efectos negativos duraderos en tu cerebro y tu cuerpo. Estas advertencias científicas se refieren a la falta de sueño crónica que se prolonga durante muchos meses, tal vez incluso años.

Como has visto con el estrés, tu cerebro y tu cuerpo están diseñados para soportar muy bien el estrés agudo a corto plazo. Los trastornos comunes del sueño suelen acompañar a ese estrés a corto plazo debido al ciclo sueño-estrés y al cortisol. Cuando te enfrentes al estrés y este afecte a tu sueño (algo que sucederá inevitablemente, porque es una experiencia tan universal como el propio estrés), sé amable contigo mismo. No te molestes por no dormir bien y olvídalo. Tómate las interrupciones del sueño como oportunidades para practicar la autocompasión.

Los días que no duermas bien, céntrate en recuperarte. Plantéate la posibilidad de concentrar las tareas más importantes en las primeras horas del día, cuando dispones de más ancho de banda mental para gestionarlas. Pon límites a tu consumo de medios de comunicación para dar un respiro a tu cerebro. No te exijas demasiado físicamente y mantente hidratado y bien alimentado. Si tienes que echarte una siesta, asegúrate de que sea breve y no te quedes durmiendo hasta última hora de la tarde.[23] Si necesitas cafeína para continuar, evítala a partir de las tres de la tarde. Tanto las siestas largas como la cafeína por la tarde pueden interferir en el sueño por la noche.

En esos días de poca energía y falta de sueño, no te castigues e inténtalo lo mejor que puedas al día siguiente. Confía en tu capacidad para encontrar el modo de volver a dormir bien con las técnicas de este capítulo. Con tiempo, paciencia y práctica, recuperarás la capacidad de que tu cerebro disfrute de un sueño reparador que le permita encontrar la calma en un mundo ruidoso.

—Tanya —le dije—, comparto contigo la ciencia del sueño para ayudarte a adelantarte a tu falta de sueño antes de que te afecte a largo plazo.

—¡Está bien! No me parece bien que mi ciclo de sueño actual arruine mi futuro —manifestó Tanya—. Hay muchas cosas que quiero hacer después de graduarme, así que necesito mucha energía.

Las dudas que Tanya tenía al principio de nuestra conversación se disiparon cuando le expliqué las numerosas razones por las que centrarse en su sueño era una prioridad fundamental en su recuperación del estrés ahora y en el futuro.

El objetivo de Tanya consistía en empezar a dormir entre siete y nueve horas cada noche, conciliar el sueño antes y no despertarse en toda la noche. Suponía todo un reto, pero sabía que si nos centrábamos en reducir su estrés, también mejoraríamos su sueño.

PROCRASTINACIÓN A LA HORA DE ACOSTARSE

El primer paso consistió en cambiar la hora de acostarse de Tanya: en lugar de hacerlo a la una de la madrugada, se iría a la cama preferiblemente antes de las doce, y mejor todavía si no pasaba mucho de las diez. Tanya había desarrollado ansiedad en relación con su descanso nocturno y el hecho de no dormir bien, y por eso retrasaba cada vez más la hora de acostarse.

—Sé que dormir es importante, pero parece que no consigo irme a la cama a una hora decente —me dijo muy molesta.

Tanya formaba parte de un fenómeno cultural cada vez más extendido llamado *procrastinación a la hora de acostarse*. En un estudio con 308 participantes, la mayoría mujeres, la procrastinación a la hora de dormir mantenía una clara correlación con los pacientes más ansiosos.[24] Dormían menos horas por noche y tenían más problemas de sueño que los menos ansiosos. Sorprendentemente, los pacientes que practicaban la procrastinación a la hora de acostarse reconocían la importancia del sueño, pero no conseguían irse a la cama antes.

Esto sorprendió a los investigadores. «Descubrimos que la mayoría de los participantes estaban de acuerdo en la importancia de dormir —señalaron—. Por un lado, esto es fantástico, porque significa que no tenemos que convencer a nadie de por qué resulta esencial. Por otro lado, sugiere que la falta de sueño es algo más complicado que una cuestión de motivación».[25] Este es otro ejemplo de lo que ya hemos visto en el caso de Wes: existe una brecha entre el conocimiento y la acción.

Estas conclusiones coinciden con mi propia experiencia clínica. Casi todos los pacientes a los que he ayudado por falta de sueño quieren acostarse más temprano, pero no pueden o no lo hacen por mil motivos.

—Claro que quieres dormir más —le dije a Tanya—. En primer lugar, tienes que romper el ciclo en el que estás atrapada ahora mismo. Vamos a encontrar tus disyuntores juntas. Te mereces un buen descanso.

Tanya relajó los hombros encorvados y, con lágrimas en los ojos, dijo:

—No sabe cuánto necesito ese descanso.

La mayoría de mis pacientes con problemas de sueño ya no pueden ignorar a su canario avisándoles que tienen que resetear su estrés. El sueño es el primer campo en el que deben centrarse con su regla del dos. No buscan teorías elaboradas y complicadas sobre los motivos por los que no duermen. Simplemente quieren un plan claro y factible para dormir las horas que desean y necesitan.

—Por favor, dígame qué tengo que hacer y lo haré. Estoy harta de sentirme cansada —afirmó Tanya con un gran suspiro—, estoy desesperada por descansar de verdad.

Tanya y yo empezamos por romper el ciclo de su procrastinación al acostarse, que era uno de los principales motivos de su falta de sueño. Nos centramos en adelantar su hora de ir a dormir. Tenemos un ciclo de veinticuatro horas, un reloj interno por el que se rige el cuerpo, llamado *ritmo circadiano*. Está regulado por el cortisol. Los niveles de cortisol suben y bajan a lo largo del día, pero en general son más bajos en torno a la medianoche y más altos a primera hora de la mañana, entre las seis y las ocho.

El primer objetivo consiste en sincronizarse con el reloj interno. Con Tanya empecé por ahí. Ella ya tenía su hora de levantarse a las siete de la mañana, pero engañaba a su reloj interno acostándose demasiado tarde. Si se acostaba antes de medianoche, obtendría los beneficios de un ciclo de sueño-vigilia sincronizado con el ritmo circadiano natural de su cuerpo. Cuando inventaron el dicho «una hora de sueño antes de medianoche vale por dos de después», nuestros sabios antepasados probablemente ya intuían la existencia del reloj corporal interno y los ritmos circadianos.

Si tu ciclo de sueño-vigilia se parece al de Tanya y también te acuestas más tarde de lo que te gustaría, bienvenido al club. Según un colega especialista en medicina del sueño, es una de las quejas más habituales de sus pacientes privados de sueño. De hecho, una conversación con él me llevó a replantearme mi enfoque de los pacientes respecto a su sueño.

—He hecho estas dos preguntas a cientos de mis pacientes y la respuesta siempre es la misma, siempre —me dijo mi colega—. Pregunta a un paciente: «¿A qué hora se acuesta?». Y a continuación: «¿A qué hora le gustaría acostarse?». Te responderá con un intervalo de dos horas. Es posible que tu paciente se quiera acostar a las diez, pero al final se va a la cama a las doce. Cada vez indago más para averiguar el motivo, y casi todos me responden: «¡Estaba con el celular/la tele/la laptop!». Las pantallas son el principal factor de procrastinación a la hora de acostarse.

¿Te sientes identificado? ¿Hay un intervalo de dos horas entre la hora de ir a la cama y tu hora ideal de acostarte?

Si es así, tiene mucho sentido. Lo más seguro es que por la mañana no tengas mucho margen de maniobra debido al trabajo, a las obligaciones familiares o a otro tipo de compromiso. Sin embargo, sí tienes margen de maniobra a la hora de acostarte. Cuando estás estresado y agotado, no te sientes especialmente poderoso durante el día. Cada minuto está contado, y en muchos casos dependemos del horario de otra persona. En cambio, esas horas gloriosas de la noche son tuyas y solo tuyas para hacer lo que quieras. Eso es mucho poder. Así, nos quedamos despiertos hasta tarde como una forma de «venganza» por los días difíciles.

Según la neurocientífica cognitiva Lauren Whitehurst, se trata de una reacción a nuestra cultura del ajetreo y está inextricablemente ligada a la resiliencia tóxica: «Valoramos tanto la productividad que llenamos nuestros días —afirma—. Es una especie de crónica sobre [nuestra falta de tiempo libre]».[26]

Estos datos se aplicaban a Tanya, que empezó nuestra conversación diciéndome que las exigencias de sus estudios y del trabajo no le daban tiempo para sí misma.

—Las únicas horas que tengo para mí son de nueve a doce de la noche —admitió—. Debería estar durmiendo, pero necesito relajarme de mi día para sentir que está completo, ¿sabe?

Lo sabía, por supuesto. Yo también me he quedado despierta hasta tarde viendo la tele en mis épocas de estrés y *burnout*. Todos somos humanos. De hecho, mis mejores amigos de la infancia y yo tenemos un grupo de WhatsApp en el que nos recomendamos constantemente las series que nos gustan. Nuestra queja más habitual es «¡mi sueño no da para otra serie!».

Pero admitámoslo: a veces sienta genial volver a ser un adolescente rebelde y quedarte despierto hasta tarde, aunque sepas que no es bueno para ti. Cuando una nueva serie me interesa y me quedo hasta tarde para acabarla, me concedo un poco de comprensión. Espero que tú encuentres la compasión necesaria para hacer lo mismo. La mayoría de las noches me acuesto entre las diez y las diez y media, así que no pasa nada si algunas noches me voy a la cama casi a las doce. Las fluctuaciones del sueño forman parte de la vida. El hecho de que te acuestes tarde unas cuantas noches no va a alterar tu ciclo de sueño. Al fin y al cabo, tu biología es resiliente. La clave está en recuperar tu rutina ideal de sueño lo antes posible, ¡y mejor si es inmediatamente después de acabar esa nueva serie!

Al principio, cuando le sugerí a Tanya que se acostara a las diez de la noche, se mostró desanimada por mi recomendación. Parecía un gran cambio con respecto a su hora habitual de acostarse (la una). Estaba desesperada por encontrar la calma en este mundo ruidoso, pero no estaba segura de poder hacerlo a pesar de que acostarse tan tarde empeoraba su estrés.

—Harás el cambio de forma tan gradual que no te parecerá brusco —la tranquilicé—. Dentro de unos meses te darás cuenta de que te gusta acostarte antes. Te parecerá que ocurrió de la noche a la mañana, pero no es nada repentino. Son solo tu constancia y tu paciencia dando sus frutos.

Necesitábamos que Tanya volviera a dormir entre siete y nueve horas por noche, que es lo que resulta óptimo para el rendimiento del cerebro, en lugar de las cinco horas de sueño irregular de su patrón en aquel momento. Para lograr acostarse más temprano, analizamos lo que hacía Tanya en las pocas horas que le quedaban antes de acostarse. Para su regla del dos nos centramos en dos intervenciones: minimizar su tiempo de pantalla por la noche y dar prioridad a acostarse más temprano.

Tanya accedió a minimizar el tiempo que pasaba frente a la pantalla por la noche creando en su lugar una rutina antes de acostarse. Le sugerí, y así lo hizo, que sacara la tele de su dormitorio. A continuación, programó un temporizador de una hora para su tiempo de pantalla en la cama. Su objetivo final era reducir al mínimo el tiempo de pantalla dos horas antes de acostarse. Dos horas sin pantallas antes de irse a la cama resultan convenientes para un sueño reparador; en el caso de Tanya, incluso una hora sin pantallas representaba un buen paso para mejorar la calidad de su sueño.

Era preciso que tuviéramos en cuenta cómo le sentaría a Tanya ese cambio. Cuando introduces un cambio en tus patrones o tus rutinas establecidas, aunque sea pequeño, debes anticiparte a una cierta resistencia, porque tu cerebro todavía quiere seguir la vía neuronal que ya tienes establecida. Tanya llevaba casi un año acostándose a la una, de modo que su vía neuronal se había fortalecido con ese patrón repetido. Hablamos de cómo debería anticiparse a la resistencia y de que a la naturaleza no le gusta el vacío: tenía que reemplazar el tiempo que dedicaba a las redes sociales y a la tele con algo relajante.

Tanya me dijo que le encantaba hacer estiramientos y yoga suave, pero que nunca había encontrado el modo de hacerles un hueco en su ajetreada vida cotidiana. El año anterior había asistido a algunas clases de yoga restaurativo y había aprendido algunos estiramientos sencillos que podía hacer en casa. Dado que se quejaba a menudo con sus amigas de que tenía los hombros y el cuello tensos después de un día estudiando encorvada frente a la computadora, una rutina de estiramientos suaves antes de acostarse parecía la oportunidad perfecta para ayudar a su cuerpo a sentirse más ágil.

Tanya decidió tener a la mano un tapete de yoga enrollado en su dormitorio para utilizarlo sustituyendo al tiempo de pantalla. Los estiramientos le darían un momento de relajación al final de su ocupado día para liberarse del estrés. La respiración lenta y profunda durante la secuencia de estiramientos también fortalecería su conexión mente-cuerpo (que es la base de nuestro tercer cambio para superar el estrés, en el siguiente capítulo).

En lugar de acostarse con el cuerpo tenso y la mente hiperactiva, Tanya haría primero los estiramientos y después se acostaría con los músculos relajados y la mente en calma. Esto tendría un efecto dominó. La ayudaría a dormirse más rápido y a no despertarse en toda la noche.

A Tanya le encantaba la idea de estar totalmente relajada en cuerpo y mente. Salió de mi consultorio con un plan concreto, lista para encontrar la calma en un mundo ruidoso, y decidió ponerlo en práctica aquella misma noche. Incluso sabía exactamente qué secuencia de estiramientos suaves haría para iniciar su nueva rutina.

Las pantallas pueden ser problemáticas para el sueño porque actúan bajo dos mecanismos principales que interfieren con el sueño profundo y reparador: el primero tiene que ver con la mecánica pura; el segundo, con la psicología. En primer lugar, las pantallas de todo tipo emiten una frecuencia de luz llamada *luz azul*. La luz azul activa el mecanismo de vigilia en tu cerebro incluso aunque tengas sueño. Es posible que hayas sentido los efectos reales de la luz azul en el centro de vigilia de tu cerebro si has mirado el teléfono a las tres de la mañana y después, a pesar de que estabas durmiendo profundamente, tu mente está alerta aunque tu cuerpo continúe agotado. La luz azul de la pantalla acaba de enviar a tu cerebro la señal de que es hora de despertarse.

La luz azul no solo afecta a la capacidad de permanecer dormido, sino también a la de *conciliar* el sueño. Tanya tenía problemas con ambas. Resulta bastante sencillo convencerte de que vas a revisar rápidamente las redes sociales antes de irte a la cama y encontrarte cerrando la sesión una o dos horas más tarde. De repente, tu hora de acostarte a las diez de la noche se ha convertido en las doce o mucho más tarde mientras tu cerebro intenta descifrar si es hora de dormir o de permanecer despierto. No es un fallo del cerebro. De hecho, funciona exactamente como debería cuando se expone a la luz azul. Recuerda que el objetivo principal de los medios de cualquier tipo consiste en mantener tu atención como espectador, y la luz azul de tu dispositivo electrónico hace exactamente eso: mantener tu cerebro centrado en el contenido externo que tienes delante y no en la necesidad interna de dormir.

En ocasiones, guardar el teléfono durante la noche no es una opción. Puede que tus padres sean mayores o que quieras que tus hijos adolescentes o adultos jóvenes puedan localizarte en cualquier momento. Lo comprendo. Como médica, me he visto muchas veces en la situación de tener que comprobar mis mensajes y correos electrónicos a altas horas de la noche. En cualquier caso, puedes estar disponible sin activar del todo la biología diurna de vigilia en tu cerebro. La mayoría de los teléfonos ofrecen la posibilidad de configurarlos en modo nocturno o con un filtro de luz nocturna. Yo pongo mi teléfono en esta opción entre las ocho de la tarde y las siete de la mañana. Así, cada día a las ocho de la tarde, mi teléfono filtra la luz azul y muestra la pantalla con tonos anaranjados más cálidos. Por la mañana, la pantalla regresa automáticamente a la luz azul predeterminada. Otro método que tener en cuenta consiste en utilizar lentes con cristales que bloqueen la luz azul. Ninguna de estas opciones filtra la luz azul por completo, pero suponen alternativas viables si no puedes mantener lejos el teléfono por la noche.

La segunda razón por la que el tiempo de pantalla a la hora de dormir interfiere con el sueño tiene menos que ver con la biología y más con la psicología.[27] Tanya se sentía agotada y estresada al final del día. Cuando por fin tenía un momento para sí misma, ¿qué era lo más fácil de hacer con el menor esfuerzo para relajarse? Aplacar el estrés delante de sus pantallas, ¡por supuesto! La desafortunada consecuencia de relajarse de esta manera es que puede conducir a esa procrastinación de la hora de acostarse que Tanya intentaba superar. En la procrastinación de la hora de acostarse por venganza influyen numerosos factores: por ejemplo, las habilidades de afrontamiento, la flexibilidad en el trabajo y hasta qué punto puedes controlar lo que sucede en tu día a día.[28] Los padres con niños pequeños en casa pueden saborear esas horas sin niños después de que estos se hayan dormido y acabar alargando su propia hora de acostarse más allá de las doce.

Sin embargo, incluso con todas estas piezas individuales en movimiento, los mayores impulsores de la procrastinación a la hora de acostarse por venganza en tu cerebro son tu *burnout* y tu estrés.[29] Dormir es justo lo que tu cerebro necesita cuando se enfrenta al agotamiento y al estrés, porque el sueño lo ayudará a procesar las emociones difíciles. También es importante para el aprendizaje, la cognición, la memoria, la atención y casi todas las funciones del cuerpo humano. El sueño influye en todas las células, los músculos y los órganos del cuerpo, incluido el cerebro. Los beneficios del sueño reparador para el *burnout* y el estrés son indiscutibles y, sin embargo, el sueño suele ser lo primero que se ve afectado por ellos.

La segunda regla del dos de Tanya consistió en dar prioridad a acostarse temprano para dormir más. Como hemos señalado, la cantidad ideal de sueño para el funcionamiento óptimo del cerebro y el cuerpo es de siete a nueve horas cada noche.

—Proteger tu sueño ahora es algo que tu futuro yo te agradecerá —le expliqué a Tanya.

Además de los beneficios del sueño para su cerebro, también hablamos de los beneficios para su corazón. Tanya era joven y su corazón estaba en buena forma, pero también tenía antecedentes familiares de cardiopatías. Sus dos abuelos, tres tíos y su tía habían sufrido problemas cardiacos. Le expliqué los resultados de un estudio reciente que la animó todavía más a realizar el gran cambio y acostarse más temprano, en torno a las diez de la noche. Acordamos que intentaría acostarse entre las diez y las once, la que podría ser la «hora dorada» del sueño según algunas investigaciones novedosas muy interesantes.

En el estudio que compartí con Tanya, realizado con casi noventa mil personas, los investigadores descubrieron que acostarse entre las diez y las once de la noche se relacionaba con una mejor salud cardiaca, mientras que ir a dormir después de las doce se vinculaba con un 25 % más de probabilidades de sufrir problemas cardiacos.[30] Según el director de la investigación, David Plans, «los resultados sugieren que acostarse temprano o tarde puede alterar el reloj corporal, con consecuencias adversas para la salud cardiovascular».[31]

Tanya estaba lista para reajustar su reloj corporal porque ahora entendía la importancia del sueño para funcionar al cien en la facultad y en el trabajo. La nueva hora de acostarse de Tanya, las diez de la noche, iba a suponer un gran cambio, pero le prometí que lo conseguiríamos con pequeños pasos.

Tanya logró cambiar su hora de acostarse de la una a las diez poco a poco, durante tres meses, siguiendo un horario de sueño que avanzaba su hora de acostarse treinta minutos cada dos semanas para que su cuerpo y su cerebro se aclimataran de forma gradual. En las semanas 1 y 2, Tanya se propuso acostarse a las doce y media de la noche. En las semanas 3 y 4, se acostó a las doce. Cada dos semanas restaba otra media hora a su procrastinación a la hora de acostarse y la sumaba a su cantidad saludable de sueño. En la semana 11, Tanya se acostaba sin ningún problema a las diez de la noche.

Además de las intervenciones mencionadas, también reiteré los principios básicos de la «higiene del sueño» que la mayoría de los médicos comparten con sus pacientes. Tanya ya practicaba muchos de ellos, pero le sirvieron de recordatorio:

- Crea una rutina relajante antes de acostarte.
- Mantén tu dormitorio oscuro y fresco.
- Utiliza la cama solo para dormir y el sexo, no para comer, ni para trabajar ni para otras actividades.
- Si es posible, quita la tele de tu dormitorio.
- Evita la cafeína después de las tres de la tarde y reduce al mínimo el consumo de alcohol y nicotina.
- Intenta hacer ejercicio físico todos los días, pero de ser posible no hagas ejercicio aeróbico intenso por la tarde.
- Si tienes que dormir la siesta, que sea corta y no muy tarde para que no interfiera con el sueño nocturno.
- Si tus problemas de sueño continúan, plantéate la posibilidad de consultar a un especialista del sueño.

Cuando Tanya vino a verme para su seguimiento, su puntuación personal del estrés había bajado considerablemente y se sentía mejor. Lo atribuyó a su nuevo horario de sueño.

—Me siento tan orgullosa de mí misma por mejorar mis hábitos de sueño como por mi promedio —me dijo Tanya—, que también ha mejorado —añadió con una sonrisa.

—Muchos de mis pacientes dicen: «El día no tiene horas suficientes para hacerlo todo» —respondí—. Pero la verdad es que cuando le das al cerebro el sueño que necesita, la concentración mejora y se puede hacer más en menos tiempo.

Tanya continuó acostándose temprano, y de vez en cuando se quedaba hasta tarde durante la semana de exámenes o para asistir a algún evento social. Dado que dormir bien se había convertido en un hábito, podía recuperarse fácilmente después de un bache, que es una parte normal y previsible en una vida plena.

Con solo dos cambios graduales utilizando la regla del dos, Tanya hizo grandes progresos en su sueño en un plazo de tres meses y alcanzó sus objetivos. Se graduó a tiempo con un excelente expediente académico. Ahora trabaja a tiempo completo en un puesto exigente y estresante, pero continúa minimizando su tiempo frente a las pantallas y protegiendo su sueño como el recurso vital y valioso que es.

TÉCNICA n.º 5. Duerme lo que te mereces

1. Proponte acostarte a las diez de la noche. Si actualmente te acuestas después de las doce, ve adelantando la hora de ir a la cama treinta minutos cada dos semanas, hasta que alcances tu hora ideal.
2. Programa una alarma aproximadamente una hora antes del momento previsto de acostarte para animarte a iniciar la transición al «modo de sueño».
3. Crea una rutina relajante antes de dormir. Por ejemplo, leer puede favorecer una respiración tranquila, mejorar el estrés y minimizar la angustia psicológica. También puedes escuchar

música relajante o practicar unos estiramientos de yoga suaves; ambas prácticas preparan el cerebro para el descanso, indicando al mecanismo del sueño que se ponga en marcha.
4. Intenta reducir el tiempo de pantalla por la noche, sobre todo dos horas antes de acostarte, para evitar que el mecanismo de vigilia del cerebro se active de forma artificial debido a la luz azul que emiten las pantallas de todo tipo.
5. No dejes el teléfono en la mesita de noche y utiliza un despertador barato en su lugar. Así no mirarás el teléfono en mitad de la noche ni en cuanto te despiertes por la mañana.
6. Si es posible, no tengas televisión en tu dormitorio. Si ves la tele en la cama, limita el tiempo.
7. Disfruta de los numerosos beneficios para la salud mental y física de tu horario de sueño nuevo y mejorado. Tu estrés y tu *burnout* comenzarán a cambiar de dirección.

EL CEREBRO PRIVADO DE SUEÑO

Como en el caso de Tanya, mis pacientes que sufren falta de sueño suelen ser personas cargadas de preocupaciones. Cuando no se duerme bien, es normal obsesionarse con los trastornos del sueño. La hora de acostarse se convierte en un momento muy estresante, con muchos presagios mezclados con pesimismo:

«¿Y si esta noche otra vez no puedo dormirme?».

«¿Y si sigo despertándome por la noche?».

«¿Y si vuelvo a despertarme agotado?».

«¿Y si no vuelvo a dormirme en toda la noche?».

Si estás falto de sueño, estos «y si...» habituales, junto con muchos otros, pueden mantenerte ansioso y despierto cuando intentas dormir. Se trata de una reacción psicológica normal denominada *ansiedad anticipatoria*. Es el pavor y la angustia que sientes cuando piensas en algo que está por venir. Puedes tener ansiedad anticipatoria por cualquier cosa, porque la ansiedad es una emoción centrada en el futuro. Se alimenta de los «y si...».

Sin embargo, cuando no duermes bien, tu falta de sueño puede hacer que biológicamente te sientas también más ansioso.[32]

Es una experiencia que los investigadores denominan *exceso de ansiedad y falta de sueño*.[33] En un estudio con voluntarios sanos, los niveles de ansiedad en personas con falta de sueño aumentaron un 30 % después de una noche sin dormir, y el 50 % de las personas cumplían los criterios para padecer un trastorno de ansiedad.[34] Resulta que el cerebro privado de sueño y el cerebro ansioso tienen mucho en común. En el estudio, los escáneres cerebrales de personas sanas y privadas de sueño revelaron algo nuevo e interesante: las regiones cerebrales que se muestran hiperactivas en caso de ansiedad, como la amígdala, se muestran igual con la privación del sueño. A la inversa, las áreas cerebrales que permanecen poco activas en caso de ansiedad, como la corteza prefrontal, se muestran igual en caso de falta de sueño.

«La pérdida de sueño desencadena los mismos mecanismos cerebrales que nos hacen sensibles a la ansiedad —explica la investigadora Eti Ben Simon—. Cuando estamos descansados, las regiones que nos ayudan a regular las emociones son las que nos ayudan a mantener la calma. Esas regiones son muy sensibles a la falta de sueño. Cuando perdemos el sueño, esas regiones se desconectan. Perdemos la capacidad de desencadenar esos procesos de regulación de las emociones».[35]

Recuerda que ese antiguo cerebro reptiliano cavernícola, tu amígdala, es un conductor fundamental en tu vía del estrés y que tu corteza prefrontal ayuda a calmar una amígdala hiperactiva. Con estos nuevos hallazgos a partir de escáneres cerebrales, los científicos descubrieron el fascinante papel del sueño profundo y terapéutico: es un inhibidor de la ansiedad que ayuda al cerebro a recuperarse del estrés.[36]

Cada día se descubren nuevos datos sobre los efectos de nuestra biología en el sueño. No eres tú. Es tu biología. Concédete un poco de clemencia.

Ojalá hubiera seguido mi propio consejo cuando tuve problemas de sueño como madre primeriza. En los meses siguientes al nacimiento de mi hijo, me agobié mucho por la falta de sueño. Cuanto más me preocupaba por el descanso de la noche siguiente, más me estresaba, peor me sentía y peor dormía.

Una conversación con una colega, médica especialista en medicina del sueño que había dado a luz unos años antes, me puso las cosas claras. Durante una comida le confesé que no dormía bien. Sorprendentemente, sentía mucha vergüenza por mi incapacidad para dormir. Yo predicaba los beneficios del sueño profundo a mis pacientes; ¿cómo es que no era capaz de dormir bien a pesar de seguir mis propias recomendaciones respecto al sueño?

Me preparé para su reacción crítica como experta en medicina del sueño, pero se rio y me abrazó.

—¡No dormí bien durante un año después del nacimiento de mi bebé! —me dijo—. Haz lo que puedas y no te preocupes. Acabarás descansando bien.

Sentí un gran alivio. Sus palabras me dieron el permiso que necesitaba para concederme la comprensión que muestro a mis pacientes. Dejé de lado mis expectativas de una noche de sueño perfecta.

Y resulta que mi colega tenía razón. Los datos de un nuevo estudio muestran que los padres pueden sufrir falta de sueño hasta seis años después del nacimiento de su hijo.[37]

Cuando me quité de encima la presión de dormir bien, empecé a dormir mejor. El enfoque que utilicé conmigo misma fue el que empleo con mis pacientes. Dejé de obsesionarme con la calidad de mis noches y empecé a centrarme en la de mis días. Volví a hacer ejercicio después del trabajo y a meditar durante las pausas para comer. Cuando mis días empezaron a mejorar, mis noches también fueron a mejor. Empecé a dormir mejor haciendo lo contrario de lo que cabría esperar.

Este enfoque ha funcionado con muchos de mis pacientes.

Si padeces ansiedad y sientes que estás en un ciclo incesante de preocupación por el sueño, o si sufres falta de sueño, te invito a que sigas la prescripción de la técnica número 5 con una buena dosis de autocompasión. También te animo a probar el resto de las estrategias de este libro que no guardan relación directa con el sueño, como el ejercicio o la técnica de respiración 4-7-8 (véase capítulo 5), porque pueden ayudarte a compensar el estrés, lo que a su vez podría contribuir a resetear tu sueño.

ESTAR HIPERCONECTADO ES ESTAR DESCONECTADO

Es posible que tengas mucha información sobre la vida de tus amigos, familiares y compañeros de clase del pasado gracias a las redes sociales, pero esa puesta al día digital tiene sus consecuencias negativas. Si los datos sirven de indicación, probablemente pasas más horas al día con el teléfono y menos horas durmiendo, pero también es probable que pases más tiempo que nunca en soledad.

Según el economista Bryce Ward, hasta hace una década, los estadounidenses pasaban la misma cantidad de tiempo con amigos que en los años sesenta.[38] Más tarde, en 2014, se produjo un cambio notable y los estadounidenses empezaron a pasar cada vez más tiempo solos.* ¿Por qué cambiaron nuestros hábitos sociales en 2014? Ese año fue un punto de inflexión en el uso de los *smartphones*, ya que fue el primer año en que la mayoría de los estadounidenses (más del 50 %) empezaron a utilizar el teléfono celular.[39] Desde 2014 hemos asistido a un aumento gradual y progresivo del uso del celular. La relación entre estas dos tendencias no es precisa ni causal: no pasas más tiempo solo porque usas más el teléfono. No obstante, los estudios demuestran una correlación entre ambas.[40] Y cuando pasamos más tiempo solos, tenemos más probabilidades de experimentar desánimo, problemas para dormir y un empeoramiento del estrés.

---

* Una investigación realizada por la Escuela de Ingenieros Industriales de la UPM y la Facultad de Psicología de la Universidad de Oviedo en 2019 concluye que el empleo compulsivo de los teléfonos celulares no solo no mejora las relaciones sociales, sino que incrementa el aislamiento social. Véase <https://www.lavanguardia.com/vida/20190325/461230034166/el-uso-compulsivo-del-movil-reduce-los-amigos-y-aumenta-el-estres-segun-upm.html>. *[N. de la t.]*.

Según estos estudios, resulta evidente que nos estamos convirtiendo en personas hiperconectadas en lo que respecta a la tecnología y cada vez más desconectadas entre nosotros. Los científicos no pueden precisar las implicaciones de esta tendencia para la salud mental y el estrés a largo plazo, pero tengo la corazonada de que está empeorando nuestra epidemia de soledad no deseada.

En la última década hemos asistido a un aumento de la soledad no deseada en todo el mundo. Al menos 330 millones de adultos pasan dos semanas sin hablar con un amigo o un familiar.[41] En Estados Unidos, la soledad se ha convertido en una preocupación tan acuciante que las autoridades sanitarias emitieron un informe que determina que la soledad supone una crisis de salud pública.[42] * Los cálculos recientes indican que uno de cada dos adultos estadounidenses se siente solo, y la generación Z manifiesta tasas de soledad todavía más elevadas: ¡nada menos que el 78 %![43]

Existe una compleja relación entre la soledad y el estrés. Los estudios demuestran que la soledad puede empeorar el estrés.[44] Y las implicaciones para la salud no acaban ahí. Se ha descubierto que la soledad aumenta el riesgo de padecer una enfermedad cardiaca en un 29 % y de sufrir un ictus en un 32 %. Representa el mismo riesgo de muerte que fumar quince cigarros al día.[45] La soledad también puede acortar la esperanza de vida. Según un estudio, la soledad puede aumentar el riesgo de muerte prematura por cualquier causa. La directora del estudio, Kassandra Alcaraz, lo confirmó así: «La magnitud del riesgo que presenta el aislamiento social es muy similar [...] a la de la obesidad, el tabaquismo [...] y la inactividad física».[46] A la vista de estos resultados, ¡necesitamos una solución urgente para la soledad!

---

* En España, se estima que el 20 % de las personas sufren soledad no deseada (datos del 2024). Afecta más a las mujeres (21,8 %) que a los hombres (18 %). Se trata, además, en la mayor parte de los casos de una soledad crónica o de larga duración: dos de cada tres personas (67,7 %) sufren esta situación desde hace más de dos años y un 59 % desde hace más de tres. Véase <https://www.soledades.es/la-soledad-no-deseada>. *[N. de la t.]*.

Soy testigo de esta situación en mi consultorio día tras día. La soledad es omnipresente entre muchos de mis pacientes estresados, y abordarla (ya sea mediante la prevención o la recuperación) supone una parte importante de mi trabajo clínico. A cada paciente le hago esta pregunta sobre su red de apoyo: «¿Sientes que tiene amigos en los que puedes confiar en los momentos difíciles?». Muchos de mis pacientes responden que no. Cuando les pido que me describan a su mejor amigo o amiga, algunos me dicen: «No tengo un mejor amigo. Si lo tuviera, sería usted, doctora Nerurkar».

Esta respuesta refleja nuestra actual epidemia de soledad. Anhelamos los vínculos estrechos . Saber que alguien se preocupa por lo que está pasando en tu vida puede ser un gran consuelo. A menudo me he preguntado hasta qué punto contribuye el aislamiento social a la estadística según la cual entre el 60 y el 80 % de las visitas al médico tienen un componente relacionado con el estrés. Si los pacientes tuvieran una mayor red de apoyo y un mayor sentido de pertenencia, ¿los médicos veríamos tantas visitas relacionadas con el estrés? No estoy segura, pero creo que no.

La red de apoyo es tan importante para la gestión del estrés que la incluyo como sección principal en la instantánea de tu estilo de vida (en el apartado «Sentido de comunidad», véase capítulo 2). Puedes tener diferentes necesidades y umbrales sociales (algunos somos introvertidos y otros extrovertidos), pero con independencia de nuestros rasgos de personalidad, el sentido de comunidad y conexión con los demás puede ayudarnos a crecer. La calidad de las relaciones humanas es el principal indicador de la felicidad a lo largo de la vida según el *Estudio sobre el desarrollo adulto de Harvard*, la investigación más longeva sobre la felicidad (abarca más de ochenta años).[47] La red de apoyo es recíproca. Tan importante es tener una red de apoyo como el hecho de ser parte de la red de apoyo de otras personas, lo cual también puede ser beneficioso para la salud.[48]

En épocas de estrés resulta fácil sentirse aislado o preferir estar solo. Sin embargo, conectar con otras personas de vez en cuando puede ayudarte a reducir tu estrés aunque seas una persona introvertida. Existen muchas formas de cultivar conexiones significativas. Plantéate la posibilidad de incorporar momentos sencillos de conexión a lo largo de la semana. Charla con un vecino, llámale a un amigo para ver cómo está, apúntate a un taller de arte o participa en alguna otra actividad en grupo, invita a un colega a comer o visita un mercado con un amigo o un familiar.

Si te parece que estás demasiado ocupado, programa tu vida social a lo largo de la semana. Haz al menos un plan cada semana para conectar con alguien cuya compañía disfrutas. Sea lo que sea, busca algo que facilite la conversación y la creación de vínculos. Encuentra una forma sencilla de iniciar una conexión con otra persona. No tienes que convertirte en alguien con don de gentes, pero tu estrés y tu *burnout* se beneficiarán de más relaciones humanas en tu vida. Los seres humanos estamos programados para la conexión social, así que cultivar el sentido de pertenencia puede ayudarnos a mejorar en lo mental y en lo físico.

Deja atrás el mito de que tienes que ser productivo constantemente o tener un propósito específico para conectar con los demás y divertirte. Eso es un vestigio de la cultura del esfuerzo laboral. La periodista científica Catherine Price afirma: «Pensamos que la diversión es algo que solo podemos tener o experimentar cuando las cosas van bien. En realidad, la diversión puede aumentar nuestra resiliencia y nuestro ánimo de forma que nos resulta más sencillo hacer frente a lo que la vida nos depara».[49]

Selma, mi paciente que quedó traumatizada al ver la confirmación en la Corte Suprema de Brett Kavanaugh, dedicaba incontables horas al activismo político, que casi siempre supone un esfuerzo intenso. Las personas con las que pasaba más tiempo estaban comprometidas con una misión seria y apasionada para crear un cambio político. En su siguiente visita, Selma había aplicado la dieta mediática a su vida y estaba logrando mejoras en su estrés y su sueño. Le sugerí que añadiera otro elemento a su regla del dos: una estrategia para ampliar su red de apoyo e incluir el disfrute.

—¿Qué haces para relajarte y disfrutar? —le pregunté.

—Bueno, veamos... Lo último que hice para divertirme fue ir a un concierto del 4 de julio —respondió Selma—. Llevé a un grupo de jóvenes desfavorecidos de una agencia de servicios sociales, así que fui como adulta acompañante.

—El 4 de julio fue hace seis meses, Selma. Y hacer de adulta acompañante no suena muy relajante —comenté tratando de ser amable y entendiendo que Selma no dedicaba tiempo a su propia diversión.

—No fue muy relajante —admitió—. Los chicos mayores se escapaban todo el rato para fumar.

Nos reímos un poco, pero supe que tenía que adoptar otro enfoque.

—Bien, pasemos a otra época de tu vida. ¿Había algo que te hacía feliz cuando eras adolescente? —le pregunté.

—¡Ah, sí! En la secundaria estaba en un equipo de fútbol que siempre ganaba —respondió sonriendo—. ¡Éramos buenas! Mi nueva vecina, Alice, está organizando un equipo de mujeres adultas. Me preguntó si quería apuntarme.

—¿Por qué no? Puede que todavía te guste.

—¡Ahora tengo treinta años más! ¿Y si se me da muy mal el fútbol? —repuso Selma con una risita reprimida.

—No creo que Alice te hubiera preguntado si le preocupara eso —respondí.

—Bueno, a lo mejor le llamo —concluyó con cierta aprensión.

—¿Por qué no hoy?

Selma se levantó con determinación:

—Sí. Hoy. He pasado toda mi vida adulta pensando que tenía que poner toda mi energía en causas políticas, ser seria y no perder el tiempo con aficiones o cosas que «no importan».

—Aunque toda tu energía se concentre en una buena causa, puede convertirse en una fuente de estrés y *burnout* —le dije—. Todos necesitamos hacer un reinicio con alguna forma de autocuidado, y a veces eso incluye hacer cosas con otras personas por pura diversión.

Dos meses más tarde, Selma volvió a mi consultorio. Me enseñó una foto en la que aparecía con Alice y otras dos mujeres con camisetas de fútbol combinadas. A continuación, me dio las gracias por ayudarla a recordar cómo volver a disfrutar.

—La liga de fútbol es divertida —me explicó—, pero lo mejor es que Alice y yo compartimos coche para ir a los partidos cada semana y de regreso acudimos a un sitio donde hacen malteadas y vamos probando diferentes sabores. Hablamos de la vida y nos reímos mucho. Es algo sencillo, pero me siento mucho más feliz.

—Entonces, me imagino que el fútbol no se te da tan mal —comenté riendo.

—Qué dices. De hecho, es como si mi cuerpo me estuviera agradeciendo la oportunidad de patear ese balón en el campo con todo lo que tengo —me explicó Selma—. Además, con el ejercicio físico me siento más fuerte emocionalmente. Y conocí a algunas mujeres estupendas que juegan cada semana en la liga. ¡Estamos planeando un viaje de chicas a Los Ángeles para ver a su equipo de fútbol femenino!

A raíz de las explicaciones de Selma sobre el fútbol, se me ocurrió que cada partido es una oportunidad para un reseteo semanal. Con pequeños pasos, dos cada vez, Selma aprendió a proteger su ancho de banda mental utilizando las técnicas del segundo cambio para superar el estrés. Encontró la calma en un mundo ruidoso. Incorporó los elementos de la dieta mediática para superar su impulso primario de desplazarse por la pantalla del celular, y recuperó la necesidad de descanso y sanación de su cerebro y de su cuerpo. Como ya no se sentía agotada, pudo utilizar su ancho de banda mental para desarrollar conexiones significativas a través de la liga de fútbol. Al centrarse en desconectar de las pantallas, Selma halló conexión, un sentido de pertenencia y diversión, fuera de internet.

Selma dio un gran salto adelante y pasó a experimentar los beneficios del tercer cambio para superar el estrés (cómo sincronizar su cerebro y su cuerpo para mantener a raya su estrés nocivo), que veremos a continuación.

5

TERCER CAMBIO PARA SUPERAR EL ESTRÉS: SINCRONIZA TU CEREBRO Y TU CUERPO

El estrés y el *burnout* pueden parecer desalentadores e irrevocables, pero la *buena* noticia es que ambos son totalmente reversibles. Puedes revertir el impacto negativo del estrés crónico en tu cerebro y tu cuerpo entendiendo el tercer cambio para superar el estrés: cómo sincronizar tu cerebro y tu cuerpo a través de la conexión mente-cuerpo, que es la premisa científica en la que se basa gran parte de este libro.

Por supuesto, todos sabemos que el cerebro se aloja en el cuerpo, pero a menudo olvidamos hasta qué punto se influyen mutuamente. Cada uno de nosotros experimentamos la conexión mente-cuerpo por nosotros mismos de manera casi constante. Sentir que el corazón se acelera antes de una reunión importante, las mariposas cuando te enamoras, el rubor en un momento embarazoso, e incluso la intuición de que algo te conviene o no, son ejemplos destacados de la conexión mente-cuerpo en funcionamiento. Paradójicamente, esa conexión (que es la base de este tercer reajuste) a menudo se considera intrascendente para nuestros niveles de estrés y nuestra salud en general.

La conexión mente-cuerpo no es ninguna tontería; se trata del concepto respaldado por la investigación de que el cerebro y el cuerpo están en comunicación constante y mantienen un vínculo inquebrantable. El eje HPA (la conexión entre el hipotálamo, la hipófisis y las glándulas suprarrenales; véase capítulo 2) es un ejemplo concreto de la conexión mente-cuerpo, porque conecta literalmente partes del cerebro con el cuerpo. Según un principio fundamental de la conexión mente-cuerpo, lo que es bueno para el cuerpo es bueno para el cerebro, y viceversa. Cuando las cosas te salen mejor, te sientes mejor. Es cuestión de esforzarse.

Tanto si eres consciente de ese intercambio como si no, tu cerebro envía señales a tu cuerpo continuamente, y este responde en consecuencia. Como ocurre con la gravedad, la conexión mente-cuerpo es una ley de la naturaleza: funciona en segundo plano para que tu vida ocurra en primer plano.

ENCHÚFATE A LA CONEXIÓN MENTE-CUERPO

¿No sería estupendo poder influir en esta comunicación para reconfigurar tu cerebro y, de paso, vencer el estrés y el *burnout*? Sí se puede. Aunque la conexión mente-cuerpo sea un fenómeno natural que no requiere esfuerzo, enchufarse a ella de manera intencionada puede parecer un poco forzado al principio. Por eso forma parte de nuestro tercer reajuste: puedes aprender a sincronizar el cerebro y el cuerpo para fortalecer la conexión entre ellos y superar el estrés nocivo.

A excepción de los atletas de élite, la mayoría de nosotros pasamos mucho más tiempo viviendo en nuestra cabeza que en nuestro cuerpo. El cuerpo y el cerebro se envían señales mutuamente durante todo el día, pero rara vez nos paramos a identificar los mensajes. Sin embargo, cuando percibas el funcionamiento de la conexión mente-cuerpo y compruebes cómo se produce, te resultará imposible no verla (y eso es bueno, ya que existen muchas maneras de aprovechar esa conexión para resetear tu cerebro y tu cuerpo a fin de reducir el estrés y potenciar tu resiliencia).

Volvamos a mi propia lucha contra el estrés en mi etapa de formación, de la que ya hablé en el capítulo 1. Mientras hacía turnos larguísimos de día y de noche como médica residente, mi único objetivo era seguir adelante. Me decía a mí misma: «Sigue haciéndolo todo y dándolo todo. Vas a superar la formación y lo conseguirás». Sin embargo, tenía palpitaciones cardiacas con frecuencia que me impedían dormir y acababa agotada. Me preguntaba si tenía un problema cardiaco, pero continué obligándome a trabajar muchas horas. Estaba tan hundida en el hoyo del estrés y el *burnout* que no presté atención a los síntomas de mi canario, que me decían que parara y reiniciara. Seguí adelante a pesar de los síntomas porque creía que el malestar era un elemento más de la formación médica. Mi cerebro y mi cuerpo hablaban entre ellos, pero yo no hacía más que esforzarme por silenciar su conversación. Mi cerebro y mi cuerpo bien podrían haber estado gritando al vacío y no les habría hecho caso.

Nunca había oído hablar de la conexión mente-cuerpo. No formaba parte de mi plan de estudios, ni se hablaba mucho de ella en la medicina convencional a principios de la década de los 2000. Saber de la existencia de esta importante conexión fue mi último recurso. Después de someterme a las pruebas médicas pertinentes y de que me dijeran que todo era «normal», la estampida de caballos salvajes no terminó. Así, como muchos de mis pacientes, empecé a investigar por mi cuenta. Como médica en formación, tenía acceso a un arsenal de estudios de investigación y no necesitaba al doctor Google (al que recurren muchos de mis pacientes). Leí sobre los fundamentos científicos de la conexión mente-cuerpo y me enteré del curso de *mindfulness* para profesionales sanitarios que menciono en el capítulo 1.

Cuando vi por primera vez el anuncio del curso, pensé: «¿Por qué no? Me queda de camino a casa. Es una vez por semana durante ocho semanas. No es tan caro. Si no me gusta, puedo dejarlo después de la primera clase».

Sin embargo, después de aquella primera clase, no solo estaba impaciente por asistir a la siguiente, sino que fue una experiencia reveladora que cambió la trayectoria de mi carrera médica.

El instructor, el doctor Michael Baime, parecía entender que la mayoría de los médicos de la clase necesitaríamos un primer paso sencillo para revelar y restablecer la conexión mente-cuerpo. Necesitábamos algo que pudiéramos hacer, incluso en medio de nuestras jornadas ajetreadas y sobrecargadas, sin tener que reservar un tiempo específico o alejarnos del trabajo o de la casa. Nos enseñó una técnica que utilicé al día siguiente y que utilizo todos los días desde entonces.

No hay mejor manera de entender la conexión mente-cuerpo en acción que la técnica «para-respira-sé». Solo se requieren unos segundos para aprenderla, y puede ayudar a todo el mundo a empezar a regular y resetear su conexión mente-cuerpo en el momento para reducir el estrés y potenciar la resiliencia.

TÉCNICA n.º 6. «Para-respira-sé»

El objetivo general consiste en utilizar esta técnica cuando realices una tarea que podría desencadenar estrés en tu vida. Elige una tarea pequeña, mecánica y repetitiva que hagas todos los días. Lo ideal es que se trate de algo que pueda dar pie a una cascada de acontecimientos: por ejemplo, preparar café, limpiar la barra de la cocina, meterte en el coche, revisar el correo electrónico, iniciar sesión en una reunión virtual de trabajo o preparar el bolso o la mochila antes de salir de casa. Cuanto más mecánica y repetitiva sea la acción, mejor será el resultado. Mi favorita es agarrar el teléfono para ver el correo electrónico del trabajo.

Cuando estés a punto de empezar la tarea, di para tus adentros o en voz alta la palabra *para*. Detén tu cuerpo por completo. Haz una pausa, permanece todo lo inmóvil que puedas y toma conciencia de tu quietud en ese momento.

A continuación, piensa o di la palabra *respira*. Por supuesto, no dejaste de respirar en ningún momento, pero ahora dedica unos segundos a tomar plena conciencia de tu respiración mientras inhalas profundamente y expulsas el aire por completo. Intenta relajar tu cuerpo mientras respiras profundamente.

Por último, pronuncia la palabra *sé*. Tómate un momento para centrarte y estar presente. Lleva tu atención a ese momento y disfruta de la pausa temporal. Simplemente, toma conciencia de ti mismo antes de pasar a la tarea que estabas a punto de realizar.

La técnica «para-respira-sé» solo requiere unos cinco segundos de pausa, presencia y quietud, pero puede ser una forma asombrosamente eficaz de resetear el estrés mediante la conexión mente-cuerpo. Es como un control personal que te haces a ti mismo.

La primera vez que utilicé la técnica «para-respira-sé», trabajaba en una clínica muy concurrida, y la tarea que elegí para mi control personal fue el momento justo antes de llamar a la puerta de la habitación donde esperaba el paciente. Cuando revisaba mi apretada agenda de visitas, no era raro que me sintiera un poco rebasada al principio y que, con el tiempo, experimentara el *burnout* que tantos médicos afirman padecer. La técnica «para-respira-sé» transformó mi relación con mi trabajo, mi capacidad de estar presente con cada paciente y mi estrés. Por primera vez, se desbloqueó mi competencia para activar la conexión mente-cuerpo.

El comienzo de cada visita con los pacientes se convirtió en una nueva oportunidad de practicar mi propia conexión mente-cuerpo. Aquellos cinco segundos, repetidos a lo largo del día, reseteaban mi ancho de banda mental y me permitían estar presente en el momento. Y eso cambiaba por completo el flujo de mi jornada. Seguía igual de ocupada con los pacientes, pero ya no tenía la sensación de estar corriendo todo el día de una habitación a otra.

Cuando empecé a practicar la técnica «para-respira-sé», me detenía en la puerta de la habitación del paciente y, antes de llamar, me decía en un susurro «para, respira, sé» y seguía los pasos que expliqué. Con el tiempo se convirtió en un hábito, de modo que dejé de necesitar las indicaciones verbales.

Esta técnica, repetida a lo largo de mi extensa jornada laboral, reseteaba el tono del día, además de tener un efecto dominó en toda mi vida. Cuando le agarré el truco, empecé a añadir algunas tareas domésticas. La practicaba al abrir las persianas cada mañana, con mi primera taza de té, mientras limpiaba la barra después de cocinar y al lavar los platos. Introduje los cinco segundos de la técnica en todas mis actividades cotidianas.

Lo curioso de la conexión mente-cuerpo es que parece un concepto glamuroso, pero la realidad es que lograr este vínculo de una manera sólida no tiene nada que ver con el glamur. ¡Las tareas repetitivas mundanas tienen el poder de transformar nuestras vidas! Y precisamente por eso me encantan las técnicas de reducción del estrés de este libro. Estas herramientas son accesibles para todo el mundo en cualquier momento. No necesitas un *spa* de lujo, un retiro en la cima de una montaña, ni siquiera un aparato de última generación con funciones de inteligencia artificial. Puedes resetear tu cerebro y tu cuerpo para reducir tu estrés y potenciar tu resiliencia usando las técnicas que acabas de aprender, como la de «para-respira-sé», que puedes practicar delante de la ropa sucia o de los platos por lavar.

Aconsejé a Gabrielle, una maestra de educación especial de treinta y tres años, que probara la técnica «para-respira-sé» en el trabajo. Ella me explicó que la intensa energía de su grupo de alumnos de siete y ocho años, todos del espectro autista, le resultaba excesiva en muchas ocasiones. Estaba empezando a sentirse agotada por las constantes exigencias de su trabajo. Le pedí que practicara esta técnica cada vez que se girara hacia el pizarrón.

Más tarde, me explicó:

—Disponer de esos cinco segundos a lo largo del día para conectar conmigo misma lo ha cambiado todo. Lo hago varias decenas de veces al día. Lo próximo es enseñárselo a los niños.

Puede que solo sean cinco segundos, pero la técnica «para-respira-sé» tiene un efecto duradero. Activa la conexión mente-cuerpo porque entrena al cerebro para que perciba el cuerpo y sus sensaciones físicas, junto con los pensamientos y las emociones, en ese preciso momento, en lugar de seguir adelante sin pensar, como acostumbramos a hacer. En ese momento, te ayuda a regular tu respuesta al estrés pidiéndote que hagas un breve inventario, y con la respiración te ayuda a regular tu sistema nervioso y alejarlo del estrés. Durante esta técnica se pone en marcha un complejo fenómeno biológico.

¿Sabías que la respiración es el único proceso fisiológico del cuerpo que está bajo control tanto voluntario como involuntario? Tú puedes controlar voluntariamente tu respiración (por ejemplo, cuando respiras hondo), pero cuando no le prestas atención, tu cuerpo toma el control involuntariamente. ¿No es genial? Ninguna otra función corporal puede hacer eso: ni los latidos de tu corazón, ni la digestión en el intestino ni el acto de pensar del cerebro. Esta maravilla del cuerpo humano es el motivo por el que la respiración es la puerta de entrada a la conexión mente-cuerpo.

La investigación también demuestra que tus patrones respiratorios pueden influir en tus emociones.[1] Desde hace años, los científicos saben que este proceso se produce a través del cortisol, la hormona del estrés, junto con el nervio vago, que desempeña numerosas funciones en el cuerpo (incluidas la gestión de la respiración, la digestión e incluso la capacidad de relajarse).

Aunque hace tiempo que los científicos identificaron el cortisol y el nervio vago como responsables del vínculo entre la respiración y las emociones, no fueron capaces de determinar exactamente lo que ocurría en el cerebro. Un nuevo estudio cambió esa situación no hace mucho. Un grupo de científicos de la Universidad de Stanford identificó un pequeño grupo de células cerebrales, que llamaron *marcapasos de la respiración*, responsable de ese vínculo entre la respiración y el estado emocional.[2] Se trata de un importante descubrimiento que nos brinda una imagen celular mucho más clara de lo que ocurre en el cerebro cuando respiramos profundamente, y de cómo la respiración puede ayudarte a controlar tu estrés nocivo. El marcapasos de la respiración de tu cerebro es la sede de tu conexión mente-cuerpo, y la respiración es una puerta para acceder a ella.

La técnica «para-respira-sé» resulta increíblemente eficaz para activar tu conexión mente-cuerpo de manera paulatina, pero también necesitas algunas herramientas más para enfrentarte a los momentos más intensos y estresantes.

TÉCNICA n.º 7. Respira con calma

Aquí tienes un trío de técnicas (respiración diafragmática, respiración 4-7-8 y respiración centrada en el corazón) que puedes utilizar como receta contra el estrés en cualquier sitio. Yo las he practicado todas en una reunión de negocios, mientras conducía, preparando la cena, de camino apresurada a una cita e incluso mientras veía una película con otras personas. Nadie se dará cuenta de que lo estás haciendo.

Respiración diafragmática

La técnica de respiración más eficaz para frenar de inmediato tu respuesta de estrés *en el momento* durante situaciones caóticas, pesadas o agobiantes es la *respiración diafragmática* (un nombre sofisticado para la respiración profunda con el estómago). Cuando estás estresado, tu respiración se vuelve rápida y superficial, y se produce únicamente en el pecho. Cuando estás tranquilo, tu respiración es más lenta y profunda, y proviene del vientre. A los bebés se les da muy bien la respiración diafragmática, pero eso cambia en algún momento del desarrollo hacia la edad adulta. No obstante, puedes aprender a controlar de manera temporal y voluntaria la respiración superficial y rápida que se produce cuando estás ansioso o estresado, y hacer corto circuito con tu respuesta al estrés cambiando a la respiración diafragmática.[3]

Así es como puedes practicar la respiración diafragmática:

1. Coloca las manos sobre tu estómago para guiarte mientras aprendes esta técnica.
2. Inhala por la nariz y deja que el abdomen suba mientras inhalas. A continuación, exhala por la nariz o por la boca y deja que tu estómago baje mientras espiras.

A medida que practiques la respiración diafragmática, notarás que empiezas a respirar de manera más lenta y profunda desde tu estómago y no desde el pecho. Dado que una respiración más lenta y profunda no puede coexistir con una respiración ansiosa, superficial y rápida, cuando practiques la respiración diafragmática de manera activa en momentos estresantes o agobiantes reducirás tu estrés en el momento exacto en que lo necesitas.

Ryan, mi paciente del capítulo 3 (ejecutivo de la industria musical), me llamó una tarde desde Londres. Estaba aterrorizado.

—Duermo mucho mejor, hago mi caminata diaria prescrita y toco la guitarra casi todos los días. Está muy bien —me dijo—, pero sigo teniendo ansiedad en las reuniones y cuando hablo con alguien. Se supone que tengo que tratar en persona con los productores de la radio antes del programa de hoy, pero me aterra la idea. Llevo todo el día castigándome por ser débil. Antes no era así.

A través del teléfono, detecté que a Ryan le faltaba el aliento.

—Está bien, Ryan —le dije con calma—, vamos a frenar tu estrés desbocado ahora mismo. Voy a enseñarte cómo puedes superar tu respuesta de lucha o huida y dejar que tu respuesta de descanso y digestión tome el control.

—¿Cómo vas a hacer eso?

—Vamos a usar tu biología de manera que trabaje a tu favor y no en tu contra para que te sientas tranquilo en las reuniones de hoy. Te estás castigando porque tu biología en realidad está intentando protegerte.

Por teléfono, Ryan y yo practicamos juntos la respiración diafragmática. Le pedí que colocara sus manos sobre su estómago y que se asegurara de que su respiración bajaba desde el pecho hasta el estómago de manera que pudiera sentir cómo subía y bajaba este último. En aquel momento de estrés muy intenso, Ryan aprendió a activar su sistema nervioso parasimpático.

El *sistema nervioso parasimpático* conduce a la respuesta de descanso y digestión. Funciona en oposición directa al *sistema nervioso simpático*, que gobierna la vía del estrés a través de la respuesta de lucha o huida. Lo realmente útil es que estos dos sistemas se excluyen mutuamente; no pueden estar activos al mismo tiempo. Cuando domina el sistema simpático, sientes los efectos del estrés intenso. Cuando el sistema parasimpático es el dominante, te sientes tranquilo. Es un efecto sube y baja porque ambos trabajan en tándem. Y los efectos de cada sistema son casi inmediatos.

Ryan y yo hicimos una serie de respiraciones profundas juntos; después le enseñé la técnica «para-respira-sé» y le animé a utilizarla justo antes de reunirse con cada productor de la radio.

Al otro lado del teléfono, la respiración de Ryan se calmó.

—¡Qué rápido funcionó! Gracias. Lo añado a mi nueva regla del dos.

Más tarde, aquel mismo día, recibí un mensaje de Ryan en el que me decía que sus nuevas herramientas de respiración habían funcionado de maravilla y que le había ido muy bien en sus interacciones con las personas con las que tenía que reunirse aquel día.

Como en el caso de Ryan, tu estrés disminuirá gradualmente con el tiempo mediante las estrategias de este libro. El estrés es como una tetera cuya válvula puedes abrir, y dejar que tu cerebro y tu cuerpo liberen poco a poco la acumulación de tensión. Abrir esa válvula terapéutica reduce de forma natural la respuesta de lucha o huida de tu sistema nervioso simpático.

El trato directo con el sistema nervioso simpático puede llevar un tiempo. Estas técnicas de respiración funcionan rápidamente porque saltan por encima del sistema simpático y actúan directamente sobre la actividad del sistema parasimpático. Así, te ayudan a sentirte más tranquilo, más presente y menos estresado casi de inmediato, sobre todo cuando sientes los efectos negativos de tu respuesta de estrés desadaptativo. Estas técnicas de respiración pueden calmar a tu canario de manera provisional, mientras que el resto de las técnicas de este libro te ayudan a silenciarlo para siempre.

Respiración 4-7-8

Cuando hayas practicado la técnica de la respiración diafragmática, podrás aprender una técnica de respiración más avanzada, llamada *respiración 4-7-8*.[4] Yo enseño esta técnica a mis pacientes y también la utilizo en mi vida personal. Resulta más eficaz en caso de problemas para conciliar o mantener el sueño. Conviene hacerla acostado, porque como principiante podrías sentirte un poco mareado si la realizas en posición vertical.

Sigue las mismas pautas que para la respiración diafragmática simple, inhalando y exhalando de manera lenta y profunda:

1. Coloca una mano (la que quieras) sobre tu estómago y la otra sobre el pecho. Siente cómo sube y baja tu estómago con la respiración.
2. Inhala profundamente por la nariz mientras cuentas hasta cuatro poco a poco.
3. A continuación, aguanta la respiración contando lentamente hasta siete.
4. Por último, exhala por la nariz o por la boca contando poco a poco hasta ocho.
5. Repite este ciclo respiratorio dos o tres veces. A continuación, haz una pausa y respira con tu patrón respiratorio natural.
6. Una vez que hayas descansado y recalibrado, vuelve a practicar dos o tres ciclos más de la técnica de respiración 4-7-8.

Muchos de mis pacientes afirman que esta es una de las ayudas para conciliar el sueño más eficaces que conocen. El motivo por el que la técnica de respiración 4-7-8 es tan efectiva es que se basa en la conexión mente-cuerpo-respiración. Cuando practicas esta técnica de respiración, o incluso la respiración diafragmática simple, activas tu sistema nervioso parasimpático de manera intencionada, y eso tiene un efecto directo en la desactivación del sistema nervioso simpático. Esta es la razón por la que técnicas como la respiración diafragmática y la respiración 4-7-8 resultan tan eficaces para resetear tu estrés desde dentro.

Respiración centrada en el corazón

Otra técnica de respiración que puede ayudarte cuando te sientes agotado es la respiración centrada en el corazón. Desde el punto de vista fisiológico, su funcionamiento es similar al de las otras dos técnicas. Sin embargo, el hecho de colocar una mano sobre el corazón te puede aportar una sensación de autoconsuelo en momentos de especial tristeza o desánimo:

1. Coloca una mano sobre el corazón (la que quieras) y la otra sobre el estómago. Siente cómo sube y baja tu estómago con la respiración.
2. Inhala por la nariz mientras cuentas lentamente hasta cuatro.
3. Exhala por la nariz o la boca mientras cuentas lentamente hasta siete.
4. Repite durante varios ciclos respiratorios hasta que te tranquilices.

Cuando enseño esta técnica a los pacientes en la clínica, me dicen que los ayuda a sentirse más conectados consigo mismos en el momento, con un sentido más desarrollado de la autocompasión. Puedes probarla durante momentos emocionalmente agotadores para ver cómo te ayuda a afrontar la situación y a tranquilizarte.

Independientemente de la técnica de respiración que utilices, tu respiración puede ser una poderosa herramienta para activar e influir en la conexión mente-cuerpo y vivir con menos estrés y más resiliencia.

Mientras aprendía estas técnicas de respiración, llegué a apreciar esta cita del maestro espiritual Eckhart Tolle, que describe como nadie el impacto que puede tener la respiración en tu estado emocional: «Toma conciencia de tu respiración tantas veces como te sea posible, cada vez que recuerdes hacerlo. Hazlo durante un año y será un medio de transformación mucho más poderoso que asistir a todos esos cursos y es gratis».[5]

Tomar conciencia de tu respiración en diferentes momentos del día puede actuar como un magnífico recordatorio de la conexión entre la respiración y el estado mental. Durante la jornada, tómate unos segundos para prestar atención a tu respiración sin interferir en ella. Sé el observador. Percibe dónde sientes la respiración (en las fosas nasales, en el pecho o en el estómago). Observa cómo entra y sale de tu cuerpo con una cadencia específica. Ese es el ritmo natural de tu respiración. El hecho de familiarizarte con tu patrón respiratorio natural contribuye a estimular tu conexión mente-cuerpo para que entre en acción.

Empieza por incorporar estas cuatro técnicas («para-respira-sé», respiración diafragmática, respiración 4-7-8 y respiración centrada en el corazón) a tu vida diaria cuando lo necesites. Al principio, mientras aprendía a practicar estos métodos, ponía notas adhesivas con las palabras «para-respira-sé» en la pantalla de la computadora del trabajo, en el soporte del cepillo de dientes, en la lavadora y en la tetera eléctrica de la cocina. Representan cuatro momentos cotidianos en los que es posible aprovechar la conexión mente-cuerpo para reconfigurar el cerebro y reducir el estrés. Cuando empieces a prestar atención a la conexión mente-cuerpo-respiración, empezarás a sentirte mejor.

Centrarte a través de tu respiración en los momentos de agitación y estrés te ayuda a ralentizar la cascada de estrés y a permanecer presente y lúcido en el momento. La sensación de presencia en el aquí y el ahora, independientemente de las circunstancias, es la razón de ser de una conexión mente-cuerpo sólida.

EL MOVIMIENTO RELAJA EL CEREBRO ESTRESADO

¿Recuerdas a mi paciente Miles (del capítulo 1), el director de una división de *software que ignoraba* su estrés y vino a verme solo por la insistencia de su mujer? Seis meses después, regresó a mi consultorio. Y en aquella ocasión acudió con una perspectiva diferente.

Miles se había enfrentado a la realidad. Su médico le había diagnosticado recientemente hipertensión y prediabetes. Le sugirió que empezara a tomar medicación, pero ante la insistencia de Miles, el médico accedió a esperar dos meses para darle la oportunidad de empezar por introducir algunos cambios en su estilo de vida. Miles vino a verme en aquella ocasión no por una promesa a su mujer, sino por su propio deseo de acabar con la espiral de estrés.

Por supuesto, Miles no era mi primer paciente que había ignorado el impacto negativo del estrés en su vida. Asumir que se padece un estrés nocivo suele ser el último recurso para la mayoría de las personas cuando agotaron todas las demás opciones. Estamos tan adoctrinados por la cultura del esfuerzo laboral y el mito de la resiliencia que admitir que tu estrés galopante está influyendo en tu salud y empeorando tus síntomas puede parecer una derrota. Sin embargo, es un alivio renunciar a la batalla contra uno mismo, sabiendo que no hay nada que ganar a menos que realices cambios. En realidad, optar por hacer frente a tu estrés insano creciente y decidir tomar medidas, aunque nunca te hubieras imaginado en esa situación, es una señal de fortaleza.

—Mire, no puedo seguir así, cuesta abajo —me dijo Miles con voz agitada—. Necesito estar sano. Tengo una familia que cuidar, hijos que criar.

Me di cuenta de que no estaba acostumbrado a sentirse emocional o físicamente vulnerable, sobre todo porque había sido un gran deportista en la universidad.

—En un momento dado era un joven atleta de primera y al minuto siguiente soy un trabajador de mediana edad y en mala forma que se queda sin aliento después de un paseo en bici con sus hijos —me explicó Miles con incredulidad—. Todavía estoy impactado con que mi médico quiera que empiece a tomar medicación.

—No es culpa tuya, Miles —lo tranquilicé—. Nuestras vidas cotidianas están diseñadas para tenernos sentados todo el día. No estás solo en esto.

Los datos demuestran que los estadounidenses pasan sentados más horas que nunca, en algunos casos más de ocho horas al día.[6] * Aunque estar sentado parece algo pasivo e inofensivo, puede tener consecuencias reales para la salud y el bienestar. Un estudio con casi ochocientas mil personas reveló que las que pasaban más tiempo sentadas tenían un riesgo 112 % superior de padecer diabetes, un 147 % más de cardiopatías, un 90 % más de muerte por enfermedad cardiaca y un 50 % más de riesgo de muerte en general.[7]

Si has oído la expresión «estar sentado es el nuevo fumar», estos hallazgos demuestran por qué. Estar demasiado tiempo sentado puede ser un riesgo para la salud física, pero también puede ser perjudicial para la salud mental. Los investigadores han descubierto una relación entre estar sentado mucho tiempo y el estado de ánimo. Varios estudios evidencian una estrecha relación entre el exceso de tiempo sentados y un mayor riesgo de sufrir ansiedad y depresión.[8] «Estar sentado es una conducta perjudicial —señalan los investigadores—. Es algo que hacemos continuamente sin pensar en ello».[9]

Miles reflexionó sobre su horario diario.

—Tiene razón. Me paso el día sentado en el trabajo. Después me siento en el sofá unas horas por la noche. Ni siquiera tengo que levantarme para apagar una luz o bajar la calefacción. ¡Lo puedo hacer todo desde el celular! ¡Diablos!

---

* Según una investigación de 2023 del Instituto Nacional de Estadística, sin tener en cuenta las horas de sueño, los españoles pasamos aproximadamente cinco horas y media al día sentados en promedio. Véase <https://www.revistagq.com/articulo/cuanto-ejercicio-debemos-hacer-para-compensar-el-pasar-todo-el-dia-sentados>. *[N. de la t.]*.

—Escucha, lo entiendo —le dije—. ¡A veces le mando mensajes a mi marido aunque esté en la habitación de al lado! Es mucho más rápido y requiere menos esfuerzo.

Miles se rio, pero a continuación se puso serio.

—Es que creo que el rato que estoy de pie más tiempo es en la regadera y mientras me lavo los dientes. Esto me abrió los ojos.

Miles respiró entrecortadamente y percibí que las lágrimas empezaban a empañar sus ojos.

—¿Recuerda que la última vez le conté que mi padre no faltó al trabajo ni un solo día? —preguntó—. Siempre pensé que era algo digno de admiración. Se pasaba el día sentado en su oficina y luego volvía a casa y se sentaba en su despacho. Pensaba en su trabajo continuamente y no disfrutaba de la vida. Tampoco lo vi dormir nunca. Fue ganando peso con el tiempo, como yo.

—Estas observaciones están bien, Miles. Estoy segura de que tu padre hizo lo mejor que pudo con la información que tenía en su momento. Pero ahora sabemos mucho más sobre el impacto del estrés en el cerebro y el cuerpo. Esta es tu oportunidad de hacer lo mejor que puedas con esta nueva información que tienes a tu alcance.

Miles reconoció que no podía «esperar» a ocuparse de su estrés hasta que tuviera tiempo. Había recibido una llamada de atención de su médico y sentía la urgencia de pasar a la acción y resetear su estrés.

—Supongo que tendré que contratar a un entrenador o volver al gimnasio diez horas por semana —comentó—. Va a ser duro.

—No tiene por qué —le sugerí—. Un poco de actividad puede suponer un gran cambio. Puedes empezar por tomarte un poco de tiempo cada día para salir de tu cabeza y entrar en tu cuerpo. Eso también llevará a tu mente a un lugar mejor.

Hablamos de los beneficios de la regla del dos, y la primera intervención que le prescribí fue una caminata diaria de veinte minutos. Me miró con escepticismo.

—No se ofenda, pero un paseo de veinte minutos no me va a servir de mucho. Yo era deportista. Sé lo que hace falta para perder nueve kilos. Además, no es tan fácil sacar veinte minutos libres cada día.

—¿Miras LinkedIn todos los días? —le pregunté.

Me dijo que se pasaba unos veinte minutos en LinkedIn varias veces al día por su trabajo, buscando nuevos candidatos graduados en Ingeniería para contratarlos.

Le sugerí un intercambio equitativo:

—Sustituye una sesión de LinkedIn por un paseo.

Miles se encogió de hombros y sonrió.

—Está bien, lo haré porque me lo pide, pero no va a servir de nada.

—Sería más estresante para ti hacer un gran cambio de estilo de vida de repente —le expliqué—. Empecemos con dos pequeños cambios graduales que acabarán siendo más eficaces y sostenibles. Caminar es el primero.

UN POCO DA PARA MUCHO

Como muchos de mis pacientes, Miles creía que solo las sesiones largas de ejercicio intenso podían mejorar su salud. Con poco tiempo libre para dedicarlo al ejercicio, Miles acabó renunciando por completo a la actividad física aun sabiendo lo importante que era para su salud.

Miles no es el único que opta por este pensamiento de todo o nada. Aunque el 75 % de las personas creen que el ejercicio es importante para mejorar la salud, solo el 30 % realiza la cantidad recomendada.[10] Esta brecha no tiene nada que ver con el conocimiento, sino con la acción.

Todos conocemos a uno o dos fanáticos de la actividad física, pero a la mayoría nos cuesta hacer ejercicio con regularidad. La mayoría de nosotros tememos hacerlo. Crear el hábito del ejercicio físico es una tarea complicada. Cuando estás agotado por el estrés, parece que requiere un esfuerzo hercúleo. Si superas la inercia y te pones los tenis, podrías tener que enfrentarte a la molestia física y mental de empezar. Es posible que te duelan los músculos que permanecieron inactivos durante un tiempo. Puede que te sientas descoordinado o que te autocritiques por los movimientos de tu cuerpo. Quizá no te guste la sensación de que tienes mucho terreno que abarcar para sentir que lograste algo. Incluso a algunos de los mejores deportistas no les gusta hacer ejercicio. Muhammad Ali, que ostentó el título de campeón de los pesos pesados de boxeo durante muchos años, decía: «Odiaba cada minuto de entrenamiento. Pero me dije: "No renuncies. Sufre ahora y vive el resto de tu vida como un campeón"».

Aunque resulta tranquilizador que incluso a los deportistas de élite no les guste hacer ejercicio, la diferencia es que ellos lo hacen de todos modos. Se apoyan en la idea de que el ejercicio requiere disciplina, mientras que el resto de nosotros nos basamos en la idea de que el ejercicio requiere motivación. Lo cierto es que ningún ser humano puede estar motivado para hacer ejercicio todos los días. Casi todos los pacientes a los que les pregunto cómo llegaron a realizar ejercicio con regularidad responden lo mismo: «Los días que no quiero hacer ejercicio, pienso en cómo me sentiré cuando termine. A veces eso es lo único que me pone en marcha».

A lo largo de los años, mis pacientes han mostrado obstáculos reales y legítimos para hacer ejercicio, como la falta de tiempo, de energía y de motivación. Sin embargo, uno de los mayores obstáculos que he presenciado en mis pacientes (y en mí misma) y que nadie verbaliza, pero que todos sentimos por naturaleza, es el pensamiento de todo o nada cuando se trata de hacer una actividad física. Si no podemos darlo todo en un entrenamiento ese día, ¿para qué molestarse siquiera en intentarlo?

Nos concedemos a nosotros mismos mucho margen con otras áreas de la salud, como el sueño y la dieta, pero no dejamos espacio para la imperfección en lo que respecta al ejercicio. Imagina que abordaras el ejercicio como lo haces con el sueño. Es posible que te cueste dormir las horas suficientes, que lo retrases hasta el último minuto posible, que aceptes que no siempre va a ser genial, pero de todos modos intentas dormir algo en un espacio de veinticuatro horas. No pensarías: «No tengo tiempo para dormir ocho horas esta noche, así que ¿para qué me voy a molestar en dormir?». Aceptamos la imperfección de nuestro sueño y nos sentimos agradecidos cuando podemos dormir un poco a pesar de las dificultades. ¿Por qué no hacemos lo mismo con el ejercicio?

Gran parte de nuestro pensamiento de todo o nada respecto al ejercicio surge del tremendo valor que otorgamos a los aspectos físicos y aspiracionales del ejercicio. Esas imágenes y connotaciones de la forma física (vientres planos y cuerpos musculosos) nos parecen tan fuera de nuestro alcance, y en ocasiones incluso provocadoras, que la gente que intenta incorporar el ejercicio a su vida después de un largo paréntesis acaba desanimándose muy pronto.

Resulta lamentable que el ejercicio esté tan estrechamente ligado a la obsesión de nuestra sociedad por la pérdida de peso y la delgadez, porque los estudios demuestran que los mayores beneficios del ejercicio son la mejora de la condición física en general y el bienestar, no necesariamente la pérdida de peso. Incluso sin cambios de peso, los adultos que empiezan a hacer ejercicio pueden mejorar su riesgo de empeorar la presión arterial, el colesterol y la diabetes.[11] Los adultos con sobrepeso que empiezan a hacer ejercicio pueden reducir su riesgo de muerte prematura en un 30 % sin cambios en el peso.[12] Los beneficios del ejercicio para el cerebro y el cuerpo superan con creces los cambios en la báscula. De hecho, de los miles de pacientes a los que he asesorado para que empezaran a hacer ejercicio, a ninguno le ha motivado la promesa cosmética de estar en forma. El punto de inflexión para ellos siempre ha sido una promesa mental: las numerosas posibilidades que ofrece el ejercicio de cambiar un cerebro estresado.

Miles sintió curiosidad ante la posibilidad de una mayor capacidad mental y una mejor salud cerebral.[13]

—¿Recuerdas la analogía de la tetera? —le pregunté—. El ejercicio puede ofrecer una potente forma de liberar vapor terapéutico.

EJERCITAR EL CEREBRO ESTRESADO

El neurocientífico Paul Thompson ha estudiado miles de cerebros para entender los vínculos entre la salud cerebral, el estrés y el ejercicio. «Una teoría es que reduce el estrés —afirma—. Escaneamos [los cerebros de] personas con altos niveles de cortisol. Si estás estresado, tus niveles de cortisol pueden ser muy altos. Una de las cosas que descubrimos es que las personas con altos niveles de cortisol perdían tejido cerebral más rápido. Eso es un problema grave».[14]

Los estudios confirman los hallazgos de Thompson. El estrés crónico puede encoger el cerebro de manera prematura debido a niveles altos de cortisol de manera repetida.[15] La buena noticia es que esa reducción cerebral por un exceso de estrés es evitable y, en algunos casos, también reversible. Thompson nos ofrece esperanzas: «En cuanto sepas que es así, puedes buscar formas de reducir el cortisol. Es muy fácil. Podemos estar menos estresados si hacemos ejercicio, caminamos y nos tomamos descansos. Hay muchas maneras de cuidar el cerebro».[16]

Si el estrés reduce el tamaño del cerebro, el ejercicio puede contribuir al desarrollo de ciertas zonas cerebrales. Los estudios demuestran que la actividad física puede engrosar la corteza prefrontal, aumentar su conectividad y mejorar su función.[17] Por eso, en parte, el ejercicio puede ayudar a mejorar la capacidad de resolución de problemas, la atención, las capacidades cognitivas y la memoria.[18]

Aunque seas una persona sedentaria, como Miles, que pasa la mayor parte de su tiempo sentada ante un escritorio y conduciendo en casi todos sus desplazamientos, puedes beneficiarte de esos cambios cerebrales si haces un poco de ejercicio todos los días. En un estudio con treinta adultos, las personas que hacían ejercicio cada día tenían una corteza prefrontal más gruesa que las que no lo hacían.[19]

Otro papel importante de tu corteza prefrontal es la comunicación directa con la amígdala para ayudar a gestionar tu respuesta al estrés. Las primeras investigaciones sobre el cerebro descubrieron que el ejercicio también puede mejorar la conectividad entre la corteza prefrontal y la amígdala.[20] Con una corteza prefrontal más grande, más conectada y con un funcionamiento óptimo, el cerebro está mejor equipado para afrontar las fuentes de estrés de la vida.

Otra zona del cerebro que se desarrolla con el ejercicio es el hipocampo, responsable del aprendizaje y la memoria (véase capítulo 2). Los estudios demuestran que el ejercicio es una de las pocas intervenciones capaces de hacer crecer nuevas células cerebrales en el hipocampo, lo que tiene enormes implicaciones para el envejecimiento del cerebro.[21] De hecho, los estudios revelan que el ejercicio podría ayudar a reducir el riesgo de desarrollar la enfermedad de Alzheimer en casi un 45 %.[22]

Miles me explicó que su abuelo había muerto de alzhéimer y que empezó a revisar su memoria como prevención. Si podía hacer algo hoy para proteger mejor su cerebro del estrés y los problemas de memoria en el futuro, quería hacerlo. Los beneficios del ejercicio para el cerebro fueron su punto de inflexión.

Miles se comprometió a reservarse veinte minutos al día (solo el 1.4 % de su jornada) para desarrollar el hábito del ejercicio.

Cada vez son más los resultados científicos que demuestran que incluso unos minutos de movimiento al día pueden resultar beneficiosos para el cerebro y el cuerpo. Un estudio reveló que solo diez minutos de ejercicio suave pueden mejorar el cerebro; en otro estudio, diez minutos de caminata mejoraron el estado de ánimo.[23] Un estudio fundamental realizó un seguimiento de 25.241 personas que no hacían ejercicio durante casi siete años y descubrió que las sesiones muy cortas de ejercicio (de solo uno o dos minutos varias veces al día, como correr para tomar el autobús o subir escaleras en vez de usar el elevador) se asociaban a un descenso de un 40 % del riesgo de morir de cáncer y un 50 % de una cardiopatía.[24] Incluso un paseo ocasional por un campo de golf se asoció con una mejora de los niveles de colesterol.[25]

—¿Me está recomendando que juegue al golf todos los días? —preguntó Miles riendo. Había sido muy aficionado al golf, pero hacía años que no jugaba.

—Deberías jugar al golf siempre que tengas algo de tiempo, pero por ahora necesito que des un paseo de veinte minutos todos los días —le dije.

A continuación, le expliqué los motivos de esa prescripción.

—Este paseo tiene dos propósitos fundamentales. El primero es la condición física. Tienes que aclimatar tu cuerpo al movimiento diario.

—Supongo que sí —admitió Miles—, sobre todo porque llevo veinte años sin hacer gran cosa. Ha sido un paréntesis muy largo.

—Lo más importante, Miles, es que quiero que lo hagas por tu condición mental. Ese es el segundo propósito —le dije—. Los veinte minutos de caminata prepararán tu circuito cerebral para desarrollar un nuevo hábito y se convertirán en un trampolín para hacer más ejercicio en el futuro.

El ejercicio era importante para el cuerpo de Miles, pero también para su cerebro.

—Lo que es bueno para el cuerpo también es bueno para el cerebro —le recordé.

¿VIVES EN TU CABEZA?

La mayoría de nosotros nos pasamos el día viviendo en nuestra cabeza sin habitar realmente nuestro cuerpo. Somos personas del cuello para arriba, y por eso nos resulta tan novedoso tomar conciencia de la conexión mente-cuerpo. En momentos de estrés, esa sensación de vivir del cuello hacia arriba se puede intensificar, ya que cabe la posibilidad de que te consuman los pensamientos negativos y no prestes mucha atención a lo que le ocurre a tu cuerpo (es decir, hasta que aparece el canario con un síntoma físico persistente y te obliga a tomar conciencia de lo que está ocurriendo del cuello para abajo). Suele ser aterrador. Muchas de las sensaciones físicas que tuve cuando cantó mi canario (latidos acelerados, respiración más rápida, sonrojo) me tomaron desprevenida y me asusté porque vivía en mi cabeza y desconocía la respuesta de estrés de mi cuerpo.

Un aspecto importante del hábito de caminar a diario es que te familiariza con tu cuerpo y sus sensaciones cuando estás en calma. Muchas de las sensaciones que puedes experimentar durante una respuesta de estrés aguda, como los latidos acelerados o la respiración más rápida, también forman parte de tu fisiología normal cuando haces ejercicio. Con el hábito de caminar a diario tienes la oportunidad de acostumbrarte a esas sensaciones en un entorno controlado y previsible; así, cuando esas mismas sensaciones se producen durante un momento imprevisible y estresante, no te sorprenden tanto. Dejan de resultar tan aterradoras, lo que significa que tienes más probabilidades de actuar con entereza, utilizando las numerosas técnicas de este libro, para frenar tu respuesta de estrés en tiempo real. Un paseo diario ayuda a tu mente y a tu cuerpo a sensibilizarse con lo que tu corazón y tus pulmones pueden experimentar durante una respuesta de estrés normal.

Tu paseo diario de veinte minutos es una oportunidad perfecta para ayudarte a salir de tu cabeza y entrar en tu cuerpo.

Yo quería que Miles hiciera precisamente eso, de modo que le pedí que se abstuviera de mirar su teléfono durante el paseo. Ese paseo suponía una oportunidad de familiarizarse con sus sensaciones corporales, de disponer de un momento de pausa y reflexión dentro de su estresante y ajetreado día.

Como su atención se centraría por completo en el paseo, no se distraería hablando por teléfono con un colega o mirando un correo o un mensaje. Podría reintroducir esa posibilidad más tarde, cuando estuviera familiarizado con las sensaciones de su cuerpo al caminar y cuando sus vías cerebrales estuvieran completamente reconfiguradas para el ejercicio diario. De momento, le pregunté si se apuntaba a la experiencia de caminar sin más.

—Quiero que articules de verdad tus pies en el suelo, que sientas la tierra debajo mientras caminas —le dije—. Después quiero que te fijes en tu respiración mientras caminas. Y después pon atención a los movimientos y las sensaciones de tu cuerpo al caminar. Considéralo una especie de meditación en movimiento —añadí.

Miles se rio:

—¡Nunca he meditado! Soy incapaz de sentarme y no hacer nada. Pero siento curiosidad por eso de la meditación en movimiento. Mi mujer intentó aprender a meditar y le costó trabajo. Voy a compartir esto con ella. A lo mejor puede hacer su propia meditación en movimiento.

Si Miles hubiera rechazado la idea de caminar sin más, me habría parecido bien que contestara alguna llamada del trabajo o que escuchara música o un pódcast durante el paseo. Sin embargo, mi experiencia con los pacientes me demuestra que puede ser un terreno resbaladizo. En un momento, respondes una llamada rápida, y al siguiente estás agachado a medio camino para comprobar y responder los correos. La tecnología puede absorbernos rápidamente, incluso aunque tengamos las mejores intenciones. Así, cuando empieces con tu nuevo hábito de caminar, limita las distracciones y céntrate solo en el paseo.

Al principio, la mayoría de mis pacientes se resisten a esta sugerencia. Por supuesto, lo entiendo. Apenas nos separamos de nuestros dispositivos. Veinte minutos sin tecnología puede parecer un reto. Por eso, les sugiero que caminen sin usar sus dispositivos al menos hasta que el paseo diario se convierta en un hábito cotidiano. Al cabo de sesenta días, cuando el hábito se estableció, les digo a mis pacientes que pueden usar sus teléfonos durante sus paseos si lo desean. La mayoría responde que prefiere continuar sin el teléfono. Esos veinte minutos diarios pasan a convertirse en un valioso tiempo a solas sin distracciones. Esperan sus paseos sin dispositivos de buena forma y desean continuar haciéndolos.

TÉCNICA n.º 8. Que sean veinte

1. Busca un momento en el que puedas dar un paseo de veinte minutos y empieza a caminar. ¡Puede ser hoy mismo!
2. Mientras caminas, presta atención a tu cuerpo en movimiento. Concéntrate en la conexión de cada pie con el suelo a medida que avanzas. Sé más consciente de tu respiración. No mires el teléfono y usa los ojos únicamente para observar tu entorno, tanto el más próximo como a distancia.
3. Cuando ya estés de vuelta en casa, añade una marca a tu calendario. Observa lo tranquilo y renovado que te sientes después de tu breve meditación en movimiento. Capta esa sensación positiva y utilízala como motivación para el paseo de mañana. Continúa marcando los días en tu calendario, saboreando el logro que supone acabar con la inercia y poner tu cuerpo en movimiento.

ACABA CON LA INERCIA

En el caso de muchos de mis pacientes que llevan toda la vida sin hacer ejercicio, poner en marcha el hábito de caminar a diario supone un esfuerzo casi sobrehumano. Están agotados por el estrés y por vivir en sus cabezas. Salir de sus cabezas y entrar en sus cuerpos es lo último que desean hacer. Supone demasiado esfuerzo.

Recuerdo que, durante mi propia experiencia con el estrés, estaba tan sobrecargada de trabajo, falta de sueño y agotada físicamente que la mera idea de ir al gimnasio me provocaba una reacción negativa visceral. No es que no lo intentara. Había un gimnasio en el sótano de mi edificio y fui unas cuantas veces. Entraba y veía aquellas máquinas y cintas de correr enormes e imponentes, me veía en los espejos y me daba la vuelta para salir tal como había entrado. No había nada acogedor ni relajante en aquel ambiente intenso cuando mi cuerpo funcionaba sin fuerzas.

Mi hábito de caminar a diario fue algo casual al principio. Una tarde especialmente agradable salí del hospital después de un turno de doce horas. El aire de la calle me pareció refrescante. En lugar de ir directo a casa, tomé un camino pintoresco alrededor de mi barrio. Pasé por delante de la cafetería local y de mi pequeña tienda de abarrotes favorita, giré por la zona de restaurantes y di una vuelta por el perímetro de un parque cercano antes de entrar en mi casa.

Solo fueron diez minutos más, pero enseguida noté un cambio en mi nivel de estrés. Disfruté de la sensación de mover el cuerpo sin más, sin prisas para entregar muestras de sangre o de laboratorio de un paciente hospitalizado, sino simplemente caminar por caminar. Al día siguiente repetí y añadí cinco minutos más. Al día siguiente añadí otros cinco. Después de los tres primeros días, caminé veinte minutos todos los días de la semana siguiente. Se convirtió en una forma agradable y relajante de terminar el día. No tenía nada que ver con mis intentos de ir al gimnasio. Cuando llegaba a mi departamento después del paseo, sentía mi mente y mi cuerpo distintos, más tranquilos, menos acelerados y más presentes. Entonces no lo sabía, pero mi cerebro estaba creando una vía neuronal para los paseos. La sensación de recompensa, que se producía en mi cerebro gracias a algunas sustancias químicas como la dopamina, reforzaba esa vía. Estaba creando un reajuste del estrés con cada paseo.

Acabé con la inercia de quedarme sentada, pero no ocurrió de la noche a la mañana, sino a pasos lentos y medidos, de forma gradual. Si estás estresado, sabes muy bien que la inercia de permanecer sentado puede mantenerte estancado. Es como una fuerza gravitatoria. Quieres despegarte, pero la idea de superar la inercia para mover el cuerpo te resulta totalmente agotadora, de modo que pospones el ejercicio y sigues sentado, lo que hace que te sientas peor. Es un ciclo.

Si este es tu caso, plantéate la posibilidad de empezar poco a poco. Intenta dar una vuelta a la manzana. Si te sientes bien, camina un poco más al día siguiente. Las acciones de tomar la decisión de caminar, vestirse, salir a la calle y notar el aire fresco en la cara te ayudarán a sentirte mejor. Cuando vuelvas a casa después del paseo, no dejes de mostrarte un poco de compasión y felicítate por haber derribado el muro de la inercia. Aprende a celebrar tus victorias, grandes y pequeñas, en tu viaje con el estrés.

—¿Quieres que me dé una palmadita en la espalda después de dar un paseo? —preguntó Miles sonriendo con cara de incredulidad.

—Sí, eso quiero. Tu cerebro cambia cada vez que haces algo para resetear tu estrés. Eso es digno de celebración —reiteré.

La segunda prescripción de mi regla del dos para Miles tenía que ver con la conexión intestino-cerebro (véase más abajo) y con empezar a realizar un pequeño cambio en sus hábitos alimentarios. En lugar de comerse una dona en la sala de descanso a las diez de la mañana, le sugerí que comiera algo con proteínas, como un puñado de almendras o semillas de girasol (algo que pudiera tener listo para llevar y que fuera tan fácil como comer una dona).

Cuando Miles estaba a punto de salir de mi consultorio, ya con una mano en la perilla de la puerta, se giró y me dijo:

—Nuestra conversación me recordó algo que mi entrenador me hizo memorizar en la universidad: *«Mens sana in corpore sano»*. En latín significa «mente sana en cuerpo sano». Nos dijo que era de los Juegos Olímpicos originales de la antigua Grecia. Nos reíamos de él cuando nos obligaba a repetirlo, pero ahora tiene todo el sentido.

Miles salió de mi despacho y comenzó su paseo diario de veinte minutos, lo que contribuyó a poner en marcha su conexión mente-cuerpo.

EL PODER DE UN HÁBITO DIARIO

Miles sabía que poner en marcha un nuevo hábito de ejercicio cada día requeriría esfuerzo, pero tenía un plan infalible. Todo nuevo hábito requiere cantidades sustanciales de ancho de banda mental y capacidad mental al principio. Tu cerebro necesita tiempo para aclimatarse a los cambios que le estás pidiendo. La regla del dos y los pequeños pasos ayudan a que tu cerebro no perciba el cambio como una fuente de estrés. Cuando tu mente automatiza el nuevo hábito, este puede convertirse en algo cotidiano.

La clave para incorporar nuevos hábitos a tu vida sin sobresaltos es que sean fáciles, afirma la escritora Tara Parker-Pope. Lo describe como reducir la fricción de un nuevo hábito. La fricción tiene tres partes: tiempo, distancia y esfuerzo. Para aumentar las posibilidades de que un nuevo hábito se mantenga, es preciso reducir la fricción con la que se asocia.[26]

Miles lo había hecho con su nuevo plan, y la fricción de su nuevo hábito era casi insignificante. Al cambiar una sesión en LinkedIn por un paseo, superó la barrera del tiempo. Como no se desplazaba a un gimnasio, la distancia no era un problema. Al contrario, iba a hacer una pausa en su jornada laboral y dar un breve paseo al aire libre. Solo nos quedaba una cosa por abordar: el esfuerzo que Miles tendría que hacer cada día, por poco que fuera.

—Piensa que tu paseo diario es como lavarte los dientes —le expliqué—. Es un compromiso innegociable que adquieres contigo mismo. Lo haces tanto si te gusta como si no. No pienses si quieres o no; simplemente ponte los tenis y sal a la calle.

A casi todos los niños de Estados Unidos se les enseña desde muy pequeños a cepillarse los dientes todos los días. No es algo que decidas hacer, ni te planteas si tienes tiempo para hacerlo, y tampoco dices que te lo saltarás hoy y mañana harás un poco más. Es algo automático. Por muy pesado que te resulte lavarte los dientes, simplemente lo haces. Tomémonos un minuto para analizar cómo se consiguió desde la perspectiva de la ciencia del cerebro.

EVITAR LA FATIGA DE LA DECISIÓN

Tu circuito cerebral para cepillarte los dientes se creó en tu infancia. A menudo no pensamos en los circuitos cerebrales porque muchos se crean a una edad temprana, pero podemos aprender mucho sobre la formación de hábitos a través de este ejemplo (cómo aprendimos a cepillarnos los dientes cada día). Tus cuidadores en la infancia crearon un circuito cerebral para la higiene dental y, aunque puede ser un fastidio, continuamos con ese hábito de adultos. Un paseo diario ayuda a tu cerebro adulto a crear un circuito cerebral para la higiene de la condición física.

Cuando se empieza algo nuevo, para el cerebro resulta más sencillo hacerlo todos los días, no de vez en cuando. Así se evita la fatiga de la decisión, que puede llegar a establecerse por muy comprometido que estés al principio. Piensa en las veces que decidiste empezar una nueva rutina de ejercicio. Dices con entusiasmo que irás al gimnasio lunes, miércoles y viernes. La primera semana, surge algo el lunes, así que te dices que irás el martes y el jueves. Pero el martes vas retrasado y no puedes ir. Te comprometes a ir el miércoles, y por fin lo haces. Entonces surge algo con tu familia el jueves, después llega un fin de semana muy ajetreado, y vuelve a ser lunes. Has hecho ejercicio en total un solo día o tal vez ninguno, aunque tenías toda la intención de ir al gimnasio varias veces la primera semana. No se trata de tu limitada fuerza de voluntad; es tu biología del estrés. La misma maquinaria cerebral que impulsa la formación de nuevos hábitos impulsa el mecanismo del estrés en tu cerebro. Por tanto, cuando empieces algo nuevo, hazlo poco a poco y trata de hacerlo todos los días.

Esta es la razón por la que mi prescripción de ejercicio siempre empieza con un paseo diario de veinte minutos, porque casi todo el mundo puede hacerlo independientemente de sus obligaciones en el trabajo y en casa. Cuando hayas entrenado a tu cerebro y hayas desarrollado el circuito cerebral para el hábito del ejercicio, podrás añadir sesiones de gimnasio más intensas con la frecuencia que desees. Las vías cerebrales ya se habrán creado con el régimen diario de caminar.

CÓMO MANTENER EL HÁBITO DE CAMINAR

Cuando hayas iniciado el hábito de caminar a diario, lo más probable es que experimentes una sensación de logro, que a su vez aumentará tu entusiasmo. Déjate llevar por ese entusiasmo. Ten en cuenta, eso sí, que tu entusiasmo puede decaer al cabo de unas semanas. La pérdida del entusiasmo es una parte normal de tu biología y no la expresión de que tu hábito ya no es beneficioso para tu cerebro. De hecho, solo significa que estás entrando en una nueva fase de formación de hábitos y tu cerebro se está aclimatando.

La creación de un hábito consta de tres fases: la fase de *iniciación*, en la que comienzas el hábito; la fase de *aprendizaje*, cuando repites el hábito, y la fase de *estabilidad*, cuando el hábito pasa a ser automático. La mayoría de la gente tarda un promedio de dos meses en completar todo el proceso. También hay que tomar en cuenta los contratiempos, como días perdidos, que surgirán en el camino. Esos contratiempos forman parte del proceso de aprendizaje del cerebro. Los investigadores confirman que «perder una oportunidad ocasional de realizar la conducta no perjudicó gravemente el proceso de formación de hábitos [...], pero las expectativas poco realistas sobre la duración del proceso de formación del hábito pueden llevarte a abandonarlo durante la fase de aprendizaje».[27] Confía en el proceso y deja que tu cerebro se tome los dos meses completos para consolidar su nueva vía neuronal. Incluso el cerebro necesita un poco de compasión de nuestra parte mientras se esfuerza por crear un nuevo hábito. La ciencia es clara al respecto: crear un nuevo hábito, ya sea tu paseo diario o cualquier otra técnica de este libro, es una cuestión de progreso, no de perfección.

Cuando Miles acudió a su cita de seguimiento, un mes más tarde, revisamos el calendario con las marcas que indicaban cuántos días había salido a caminar el mes anterior. Para su sorpresa, ¡había caminado veintiocho de los treinta días de ese mes! Estaba en el camino correcto para crear un hábito de ejercicio. Hubo días en los que le resultó difícil dar el paseo diario de veinte minutos, pero en esos casos programaba una reunión en movimiento con un colega o daba el paseo después de cenar. Esos días seguían contando para marcarlos en el calendario. El seguimiento diario de su progreso también le aportaba una sensación de logro y realización, lo que aumentaba su motivación para continuar con su hábito del paseo diario.

—No puedo creer que este pequeño paseo haya cambiado tanto las cosas —me dijo Miles—. Disfruto del aire fresco, observo las hojas que cambian de color. Creo que nunca me había fijado en el paso de las estaciones. Me siento más animado, y ya puedo decir que mi mente se siente más despejada desde que cambié la dona del mediodía por un puñado de almendras o nueces. No me lo esperaba.

—Entonces, aunque sean pequeños cambios sencillos, están suponiendo una gran diferencia —señalé.

—De verdad que sí. Ahora no quiero perdérmelo. Necesito caminar todos los días como sea. Incluso mi ayudante me recuerda que salga a dar mi paseo. Y mi hijo pequeño me pone una bolsita de almendras en mi maletín cada mañana y una en su lonchera. Así que él también está aprendiendo un buen hábito diario.

Miles estaba en proceso de crear un nuevo circuito cerebral de movimiento diario y pronto su cerebro y su cuerpo cosecharían todos los beneficios.

Gracias a sus paseos diarios, su estrés mejoró, y también su sueño y su energía. Con el tiempo, añadió tres sesiones de gimnasio por semana y más cambios en su dieta. Cuando visitó a su médico para un seguimiento, cuatro meses después, su presión arterial había vuelto a la normalidad. Seguía siendo prediabético, pero en lugar de empezar a tomar medicación de inmediato, el médico acordó hacerle otro análisis de sangre en un mes y valorar entonces la necesidad de medicación. Miles estaba decidido a seguir progresando.

INTRODUCIR EL MOVIMIENTO EN TU VIDA

Yo también era de las que no hacían ejercicio, pero una conversación con una mujer de 92 años durante mi lucha contra el estrés me hizo cambiar de actitud al respecto. Me encontraba de viaje en Darjeeling (India), a los pies del Himalaya. Yo no practicaba senderismo, ni siquiera caminaba habitualmente, así que me equipé con lo más novedoso (chamarra, botas y mochila nuevas) pensando que me iría bien. El primer día, mientras avanzaba con dificultad por un sendero, una mujer mayor pasó a mi lado vestida únicamente con un sari, un suéter de lana y unas chanclas con calcetines.

Más tarde la vi en la ciudad, en su puesto de tianguis.

—¡Me acuerdo de usted! —le dije.

Me había rebasado como un rayo en la ruta de senderismo porque llegaba tarde para abrir su puesto. Tenía su pequeño negocio desde hacía cincuenta años.

Le pregunté cuál era su secreto para estar tan ágil física y mentalmente a su edad.

—No necesitas eso —me dijo, señalando mi ropa y mi equipo de alta tecnología—. ¡Solo necesitas esto! —se señaló la cabeza—. ¡Con esto puedes ir a cualquier parte!

Desde aquel día, cada vez que se me ocurren un millón de excusas para no hacer ejercicio, me acuerdo de las chanclas de la anciana y de su buena condición mental.

Mis excusas no valen nada.

En su libro de 2008 *El secreto de las zonas azules: comer y vivir como la gente más sana del mundo*, Dan Buettner describe los hábitos diarios de las personas más longevas del mundo. En cuanto al ejercicio, podemos extraer una gran lección: esas personas no realizan sesiones intensas en las que se suda mucho. Simplemente, incorporan el ejercicio de baja intensidad a su vida cotidiana.

Teniendo en cuenta lo que sabemos ahora sobre cómo nos incita la vida moderna a permanecer sentados la mayor parte del tiempo y cómo un poco de movimiento diario tiene un gran impacto en el cerebro y el cuerpo, plantéate el modo de incorporar alguna forma de ejercicio a tu vida sin que te suponga un inconveniente. ¿Cómo puedes introducir un poco de esa energía sabia de los mayores en tu día a día, a partir de mañana mismo? En lugar de estacionarte cerca de la entrada de un edificio, deja el coche un poco más lejos y camina un poco. En lugar de subir uno o dos pisos en elevador, utiliza las escaleras. Si tu parada de metro o autobús está cerca de casa o del trabajo, bájate una parada antes y haz el resto del trayecto caminando. Estas son algunas de las oportunidades cotidianas que pueden ayudarte a convertir el movimiento en un hábito. Esos pequeños momentos son propicios para un reajuste que te acercará literalmente un paso más a la reducción del estrés y al aumento de tu resiliencia. No importa si tu catalizador para empezar a moverte más es el estrés, la ansiedad, la salud cardiaca o la longevidad: deja que te inspire para avanzar mientras te mueves.

Cuando te plantees el modo de incorporar el ejercicio a tu vida, piensa en este dicho de otro sabio anciano, el filósofo chino Lao-Tse: «Haz las cosas difíciles mientras son fáciles y haz las grandes cosas mientras son pequeñas. Un viaje de mil millas comienza con un solo paso».

LA CONEXIÓN INTESTINO-CEREBRO

El ejercicio es una forma reconocida de resetear tu estrés activando la conexión mente-cuerpo. Una forma menos conocida consiste en activar la *conexión intestino-cerebro*. Si nunca has oído hablar de ella, no eres el único. Se trata de un concepto científico relativamente nuevo; incluso la comunidad médica está empezando a entender el alcance de esta conexión para la salud mental y física. Hasta ahora, lo que sabemos definitivamente es que el intestino no funciona únicamente para sostener tu digestión, sino que interviene en muchos otros procesos corporales, como el estado de ánimo, la salud mental e incluso el estrés. En este contexto, con el término *intestino* nos referimos al intestino delgado y al grueso, porque ahí es donde se produce gran parte de la conexión intestino-cerebro.

Aunque sea la primera vez que oyes hablar de la ciencia de la conexión intestino-cerebro, no será la primera vez que sientas sus efectos en tu cuerpo. Llevas décadas utilizando su terminología. Si alguna vez has tenido el estómago en la boca, un agujero en el estómago, una sensación visceral o mariposas en el estómago, ya has experimentado tu conexión intestino-cerebro de seguro.

La conexión intestino-cerebro puede influir en el estrés porque estos dos órganos están estrechamente ligados a través de una red de información en dos direcciones. La ciencia se refiere en ocasiones al intestino como el segundo cerebro porque es sensible al estado emocional. Alberga el segundo mayor conjunto de células nerviosas, o neuronas, del cuerpo, superado únicamente por el cerebro.[28] Tu cerebro envía señales descendentes a tu intestino, y este envía señales ascendentes al cerebro; es lo que se conoce como *comunicación cruzada*.[29] Esa comunicación entre el intestino y el cerebro actúa como un operador telefónico que los mantiene conectados, y está implicada en una amplia gama de enfermedades físicas y mentales, desde la diabetes y la enfermedad de Parkinson hasta la ansiedad y la depresión.[30] Resulta que la comunicación intestino-cerebro también puede influir en la respuesta de estrés.

Raina me explicó que tenía lo que ella llamaba «un estómago nervioso».

—El día antes de una presentación en el trabajo, tengo dolor de estómago, náuseas y la necesidad de ir al baño muchas veces. Me olvido de que me pasa esto y me convenzo de que es un virus estomacal. Pero siempre es estrés porque, cuando termino la presentación, ¡mis síntomas desaparecen!

Para muchas personas como Raina, los síntomas de su canario se manifiestan a través de su conexión intestino-cerebro en forma de náuseas, dolor de estómago, indigestión, hinchazón o cambios en el apetito y el tránsito intestinal. Si experimentas alguno de estos síntomas en momentos de estrés, es posible que tú también hayas ignorado a tu canario.

Raina sabía que el patrón de sus síntomas estomacales nerviosos estaba relacionado con el estrés, pero no sabía qué hacer al respecto.

—Intento gestionar mejor el tiempo y relajarme la noche antes de una presentación, pero no consigo deshacerme de los síntomas. Es muy incómodo —admitió.

Por desgracia, muchas personas como Raina, que sufren un desequilibrio en su conexión intestino-cerebro, intentan tolerar ese malestar en soledad y sufrir en silencio en lugar de buscar atención médica. Si sospechas que tus síntomas podrían estar relacionados con el estrés, es importante que acudas al médico para asegurarte de que no se deben a una enfermedad subyacente. Aunque sospeches que tus problemas estomacales no se deben al estrés, la comunicación sincera con tu médico es fundamental. Cada vez hay más conciencia de la conexión intestino-cerebro en la atención médica convencional, y muchos consultorios tienen vínculos con psicólogos expertos en este campo. Tu médico puede ayudarte a moverte por el complejo sistema sanitario para conseguir el apoyo y los recursos que necesitas para curarte, independientemente de la razón subyacente.

Cuando Raina vino a mi consultorio, ya había visitado a su médico de cabecera, que la había derivado a un gastroenterólogo. Después de una revisión exhaustiva, Raina fue diagnosticada con el síndrome de intestino irritable (SII). Empezó el tratamiento con distintos especialistas. Además, su médico le sugirió que mejorara su gestión del estrés.

—Entiendo que el estrés empeora mis síntomas, pero los días de *spa* no ayudan —dijo Raina furiosa—. Tengo que encontrar la manera de reducir el estrés en mi cuerpo.

Comprendí la lucha de Raina contra el estrés y empaticé con ella mientras recordaba la bienintencionada sugerencia de mi médico de «relajarme más».

Raina había intentado, sin éxito, controlar su estrés por su cuenta. Vino a mi consultorio con la esperanza de conseguir un plan concreto que la ayudara a responder a las advertencias de su canario. Estaba haciendo lo que hace la mayoría de la gente cuando reconoce a su canario. Gestionaba su estrés a corto plazo el día antes de una presentación, pero después volvía a su rutina normal cuando el episodio de estrés agudo finalizaba. Y esa rutina normal consistía en trasnochar, comer de manera desordenada y tomarse media botella de vino todas las noches para relajarse.

—Es estupendo que modifiques tu rutina cuando tu estrés se agudiza —le dije para tranquilizarla—, pero nuestro objetivo juntas es prevenir, o al menos minimizar, la frecuencia de los brotes.

Raina estaba atrapada en un ciclo habitual. Su estrés estallaba a corto plazo, lo que la obligaba a dedicar toda su atención a controlarlo. Cuando la etapa de estrés agudo terminaba, no prestaba mucha atención al canto de su canario o a la influencia de sus hábitos diarios en su estrés. Pasaba un mes y todo iba bien. Después, cuando se acercaba inevitablemente otra presentación (que era el desencadenante del estrés de Raina), su canario volvía a encender la alarma.

Raina necesitaba ayuda para romper el ciclo del estrés.

—Controlar el estrés es un camino largo —le expliqué—. Vamos a centrarnos en introducir pequeños cambios sostenibles, de dos en dos, para que puedas hacerlos todos los días, no solo antes de una gran presentación.

El objetivo de la regla del dos de Raina consistió en liberar de manera lenta y progresiva un poco del vapor terapéutico acumulado de su tetera del estrés. Acordamos dos intervenciones fundamentales: en primer lugar, proteger su sueño acostándose más temprano y, en segundo lugar, hacer un hueco para un paseo diario de reseteo de veinte minutos.

Además de nuestras dos intervenciones, Raina accedió a empezar con acupuntura, que resulta útil para el SII y otros trastornos relacionados con la conexión intestino-cerebro, como demuestran los estudios.[31] También iba a empezar a tomar psicoterapia, como le había recetado su médico de cabecera. La animé a discutir con su terapeuta su posible dependencia del alcohol.

—Creo que podrías estar automedicándote con alcohol —le sugerí—. Es algo que suelen hacer las personas con mucho estrés.

—El vino me ayuda a sobrellevar mejor el estrés —admitió—. Pero no me permite alcanzar mis objetivos con el estrés a largo plazo. De verdad me gustaría averiguar cómo dejar de beber todos los días.

Automedicarse con alcohol es un fenómeno común, sobre todo entre personas muy estresadas.[32] Ser consciente de ello y buscar ayuda profesional son los primeros pasos críticos e importantes. Felicité a Raina por su voluntad de explorar sus estrategias de afrontamiento y por su disposición a cambiar de vida.

En los tres primeros meses de su plan de tratamiento completo con su equipo de médicos, además de poner en práctica su regla del dos, sus síntomas vinculados a la conexión intestino-cerebro mejoraron muchísimo. Cuando empezó a prestar atención a las advertencias de su canario y a introducir cambios que apoyaban sus objetivos de gestión del estrés a largo plazo, su canario se calmó. ¡No había duda de que el canario de Raina había sido su intestino!

Investigadores de todo el mundo están tratando de entender cómo funciona la conexión intestino-cerebro para determinar las diferentes terapias que beneficiarían a pacientes como Raina. «Nuestros dos cerebros "hablan" entre ellos», afirma Jay Pasricha, médico del Johns Hopkins que estudia los fundamentos de la conexión intestino-cerebro. «Así que las terapias que ayudan a uno podrían ayudar al otro. [...] Las intervenciones psicológicas [como la terapia] también pueden "mejorar las comunicaciones" entre el gran cerebro y el cerebro de nuestro intestino».[33]

EL INTESTINO COMO PUERTA PARA GESTIONAR EL ESTRÉS

Este creciente conjunto de investigaciones sugieren que el intestino pronto podría considerarse una potente puerta de entrada para gestionar el estrés. Uno de mis primeros mentores decía a menudo: «¿Por qué magnificamos el cerebro cuando se trata del estrés? ¡Tenemos que prestar más atención al intestino, porque sabemos que es ahí donde pueden ocurrir cosas!».

Mi profesor se refería al hecho de que el 95 % de la serotonina del cuerpo se encuentra en el intestino, y hay de tres a cinco veces más receptores de serotonina en el intestino que en el cerebro.[34] La serotonina es una sustancia química cerebral, también conocida como neurotransmisor, y en parte es responsable de controlar tu estado de ánimo. Es probable que hayas oído hablar de la serotonina en el contexto de la famosa clase de fármacos llamados inhibidores selectivos de la recaptación de serotonina (ISRS), como el Prozac, que se utilizan para mejorar el estado de ánimo y tratar la depresión. ¿No es interesante que nos refiramos a la serotonina como una sustancia química del cerebro cuando la mayor parte se encuentra en el intestino? ¡Es cierto que el intestino es el segundo cerebro!

Entender cómo podemos influir en la conexión intestino-cerebro puede ser una herramienta útil para ayudarnos a minimizar el estrés. Conviene saber cómo puede afectar el estrés a la conexión intestino-cerebro, y viceversa.

El intestino alberga el mayor microecosistema de bacterias saludables y otros organismos del cuerpo, llamado *microbioma*.[35] Este microbioma actúa como intermediario clave en el canal de información y la conversación cruzada entre el intestino y el cerebro. Aunque estas bacterias saludables viven en el intestino, intervienen en numerosas funciones del cuerpo, además de la digestión: por ejemplo, en la inmunidad, la regulación del estado de ánimo y la gestión del estrés, entre muchas otras.

Del mismo modo que el cerebro cambia y responde a los estímulos a través de la neuroplasticidad, el microbioma intestinal también puede alterar sus funciones en relación con lo que ocurre en el cuerpo. En el microbioma intestinal influyen diversos factores, como la edad, las enfermedades recientes, los medicamentos y, sobre todo, el estrés. Los periodos de estrés crónico prolongado pueden afectar al microbioma, generando cambios en su estructura y en su composición que lo debilitan.[36] Aunque tu microbioma intestinal se fortalece con muchas de las estrategias incluidas en este libro, como dormir mejor, reducir el estrés y hacer más ejercicio, se puede agotar a través de conductas como fumar, beber demasiado alcohol, no hacer suficiente ejercicio y la falta de sueño.

Estudios recientes demuestran que dentro de estos billones de organismos sanos que componen el microbioma intestinal hay bacterias específicas cuya única función consiste en regular el estado de ánimo. Este subconjunto de bacterias del microbioma intestinal se denomina *psicobioma*, y es la base de la conexión intestino-cerebro en lo que respecta a la salud mental.[37] Los científicos trabajan para descubrir cómo funciona exactamente el psicobioma para influir en nuestros pensamientos y sentimientos.

«Lo que probablemente ocurre es que nuestro cerebro y nuestro intestino están en constante comunicación», afirma John Cryan, investigador científico que estudia los medicamentos dirigidos al psicobioma. Gerald Clark, su colega, añade: «Será importante comprender mejor y con mayor precisión los mecanismos que intervienen».[38]

Aunque la ciencia sobre el modo de influir específicamente en el psicobioma es muy nueva, tenemos suficientes datos para sugerir que el microbioma general puede recibir la influencia de los hábitos y las conductas del mismo modo que el cerebro se ve influido por los actos cotidianos a través de la neuroplasticidad. Puedes fortalecer tu microbioma general de manera activa para resetear tu estrés y revertir tu *burnout* a través de las técnicas que ya describí y las que explicaré en los siguientes capítulos. De la misma manera que cada técnica puede actuar como un reajuste para tu cerebro y tu estrés, estas técnicas también pueden ser útiles para restablecer la salud de tu microbioma intestinal.

Además de utilizar tus conductas diarias para influir en tu conexión intestino-cerebro, el microbioma es sensible a lo que comes. Los estudios demuestran que ciertos alimentos pueden influir directamente en el microbioma.[39] De hecho, el campo emergente de la *psiquiatría nutricional* se centra principalmente en el efecto de los alimentos en la salud mental, y sus fundamentos se basan en la conexión intestino-cerebro.[40]

La psiquiatría nutricional puede guiarte en la elección de alimentos que mejorarán tu estrés. Lo veremos en la siguiente sección, pero tu experiencia cotidiana probablemente ya te habrá enseñado algo valioso sobre la interacción entre el estrés y la comida.

Por ejemplo, es probable que hayas notado que el estrés te empuja a elegir ciertos alimentos y no otros. Muchas personas estresadas optan por alimentos ricos en grasa o en azúcar. Este fenómeno se conoce como *comer por estrés* o *alimentación emocional*, y es muy común. Pongamos el pastel de chocolate, las papas fritas, el bote de helado y las donas. O, en mi caso, los nachos, que se han convertido en mi placer culpable en momentos de estrés (no hablo de una ración de once nachos).

Durante las épocas de estrés, mis pacientes dicen que sienten como si no tuvieran fuerza de voluntad para resistirse a esos alimentos. Vemos anuncios en la tele que nos envían mensajes potentes de que los momentos despreocupados y relajados vienen acompañados de una bolsa de papas fritas, una lata de refresco o un helado. No se ve a mucha gente en los anuncios pregonando los beneficios de una vida mejor con una bolsa de espinacas *baby*, ¿verdad?

Sin embargo, existe una razón todavía más profunda para nuestros antojos de azúcar, sal y grasa que es anterior a la televisión; se remonta a ese pequeño cerebro de lagarto que tenemos desde nuestros días de cavernícolas. Durante los periodos de estrés, el cerebro está programado biológicamente para desear alimentos con mucha grasa y azúcar porque son los más ricos en calorías. Como hemos visto, cuando la amígdala (esa pequeña parte reptiliana de nuestro cerebro) se activa con el estrés, nos centramos en la supervivencia. En el más literal de los sentidos, las calorías equivalen a supervivencia. Tu cerebro reptiliano no distingue entre el estrés causado por el pago de las facturas y el que te provoca el hambre, por lo que será mejor que aumentes las reservas de energía de tu cuerpo mientras puedas.

Cuando buscas comida que te reconforta, es porque tu cerebro está respondiendo a tus señales internas. Sin embargo, en lugar de reprenderte (como hacemos muchos de nosotros), empieza por dedicarte un poco de autocompasión y hazte esta pregunta planteada por Deepak Chopra: «¿De qué tengo hambre en realidad?».[41] Puede que sea de más descanso, de certeza sobre el futuro o de más conexión. Intenta darte *eso* que te falta.

¿DE QUÉ TIENES HAMBRE?

—Me las he ido arreglando cada día con el apoyo emocional de mis amigos —me explicó Lauren, mi nueva paciente. A continuación, hizo una pausa, se rio un poco y añadió—: Y con un montón de pastel de chocolate.

A sus 49 años, Lauren llevaba 22 años en una intensa carrera a tiempo completo como trabajadora social. Fuera de su trabajo, Lauren tenía las actividades y las preocupaciones constantes de sus dos hijas adolescentes, que empezaban a tratar de ser más independientes, y un marido que dedicaba muchas horas a su concesionaria de coches. Los padres de Lauren se mudaron cerca cuando las niñas eran pequeñas para echarle una mano, pero ahora tenían problemas de salud y dependían de la ayuda de su hija.

—La ansiedad no es nueva para mí —me dijo—. Hace unos siete años que voy a terapia. Pero lo de comer por estrés ya es otro nivel. ¡He engordado casi nueve kilos en dos años! Lo de recurrir al pastel de chocolate me está saliendo caro.

Aunque Lauren intentaba explicar su situación de manera desenfadada, la forma en que se retorcía las manos en su regazo me transmitía que la estaba pasando realmente mal.

Cuando le pedí que describiera su patrón de alimentación emocional, me explicó:

—Empezó como un capricho ocasional antes de acostarme. Pero ahora no puedo dejar pasar un día sin comer pastel de chocolate. Y lo peor es que lo hago justo antes de acostarme, y las porciones han ido aumentando de tamaño con el tiempo. —Lauren se sonrojó avergonzada—. Soy débil. Parece que soy incapaz de poner fin a este mal hábito.

—En primer lugar, de débil no tienes nada, Lauren —le aseguré—. Tienes sobrecarga de trabajo, una carrera intensa y seres queridos que dependen de ti, así que tiene todo el sentido que comas como una forma de hacer frente a todas esas fuentes de estrés en tu vida.

Lauren intervino:

—Pero mis circunstancias no van a cambiar en un futuro próximo. Entonces, ¿qué?

—Tienes razón —le dije—. Tu estrés crónico no va a desaparecer por arte de magia, y por eso vamos a empezar con la regla del dos.

Como primer paso, Lauren se comprometió a realizar un programa de ejercicio diario, empezando con un paseo rápido de veinte minutos todos los días. En su caso, el ejercicio tenía dos propósitos: influir de manera directa en su ansiedad y su estrés a través de los mecanismos cerebrales que ya hemos visto y, de manera indirecta, en su corteza prefrontal (la parte del cerebro responsable de los antojos). Los estudios demuestran que el aumento de la actividad en la corteza prefrontal puede ayudar a minimizar los antojos, y el ejercicio podría contribuir a modular esa vía.[42]

En un estudio con 51 mujeres se descubrió que un paseo enérgico de veinte minutos a una velocidad promedio de 5.5 kilómetros por hora ayudó a controlar los antojos de papas fritas y chocolate, lo que se tradujo en un menor consumo de esos alimentos. Los investigadores afirmaron que sus hallazgos «demostraron que una sesión de ejercicio aeróbico moderado es capaz de aumentar el control inhibitorio [por parte del cerebro] y mejorar la elección dietética [por parte del individuo]».[43] Este estudio, junto con otros muchos, demuestra que el ejercicio no solo ayuda al cuerpo a gestionar el estrés, sino que también puede ser un potente motor para cambiar tu relación con los antojos durante los episodios de estrés.

La segunda parte de la regla del dos de Lauren consistió en empezar a llevar un registro de comidas. El hecho de realizar un seguimiento de lo que comes y cuándo lo comes puede tener un profundo efecto en la toma de conciencia de las cantidades que ingieres. Se ha demostrado que es una de las herramientas más eficaces para el control de peso. Con su reciente aumento de peso, Lauren estaba ansiosa por empezar a controlar mejor su alimentación en general y su dosis de pastel de chocolate en particular, pero le costaba mucho hacerlo sola. Un registro de comidas le ayudaría a entender sus patrones de alimentación, y tomar conciencia de las situaciones es siempre el primer paso para cambiar.

Para mostrar a Lauren lo poderoso que puede ser un registro de comidas, compartí con ella los resultados de un estudio de referencia que demostró que el registro de comidas duplica la pérdida de peso.[44] De los 1685 participantes, los que llevaron un registro de su dieta perdieron más del doble de peso que los que no lo hicieron. El sencillo acto de anotar lo que se come a lo largo del día puede tener un gran impacto.

Esos resultados animaron a Lauren. Estaba dispuesta a realizar un seguimiento de lo que comía y, dado que no influía en su ansiedad previa, lo incluimos en su regla del dos. También hablamos de cómo podría cambiar el pastel de chocolate por alimentos más ricos en nutrientes y menos calóricos cuando sintiera la necesidad de comer algo antes de acostarse. Aceptó probar la manzana con crema de cacahuate.

—Necesitaré el dulzor y el crujiente de las manzanas con la textura cremosa y apetitosa de la crema de cacahuate —comentó.

Esta regla del dos para Lauren se basaba en la premisa de que ayudarla a gestionar su estrés y su ansiedad subyacentes tendría un efecto dominó en su alimentación emocional y podría progresar hacia sus objetivos de salud a largo plazo.

Lauren ya tenía un plan y estaba ansiosa por ponerlo en práctica aquella misma noche. Volvimos a hablar cuatro semanas después, por correo electrónico, y me dijo que el plan estaba funcionando a pesar de sus muchas obligaciones. «Disfruto mucho de mis paseos y de la soledad —me dijo—. Es un momento de tranquilidad que me hacía muchísima falta. Es casi como una meditación, una pausa perfecta cada día. Lo hago todos los días, llueva o haga sol. Y aumenté el tiempo de veinte a cuarenta y cinco minutos. Estoy aprendiendo nuevas habilidades de afrontamiento, así que ahora no es tan fácil que me ayude el pastel de chocolate.

Animé a Lauren a seguir adelante.

Cuando volví a verla en una visita de seguimiento, dos meses después, su puntuación personal de estrés había pasado de dieciocho a ocho puntos. Compartió conmigo su registro de comidas y solo comía algo antes de acostarse un promedio de dos veces por semana (¡una gran mejora frente al anterior de siete días a la semana!). También había perdido tres kilos poco a poco. Lauren se encontraba en un lugar mucho mejor que cuando empezó su viaje con el estrés, unos meses atrás.

Antes de salir de mi consulta, Lauren me preguntó qué más podía hacer. Había agarrado el ritmo y quería mantenerlo.

—He logrado aplicar mi regla del dos. Me está funcionando muy bien —me dijo orgullosa—. Pero estoy lista para dar el siguiente paso. ¿Qué más puedo hacer con mi dieta para proteger mi salud?

Además de continuar con su caminata diaria a paso ligero y su registro de comidas, le sugerí que empezara a incorporar la *dieta mediterránea* poco a poco a su vida. Se mostró muy interesada cuando le expliqué los numerosos beneficios de esta dieta y aceptó incorporar algunos de sus elementos a sus hábitos alimentarios.

MODELO DE ALIMENTACIÓN PARA MEJORAR LA SALUD

Cuando se trata del vínculo entre el estrés y lo que comemos, la relación va en ambos sentidos. El estrés puede hacer que se te antojen cierto tipo de alimentos, como el pastel de chocolate de Lauren o mis nachos. Y ciertos alimentos también pueden influir en tus niveles de estrés. Los numerosos estudios de psiquiatría nutricional proporcionan abundante información sobre los alimentos más convenientes. Sin embargo, mis pacientes me dicen que, aunque les interesa comer mejor, no es fácil mantenerse al día sobre los últimos «superalimentos». Muchas veces se sienten frustrados por los cambios de tendencia.

Cuando me preguntan cuál es la mejor dieta para reducir el estrés y mejorar la salud, como hizo Lauren, siempre recomiendo la dieta mediterránea. No se trata tanto de una dieta estricta como de una forma general de alimentarse. Se centra sobre todo en el consumo de frutas y verduras frescas, cereales integrales, legumbres, grasas monoinsaturadas de frutos secos y aceite de oliva, pescado y pollo, y algunos lácteos. No existe una fórmula específica para seguir una dieta mediterránea, como con otras dietas más reguladas; se trata más bien de combinar esos alimentos ricos en nutrientes y poco procesados en comidas equilibradas. En comparación con la dieta americana estándar, la dieta mediterránea incluye menos alimentos procesados, carnes rojas, carbohidratos simples y grasas saturadas.

A través de cientos de estudios que comparan diferentes tipos de dietas, la mediterránea ha demostrado una y otra vez que es el modelo de alimentación preferente ante numerosas enfermedades comunes y para la salud en general. Se ha demostrado que ayuda a mantener la salud cerebral, mejora la longevidad, favorece el control del peso y la diabetes, y previene enfermedades crónicas, incluido el cáncer.[45] También se ha demostrado que ayuda en casos de trastornos de salud mental como la ansiedad y la depresión. Según un estudio, seguir una dieta mediterránea modificada durante tres meses redujo los síntomas de ansiedad de los participantes.[46] Según otra investigación, una dieta mediterránea rica en fruta, verdura, pescado y carne magra se relacionó con menos síntomas depresivos.[47]

Y ya que hablamos de la conexión intestino-cerebro, la dieta mediterránea también puede influir en el microbioma. En un estudio realizado en cinco países europeos durante un año, los participantes que siguieron la dieta mediterránea experimentaron mejoras en su microbioma intestinal.[48]

Otra parte importante de la dieta mediterránea es la que tiene que ver con los alimentos prebióticos y probióticos, presentes en la alimentación de numerosas partes del mundo desde hace siglos. Ambos tipos de alimentos pueden afectar directamente al microbioma intestinal y reforzar la conexión intestino-cerebro. Entre los *alimentos prebióticos* figuran los cereales integrales, la avena, la manzana, el plátano, la cebolla, la alcachofa, el ajo, el espárrago e incluso el cacao. Estos alimentos contribuyen a alimentar las bacterias intestinales sanas del microbioma. Los *alimentos pro-*

bióticos suelen ser productos fermentados como el yogur, el chucrut, el kéfir y la *kombucha*, que devuelven algunas bacterias saludables al microbioma.[49]

Si bien esta forma de comer resulta beneficiosa en general para prevenir numerosos trastornos crónicos, también es un elemento importante cuando se trata de controlar el estrés. Un estudio descubrió que aumentar la ingesta de verduras, como sugiere la dieta mediterránea, podría ayudar a reducir los niveles de estrés percibido.[50] En otro estudio realizado con cuarenta y cinco personas, una dieta rica en alimentos prebióticos y fermentados redujo el estrés en un 32 %, y los participantes que siguieron mejor la dieta incluso experimentaron una reducción mayor de su estrés.[51]

Con la multitud de beneficios para la salud de la dieta mediterránea, te preguntarás cómo puedes llevar este tipo de alimentación a tu plato. Si tu dieta actual se parece más a la americana estándar y sientes curiosidad por adoptar una nueva forma de alimentación inspirada en la dieta mediterránea, aquí tienes algunas sugerencias sencillas:[52]

- Añade un arcoíris de frutas y verduras a tus comidas. Intenta tomar cinco raciones al día. Asegúrate de incluir verduras prebióticas como champiñones, chícharos, legumbres y cebollas.
- Utiliza aceite de oliva virgen extra para cocinar.
- En lugar de carne roja, come pescado o pollo. Empieza a consumir más legumbres como fuente de proteínas.
- Cambia el pan blanco por integral. Incorpora también cereales integrales, como la avena y la cebada.
- Bebe agua en lugar de refrescos o jugos.
- Añade unas cucharadas de alimentos probióticos, como yogur o chucrut, a tus comidas.

Como con cualquier otra transformación en la vida, introducir cambios en lo que comes podría aumentar tu estrés. Por tanto, sigue la regla del dos para incorporar la dieta mediterránea a tu vida: realiza solo dos pequeños cambios a la vez, y añade dos más al cabo de unas semanas. Poco a poco cocinarás y comerás para mejorar tu salud.

Cuando empieces a comer de esta manera, también tendrás que cambiar tu forma de comprar. Una técnica que recomiendo a mis pacientes, y que aplico yo misma, consiste en comprar en el perímetro del súper. La mayoría de los supermercados tienen la misma disposición: en los pasillos centrales se sitúan los productos envasados, procesados y muy calóricos, mientras que en el perímetro están los alimentos frescos, mínimamente procesados (más cerca de su estado natural) y nutricionalmente densos. Hay una sección de frutas y verduras, otra de cereales, otra de proteínas y otra de lácteos. Si compras en el perímetro de tu supermercado, tus elecciones alimentarias empezarán a parecerse cada vez más a la dieta mediterránea con el mínimo esfuerzo.

TÉCNICA n.º 9. Haz lo que te digan las tripas

La mayoría de nosotros crecimos disfrutando de ciertos alimentos y pensando que, si un supermercado los vende, deben ser lo suficientemente sanos. Ahora sabemos que muchos de los alimentos que se venden en las tiendas se fabrican por comodidad y para que tengan una larga vida útil, no porque sean lo mejor para el organismo. Aquí tienes algunas ideas sencillas para optar por lo que hace feliz a tu intestino y estimula, además, tu cerebro:

- Lleva un registro de lo que comes en un día normal, sobre todo de los alimentos que consumes cuando te sientes estresado. A muchos de nosotros nos gustan alimentos ricos en grasas y en azúcares en esos momentos.
- La próxima vez que vayas al supermercado, no olvides pasar primero por el perímetro exterior y llena tu carro con alimentos frescos antes de visitar los pasillos interiores, donde se encuentran los productos procesados.

- Cada semana, intenta incorporar uno o dos alimentos más de la lista de la dieta mediterránea.
- Si vas al refrigerador o a la alacena a buscar algo para botanear aunque no tengas hambre, párate a pensar por qué te apetece. A lo mejor lo que buscas es una pausa en el trabajo o un cambio de aires. Puede que necesites un momento de autocompasión porque te enfrentas a algo que te incomoda. O es posible que sea puro aburrimiento que no se resuelve con un frasco de crema de cacahuate.

La alimentación emocional forma parte de nuestra biología. Aprende a distinguir entre las señales de hambre y la reacción al aburrimiento, la frustración, la ira, la preocupación y demás motivos emocionales por los que comemos sin hambre. Tu estrés te agradecerá que conozcas la diferencia.

Tres meses después de nuestra primera visita, Lauren me envió un correo electrónico con este asunto: «¡Buenas noticias!». Había perdido cinco kilos con las tres técnicas que había puesto en práctica. Con su paseo diario de veinte minutos, su registro de comidas y una dieta más próxima a la mediterránea, Lauren había hecho grandes progresos con su estrés, su peso y su conexión intestino-cerebro. Además del número en la báscula, experimentó una gran sensación de logro por lo que había sido capaz de hacer con unas pocas técnicas sencillas aplicando su regla del dos en solo tres meses. Aquella seguridad en sí misma se extendió a otras áreas de su vida. Sus compañeros de trabajo se dieron cuenta, y también su familia.

«Todo el mundo me pregunta qué hice. No es solo mi aspecto, lo más importante es cómo me siento —me escribió—. Antes sentía que no tenía el control, pero estos pequeños pasos me han ayudado a recuperar el control de mi vida».

Mediante su regla del dos, Lauren halló una forma de frenar su estrés desbocado a pesar de no cambiar nada más de su entorno externo. Seguía enfrentándose a los mismos retos en casa y en el trabajo, pero ahora era capaz de gestionar mejor todas esas fuentes de estrés. El éxito de Lauren radicaba en su progreso, no en la perfección.

Lauren necesitaba algo que la ayudara a tranquilizarse y hacer frente a las emociones difíciles. La comida es un gran placer de la vida que hay que disfrutar. No era realista prohibir por completo el pastel de chocolate. Al abordar sus emociones poco a poco y con compasión, mediante un programa de ejercicio, un registro de comidas y cambios graduales en su dieta, Lauren fue capaz de resetear su estrés. Aprendió a sincronizar su cerebro y su cuerpo.

Las historias de Raina y de Lauren pueden parecer éxitos de la noche a la mañana, pero lo cierto es que las dos tuvieron que dar muchos pasos pequeños, lentos y graduales (¡junto con muchos pasos en falso!) en su camino. Sincronizar el cerebro y el cuerpo para fortalecer la conexión mente-cuerpo es una habilidad que requiere práctica. No obstante, con las cuatro técnicas de este reajuste (aprender a estar presente con la técnica «para-respira-sé», recalibrar tu respuesta de estrés con las técnicas de respiración probadas, mover un poco el cuerpo cada día para salir de tu cabeza y guiarte por tu instinto —hacer lo que te digan las tripas—), tú también podrás vivir tu propia historia de éxito muy pronto. Solo se necesita un poco de práctica para conseguirlo.

6

CUARTO CAMBIO PARA SUPERAR EL ESTRÉS: SAL A TOMAR AIRE

«Nada de lo que hago es suficientemente bueno. Por mucho que me esfuerce, ¡mi productividad es peor que nunca! —me explicó Holly, agitando las manos—. Trabajo más que nunca, pero no avanzo. Todos los días acabo completamente agotada. ¡Es como si estuviera bajo el agua y no pudiera salir a tomar aire!».

Teniendo en cuenta el alto porcentaje de personas que sufren *burnout*, sé que Holly no es la única que se siente como si estuviese dándolo todo para no ver ningún avance.

—Llevo diecisiete años trabajando en el sector tecnológico —me dijo—. Yo era la típica a la que todo le salía bien. Pero con la inteligencia artificial en auge, me preocupa que haya tantos cambios y tan rápidos. Si me quedo atrás en el trabajo, mi puesto podría pasar a un programa de inteligencia artificial.

Holly era una triunfadora, graduada por el Instituto de Tecnología de Massachusetts (MIT, por sus siglas en inglés) con una brillante carrera tecnológica. Sin embargo, llevaba un tiempo atrapada en un patrón de estrés agudo y baja productividad. Le aseguré que el estrés y el *burnout* que estaba experimentando no eran la excepción, sino la regla.

—Tus preocupaciones son válidas. Es la nueva normalidad, y las viejas reglas ya no sirven —le dije—. Pero la inteligencia artificial no puede proporcionar el factor humano insustituible que tú aportas a tu trabajo cada día.

—Ya lo sé —suspiró Holly—. La empresa me aprecia y valora mi experiencia. Pero no hay suficientes horas al día para seguir el ritmo de todos los cambios.

—Nadie puede mantener el ritmo y seguir en la carrera sin tomarse un respiro de vez en cuando —empaticé con ella—. Hasta los maratones tienen una línea de meta, pero nuestra vida laboral y personal no. Así que tenemos que sacar tiempo libre para recobrar el aliento.

Holly llevaba unos años funcionando al límite. Sabía que padecía *burnout*, pero se exigía el mismo estándar de alta productividad que tenía antes de sufrir el síndrome del trabajador quemado.

Como a muchos de mis pacientes, a Holly le enseñaron desde muy joven a anteponer las necesidades ajenas a las suyas, por lo que prestar atención a los síntomas de su canario requería un cambio de perspectiva. Es posible que estés experimentando algo similar a lo que le ocurre a Holly. Si es así, puede que pienses: «¿Cómo puedo liberarme del *burnout* cuando estoy haciendo lo que puedo y aun así no consigo nada?».

En este cuarto reajuste, denominado «sal a tomar aire», aprenderás la mecánica para darle un respiro a tu cerebro sin sacrificar tu productividad. De hecho, las técnicas de este reajuste pueden ayudarte a mejorar tu productividad, incluso en pleno episodio de estrés y *burnout*. Con las tres técnicas de este capítulo podrás hacer menos para conseguir más, crear límites saludables para mantener tu energía y tu concentración, y sentir que tienes el control mientras haces malabares con tus obligaciones en el trabajo y en casa.

Incluso si sientes que tu estrés te supera, independientemente de tus circunstancias actuales, el cuarto reajuste te ayudará a encontrar un espacio mental para que tu cerebro pueda recalibrar su funcionamiento óptimo de manera gradual. Como demuestra la ciencia, tu cerebro funciona mejor cuando no está sobrecargado, y por eso la regla del dos tiene un alto porcentaje de éxito. Así, tenla en cuenta cuando aprendas las tres técnicas de este cuarto reajuste: el principio de Ricitos de Oro, la magia de la monotarea (o el mito de la multitarea) y el falso desplazamiento al trabajo.

EL PRINCIPIO DE RICITOS DE ORO

¿Cómo podría tener un efecto positivo en tu nivel de estrés el hecho de querer ser como Ricitos de Oro? Porque aquella niña de cabellos dorados, incluso bajo la amenaza de unos osos furiosos, fue capaz de encontrar la forma «adecuada» de cuidar de sí misma.

Si últimamente te sientes estresado y quemado, es más que probable que tu productividad se haya resentido. No estás funcionando al máximo en ninguna esfera de tu vida. Apenas sobrevives y, desde luego, no estás creciendo. Tu monólogo interior podría empujarte a trabajar más duro y más rápido para alcanzar tus antiguos niveles de productividad, pero eso solo te ralentiza y hace que seas menos productivo.

Holly estaba experimentando el mito de la resiliencia, así que para su regla del dos le sugerí en primer lugar que hiciera menos cosas en el trabajo y que aprovechara sus descansos. Cuando me escuchó, entrecerró los ojos y se burló visiblemente de mi sugerencia. Hacer menos nunca había sido una opción para ella. Sin embargo, con su creciente nivel de *burnout* y estrés, sentía que se le habían acabado las opciones.

—Obviamente, lo que estoy haciendo ahora no funciona —afirmó.

Holly decidió que estaba lista para adoptar una nueva forma de trabajar. Le aseguré que esta primera prescripción de hacer menos a corto plazo le permitiría lograr mucho más a la larga.

—Es posible que creas que el estrés afecta al cerebro y al cuerpo de forma lineal —le expliqué mientras dibujaba un gráfico en un papel con una línea ascendente—. Cuanto más estrés, peor estás, ¿verdad?

Holly asintió.

—Eso parece.

—Pero en realidad, las investigaciones demuestran que nuestra respuesta de estrés es como una curva en forma de campana —le aclaré—.[1] Cuando tienes muy poco estrés en tu vida, estás en el lado izquierdo de esta curva. Aquí apareces aburrida, desmotivada e improductiva. En el lado opuesto, cuando tienes demasiado estrés, que es donde te encuentras tú ahora, estás en el lado derecho de la curva. Te sientes ansiosa, agotada e improductiva.

Al poco, continué:

—Justo en el centro de la curva está tu punto óptimo de estrés: ni demasiado ni muy poco, cuando el estrés es el adecuado. Este es tu nivel de estrés saludable, en el que te sientes motivada pero no agobiada, involucrada pero no agotada.[2] En este punto óptimo de estrés, el cerebro y el cuerpo funcionan de manera óptima. Es lo que se denomina *respuesta adaptativa al estrés*.

Lo que le describí a Holly fue lo que yo llamo el principio de Ricitos de Oro del estrés.

Voy a dar por sentado que, como Holly, en este momento te encuentras en el lado derecho de la curva, con demasiado estrés y un posible caso de *burnout*. Nuestro trabajo juntos consiste en ayudarte a cambiar de lado para que pases de la derecha de la curva, con demasiado estrés, a un punto medio: es decir, la parte superior de la curva de campana, cerca de tu punto óptimo de estrés saludable.

El remedio para llegar a tu punto óptimo de estrés es, por supuesto, bajar el ritmo y hacer menos cosas. Sin embargo, con jefes exigentes y plazos inminentes, eso está muy lejos de la realidad.

Puede que pienses que el principio de Ricitos de Oro es genial en teoría, pero que no es realista ni práctico para tu vida. No crees que puedas bajar el ritmo y hacer menos cosas en el trabajo sin que todo se venga abajo o te despidan.

Lo entiendo. La propia Ricitos de Oro, en el cuento, invade la casa de los osos y no se enfrenta a la realidad de su vida. No le dura mucho fingir una vida que no es la suya.

Tú tienes obligaciones reales, como rendir cuentas en tu trabajo, pagar las facturas, la hipoteca o la renta, y cuidar tus relaciones. No puedes permitirte el lujo de recortar aquí y allá hasta que tu nivel de estrés llegue a tu punto óptimo y sea el «adecuado».

Aunque a todos nos encantaría alejarnos de nuestras responsabilidades y viajar a una playa en Bali, quiero ofrecerte la aplicación del principio de Ricitos de Oro en el mundo real: respeta tus descansos.

—En lugar de ir directamente de una reunión a otra, quiero que te tomes un breve descanso entre reunión y reunión —le sugerí a Holly.

Como a Holly le encantan los datos, le expliqué un estudio realizado por Microsoft que comparó los escáneres cerebrales de personas que enlazaban reuniones con los de personas que se tomaban breves descansos. El estudio reveló que los escáneres cerebrales del grupo que realizaba pausas cortas mostraban considerablemente menos estrés. Las pausas breves y frecuentes de diez minutos reducían los efectos acumulativos del estrés laboral en el cerebro.[3] Estos datos ayudaron a Holly a mostrarse más entusiasta a la hora de respetar sus descansos.

Si eres como Holly, probablemente haces lo que todos hacemos entre reuniones y tareas en el trabajo: miras las redes sociales sin pensar o echas un vistazo rápido a la bandeja de entrada de tu correo. En lugar de eso, el cuarto reajuste te pide que dediques tu tiempo de descanso a trabajar de manera deliberada en tu estrés: haz unos estiramientos suaves en tu escritorio, levántate y da un paseo rápido de cinco minutos o practica las técnicas de relajación y respiración del capítulo 5. Céntrate en empezar a crear tu nuevo hábito de poner tu intención y estar presente durante tus descansos; el objetivo consiste en cambiar gradualmente tus niveles de estrés desde el lado derecho de la curva hacia el centro, cerca de tu punto óptimo.

Es como la analogía de la tetera: se trata de encontrar maneras de soltar vapor terapéutico.

Si respetas tus descansos en lugar de dedicarlos sin pensar a actividades que podrían causarte estrés, alcanzarás el principio de Ricitos de Oro del estrés «adecuado» en la teoría y en la práctica.

Cuando Holly entendió en qué punto de su curva de estrés se encontraba y lo comparó con el punto en el que quería estar, empezó a poner en práctica el principio de Ricitos de Oro respetando sus descansos. Su trabajo en el sector tecnológico implicaba pasar la mayor parte del día frente a una computadora y en reuniones. Entre reunión y reunión, Holly empezó a alejarse de todo tipo de pantallas, incluido su teléfono, para levantarse, estirarse y hacer unas respiraciones profundas. Una vez al día salía a caminar a paso ligero para mejorar su estado de ánimo. Si no era posible salir a caminar fuera, Holly subía y bajaba un par de tramos de escaleras durante diez minutos. Sus compañeros pensaban que se dirigía a otra reunión.

—Se tarda al menos ocho semanas en crear un hábito —le recordé a Holly—, así que busca la forma de que esos cambios sean automáticos.

Para ayudar a su cerebro a crear un nuevo hábito, Holly programó varios bloques de tres a cinco minutos inmediatamente después de las reuniones largas y los repartió a lo largo del día. Como eran cantidades de tiempo muy pequeñas, parece que ni sus compañeros ni su asistente se dieron cuenta. Holly se comprometió a respetar sus descansos durante dos meses y, con tiempo y paciencia, sus niveles de estrés fueron disminuyendo a un estado más bajo y saludable. Cuando comparó su puntuación personal de estrés de su primera visita con la de dos meses después, observó una reducción de diez puntos. Me aseguró que notaba el cambio en su vida diaria. Holly encontró su punto óptimo de estrés respetando sus descansos, a pesar de trabajar en un entorno con ritmos muy rápidos. Halló el modo de tomar aire en medio de su acelerada vida laboral.

TÉCNICA n.º 10. Sigue el principio de Ricitos de Oro para alcanzar un estrés «adecuado»

Busca las pausas naturales en tu agenda diaria, que pueden ser cuando pasas de una tarea a otra, cuando sales de una reunión, entre clase y clase, cuando terminas una sección de un proyecto más largo, etcétera. En lugar de mirar el teléfono o pasar rápidamente a lo siguiente, dedica entre tres y cinco minutos para resetear tu mente.

Durante tu breve descanso, une tu mente y tu cuerpo mediante alguna acción física: levántate y estírate, mira por la ventana mientras realizas unas respiraciones diafragmáticas, da un breve paseo por el pasillo o sube y baja unas cuantas escaleras. Percibe lo que sientes físicamente en el momento presente en lugar de dejar que tus pensamientos salgan disparados hacia la siguiente tarea de tu lista.

1. Intenta integrar en tu jornada cinco o seis pausas breves de entre tres y cinco minutos.
2. Convierte esas pausas en una práctica diaria durante tres meses y observa si aumenta tu productividad y disminuye tu estrés.

El principio de Ricitos de Oro ayuda a desmentir el mito común sobre la productividad en nuestra cultura del esfuerzo laboral, según el cual trabajar más rápido, más duro y durante más tiempo es la única forma de mejorar la productividad. Es una falacia científica que no podría estar más lejos de la verdad. El cerebro funciona mejor y con mayor eficacia sobre todo cuando gestionamos nuevas tareas, si se le da tiempo para relajarse. Respetar tus descansos no solo puede reducir el estrés a corto plazo, sino que también puede aumentar tu productividad a largo plazo.

Los descansos pueden contribuir a mejorar el funcionamiento del cerebro. Cuando te alejas de una tarea en la que estás trabajando, dejas que tu cerebro y sus vías neuronales experimenten un importante proceso llamado *consolidación*.

La consolidación neuronal se produce cuando el nuevo aprendizaje y la información que circulan en tu cabeza se consolidan en vías y circuitos para su uso futuro. Un estudio analizó los escáneres cerebrales de veintisiete adultos sanos y descubrió que incluso una breve pausa de diez segundos mejoraba el aprendizaje a través de la consolidación.[4] Cuando los investigadores compararon esos escáneres de cerebros sanos, descubrieron que los cerebros cambiaban más durante el descanso que durante las sesiones de aprendizaje.[5]

Esa observación llevó a los investigadores a analizar cuándo se producía realmente el aprendizaje: ¿durante la práctica o durante el descanso? «Todo el mundo piensa que hay que practicar, practicar y practicar cuando se aprende algo nuevo —me explicó Leonardo G. Cohen, autor principal del estudio—. En cambio, descubrimos que descansar pronto y a menudo puede ser tan fundamental para el aprendizaje como la práctica».[6]

Holly se rio cuando le expliqué las conclusiones del estudio.

—¡Eso me pasó hace una semana! —exclamó—. Llevaba horas encorvada delante de mi computadora, por la noche, intentando resolver un problema técnico para el trabajo. No encontraba el problema, así que me di por vencida y empecé a prepararme para acostarme. Estaba bañándome y, de repente, ¡me di cuenta del problema! A la mañana siguiente lo arreglé.

—Le diste un respiro a tu cerebro y eso te permitió avanzar —confirmé.

Como a Holly, las pausas breves y conscientes te facilitan el avance. Y con solo diez segundos ya valen la pena para tu cerebro.

LA MULTITAREA ES UN MITO

La segunda intervención en la regla del dos de Holly consistió en minimizar la multitarea. Holly se autoproclamaba una «excelente trabajadora multitarea» y llevaba la etiqueta con orgullo.

—Ser una persona multitarea me hizo ascender rápidamente —me explicó—. Antes era capaz de hacer cuatro cosas a la vez. Pero ahora no tengo tanta energía, todo me lleva el doble de tiempo y cometo más errores. Probablemente, debería bajar el ritmo.

Los datos coinciden con la experiencia de Holly. El 82 % de los trabajadores estadounidenses afirman que realizan varias tareas a la vez cada día, más que en cualquier otro país del mundo.[7] Una encuesta demostró que el oficinista promedio se distrae cada treinta y un minutos.[8] Si trabajas en el sector de servicios, realizas once tareas en multitarea por turno, y esa cifra se duplica si trabajas en el turno matutino.[9] La próxima vez que el mesero se equivoque con tu café de la mañana, intenta mostrar un poco de compasión. Está haciendo malabares con una carga mental muy pesada.

Al igual que Holly, es probable que hayas aspirado a mejorar en la multitarea o que te hayan felicitado por tu capacidad para la multitarea en tu vida profesional. ¿No lo hemos hecho todos? Sin embargo, *multitarea* es un término científico erróneo, otro antiguo mito que a nuestra cultura del esfuerzo laboral le gusta perpetuar. Cuando realizas multitarea, lo que tu cerebro hace en realidad es *cambiar de tarea*, es decir, pasar de una tarea a otra en una rápida sucesión. El cerebro humano está diseñado para hacer las cosas de una en una. Los estudios demuestran que solo el 2,5 % de los cerebros humanos poseen la rara distinción de ser capaces de hacer más de una cosa a la vez, pero es algo muy poco frecuente.[10] La mayoría de nosotros somos pésimos en la multitarea, ¡aunque todos nos creemos buenísimos!

El cambio de tareas puede tener un efecto perjudicial en el cerebro en lo que respecta a la cognición, la memoria y la atención.[11] Los estudios demuestran que la multitarea puede ralentizar la productividad en un 40 %.[12] Nos hace menos productivos porque debilita la corteza prefrontal, la zona del cerebro responsable de la función ejecutiva y cognitiva superior.[13] Cambiar de tarea también nos resta eficacia a la hora de resolver problemas complejos. Y la vida está llena de problemas complejos por resolver. ¡No podemos permitirnos la multitarea!

Para Holly, todo esto implicó otro cambio de perspectiva: aprender a trabajar en monotarea. La *monotarea* es una manera de proteger al cerebro del *burnout* y del estrés. Sin embargo, es posible que estés pensando: «Pero mi cerebro funciona así. Siempre estoy haciendo tres o cuatro cosas a la vez». Puede que te preguntes si serás capaz de mantener tu eficacia y hacer todo lo que se espera de ti en el trabajo y en casa si dejas atrás la multitarea.

La estrategia práctica para la monotarea eficaz consiste en crear *bloques de tiempo*.

Para Holly, que a menudo trabajaba en varios proyectos a la vez, ideamos la siguiente planificación utilizando la técnica *pomodoro*.[14] Esta técnica de gestión del tiempo se desarrolló a finales de la década de 1980 y ha sido utilizada con gran éxito por aquellos que nos sentimos distraídos, agotados, divididos en varias direcciones, que procrastinamos porque nos sentimos rebasados o que tratamos de mantener demasiados platos girando al mismo tiempo. Utiliza un temporizador y date veinticinco minutos (que forman un *pomodoro, la* palabra italiana para *jitomate*, y que el creador de la técnica eligió por la forma del temporizador de cocina que utilizaba cuando era estudiante) para concentrarte en una sola tarea. Pones el cronómetro y, cuando suena, te detienes y haces una pausa de cinco minutos. A continuación, pasas a la segunda tarea y vuelves a programar veinticinco minutos en el temporizador... y repites. Después de cuatro *pomodoros* seguidos, el descanso es de media hora.

La sesión de trabajo de Holly en bloques quedó así:

- Tarea 1, bloque de veinticinco minutos; pausa de cinco minutos.
- Tarea 2, bloque de veinticinco minutos; pausa de cinco minutos.
- Tarea 3, bloque de veinticinco minutos; pausa de cinco minutos.

- Tarea 4, bloque de veinticinco minutos; pausa de cinco minutos.
- Pausa más larga, de treinta a cuarenta minutos. Repetir la secuencia.

Con este plan, Holly aceptó cambiar la multitarea por los bloques de tiempo. Al final de la jornada laboral, había avanzado en todos sus proyectos, pero sin dividir su atención entre ellos. Podía dedicar tiempo a cada proyecto y poner toda su atención. Permitió que su cerebro trabajara en monotarea, fortaleciendo así su corteza prefrontal, lo que la ayudó a resolver los numerosos y complejos problemas técnicos que tenía en el trabajo. Ya tenía al mínimo su teléfono y otras distracciones, como las ventanas emergentes, de modo que los bloques de tiempo y el desarrollo de una nueva planificación la ayudaron a recuperarse del mito de la multitarea y tomar aire.

TÉCNICA n.º 11. Aprende la magia de la monotarea

1. Decide qué tareas son prioritarias en tu día.
2. Elige una cantidad de tiempo determinada en la que creas que puedes mantener la concentración sin que tu mente divague. Al principio, puede ser de diez a quince minutos; con la práctica aprenderás a concentrarte durante veinte o treinta minutos. Sé consciente de tus límites y no te excedas, porque podrías ralentizar tu recuperación del *burnout*.
3. Elige una tarea de tu lista, programa un temporizador y concéntrate solo en esa tarea. Continúa con la monotarea hasta que suene el temporizador.
4. Tómate un breve descanso y haz algo físico: estiramientos, respiración diafragmática, caminar por el pasillo. Si quieres, toma un poco de agua.
5. Vuelve a programar el temporizador para otra tarea de tu lista y concéntrate en ella hasta que suene la alarma.

6. Repite el proceso a lo largo de tu jornada laboral.
7. Felicítate cada día por mejorar tu concentración mediante la monotarea.

Con el tiempo, a medida que el *burnout* de Holly mejoraba, se dio cuenta de que le resultaba más fácil entrar en un estado de flujo cuando trabajaba en proyectos interesantes. El estado de flujo, como se menciona en el capítulo 3, es un estado mental en el que te encuentras totalmente inmerso en una actividad y pierdes la noción del tiempo. El estado de flujo también tiene muchos beneficios para la salud mental; entre otros, te protege de *burnout* laboral.[15] «El flujo también se asocia con una serie de resultados de bienestar a largo plazo —afirma el científico cognitivo Richard Huskey—. De todo, desde protegerte del *burnout* y de la depresión hasta aumentar la resiliencia».[16]

Si alguna vez has estado tan absorto en una actividad que tienes la sensación de que pasaron minutos cuando en realidad fueron horas, es probable que hayas experimentado el estado de flujo. Existen numerosos caminos para entrar en un estado de flujo; algunos ejemplos comunes son escribir, tocar música, crear arte, practicar un deporte, bailar, hacer manualidades o resolver rompecabezas.

Concédete un poco de compasión mientras te alejas del *burnout* y tomas aire. Empieza por respetar tus descansos, abandona el hábito de la multitarea y adopta la monotarea mediante los bloques de tiempo. Es posible que acabes descubriendo que tienes la energía para realizar las actividades que te aportan alegría y te sumergen en un estado de flujo. El viaje de Holly duró más de tres meses.

Como hice con Holly, te animo a que no te precipites en el proceso. Tu primer paso para el cuarto reajuste consiste en asegurarte de darle a tu cerebro la pausa que necesita para descansar y recuperarse antes de que empieces a buscar el flujo. Crear el hábito de la monotarea no debe convertirse en otro elemento que añadir a tu lista de quehaceres. El camino hacia la recuperación del *burnout* es lento y deliberado. Concédete el tiempo, la paciencia y la autocompasión que necesitas para conseguirlo.

En el caso de Holly, a medida que pasaba el tiempo y su hábito de monotarea se reforzaba, fue capaz de trabajar en bloques de cuarenta y cinco minutos con descansos de diez minutos. En tu caso podría ser distinto. Si tu nivel de *burnout* es alto y haces lo que puedes trabajando con muchas distracciones, es posible que necesites desarrollar un bloque de tiempo ininterrumpido. Empieza poco a poco, con un bloque de diez minutos sin distracciones. Ponte un temporizador. Mantén el teléfono fuera del alcance de la mano, silencia las notificaciones y los grupos del trabajo, y sumérgete en tu tarea. Cuando completes tu bloque de tiempo, podrás ponerte al día con lo que te hayas perdido. Intenta aumentar cinco minutos tu bloque de tiempo cada semana hasta que puedas trabajar cómodamente durante veinticinco o treinta minutos consecutivos sin distracciones.

Llevo aplicando esta estrategia desde la facultad y todavía la utilizo. Mis bloques de tiempo ahora son de cincuenta minutos, porque he desarrollado poco a poco mi capacidad de concentrarme durante periodos más largos, pero empecé con los bloques de veinticinco minutos que sugiere la técnica *pomodoro*. De hecho, escribí este libro utilizando esta técnica de bloques de tiempo.

Cuando estudiaba Medicina, no sabía que existía algo llamado *monotarea*. Tampoco conocía sus numerosos beneficios para el cerebro. Sin embargo, necesitaba una técnica que me ayudara a concentrarme y retener la gran cantidad de material que tenía que aprender cada semana. Me encontré con una técnica de bloques de tiempo que me funcionó a base de ensayo y error, y no he dejado de utilizarla desde entonces. Cuando estás estresado y bajo presión, resulta desalentador emprender una tarea que te llevará horas. No puedes visualizar la totalidad, pero sí puedes imaginarte trabajando en secciones de veinte a cuarenta y cinco minutos.

Organizar el tiempo en bloques manejables divide la tarea que tienes pendiente de modo que parezca más factible. Con cada bloque de tiempo que terminas, tienes la sensación de que acabaste y puedes darte un respiro. Yo sentía un gran alivio cuando sonaba el cronómetro y podía salir de la biblioteca de la facultad para dar un paseo y estirar las piernas. Creo que al principio trabajaba con bloques de tiempo por los descansos, porque me ayudaban a superar el obstáculo mental que supone estudiar grandes cantidades de material. Ahora se ha convertido en un hábito y no sé trabajar de otra manera.

A lo largo de los años he utilizado los bloques de tiempo en casi todos los proyectos que me han encargado. En ocasiones, el bloque es de veinte minutos, a veces es de cuarenta y cinco minutos, pero nunca paso de los cincuenta minutos, porque psicológicamente necesito esos cinco o diez minutos cada hora para resetear mi cerebro.

Tardé varias décadas en dominar la habilidad de la monotarea. Al fin y al cabo, tenemos décadas de cultura del esfuerzo laboral que desmantelar, y eso no se consigue en una hora, ni en un día; ni siquiera en semanas. Todos hemos estado viviendo el mito de la resiliencia sin saberlo. Nuestros cerebros aceptarán de buen agrado nuestra nueva forma de trabajar en un proyecto cuando adaptemos nuestros horarios a los bloques de tiempo. Ahora puedo decir que llevo mi medalla de la monotarea con el mismo orgullo con el que antes llevaba la de «multitarea excelente».

Tras varios meses, Holly compartió mi entusiasmo y se unió a las filas de los multitarea totalmente recuperados. Se convirtió en una orgullosa monotarea. Con estos sencillos (y tal vez contradictorios) ajustes en su estilo de trabajo, su productividad aumentó.

A TU CEREBRO LE ENCANTAN LOS COMPARTIMENTOS

Una de las razones por las que la monotarea mediante bloques de tiempo es una estrategia eficaz para combatir el estrés y el *burnout* es que responde a la necesidad de *compartimentación* del cerebro.

Nada nos hizo apreciar más la necesidad de compartimentación de nuestro cerebro que la pandemia. La mayoría de nosotros tuvimos que trabajar, cuidar de los hijos y vivir en el mismo espacio día tras día. Los humanos somos criaturas multidimensionales y desempeñamos diversos papeles como trabajadores, padres, cónyuges, amigos y hermanos. Cuando te ves obligado a desempeñar cada uno de esos papeles en el mismo espacio físico, de forma antinatural, no es un buen augurio para el estrés y la salud mental. ¡Hablo de una tetera de estrés! Muchos de nosotros nos sentimos como esa tetera con agua, con la llama debajo, con un fuego cada vez más fuerte, todos los días. No había lugar para dejar salir el vapor porque estábamos atrapados en nuestras situaciones.

Cuando eres capaz de crear limitaciones físicas claras para tus numerosos papeles, te das la oportunidad de funcionar bien en cada uno de ellos. Aportas diferentes habilidades y aspectos de tu personalidad a las distintas esferas que habitas, y el hecho de verte obligado a desempeñarte a tu máxima capacidad en cada uno de tus papeles mientras estás bajo el mismo techo con más personas reduce tu potencial para desempeñar bien cualquiera de ellos. Del mismo modo que tu cerebro está programado para la monotarea y no para la multitarea, te sientes más pleno, productivo y realizado cuando no se te obliga a ser polivalente.

Giselle era madre de un niño pequeño y trabajaba como redactora médica. Su empresa le ofreció un empleo híbrido, en el que podía elegir trabajar desde casa o volver a la oficina. Como su marido trabajaba muchas horas, Giselle se encargaba de llevar a su hijo a la escuela y recogerlo todos los días. Lo hacía antes y después de su desplazamiento de una hora para ir al trabajo y volver.

—Odiaba los desplazamientos al trabajo, así que pensé que trabajar desde casa sería un gran respiro —me explicó Giselle cuando vino a verme por el empeoramiento de su estrés—. Pero no puedo más —admitió—. Estoy en una fase totalmente improductiva. No cumplo los plazos y mi reputación se está resintiendo. Me conocían por ser la redactora que cumplía los plazos apretados, pero últimamente pido una prórroga tras otra.

Para la regla del dos de Giselle, su primera intervención consistió en incorporar el principio de Ricitos de Oro a su jornada laboral respetando sus descansos. Como segunda intervención, le sugerí un falso desplazamiento al trabajo.

EL FALSO DESPLAZAMIENTO AL TRABAJO

Giselle estaba convencida de que su largo trayecto de ida y vuelta al trabajo no servía para nada, pero en realidad tenía dos propósitos. No solo la transportaba físicamente a la oficina, sino que también le daba tiempo para transportarse mentalmente y preparar su cerebro para la jornada laboral. Cuando renunció a sus desplazamientos físicos diarios, perdió la capacidad de pasar gradualmente del «modo casa» al «modo trabajo». En lugar de eso, en cuestión de minutos pasaba de ser una madre y esposa ocupada a centrarse en su redacción médica desde la mesa de su cocina. El cerebro de Giselle necesitaba un desplazamiento que le permitiera realizar la transición de esposa-madre-ama de casa a empleada de una empresa.

Trabajar desde casa puede tener muchas ventajas y, por tanto, no es mi intención defender que todos volvamos a la oficina. Los estudios demuestran que la duración de los desplazamientos vinculados al trabajo es inversamente proporcional a la satisfacción laboral: cuanto más cortos son los desplazamientos, mayor es la satisfacción.[17] Se ha demostrado que el trabajo híbrido —que combina el trabajo presencial tradicional con el trabajo remoto— mejora la autonomía, la productividad, el estrés y el *burnout*.[18] En una encuesta de Gallup, casi el 60 % de los encuestados afirmaron que el trabajo híbrido los ayudó a reducir su *burnout*.[19] Dados sus numerosos beneficios, no es de extrañar que casi el 85 % de los trabajadores prefieran ese modelo al tradicional presencial en la oficina.[20] El trabajo híbrido se está convirtiendo en el futuro y en una nueva forma de recuperar el equilibrio entre vida profesional y personal.

Sin embargo, ¿es posible obtener los beneficios del trabajo remoto sin perder los beneficios psicológicos del desplazamiento a la oficina? Sí. Se puede fingir el desplazamiento al trabajo.

Mientras el marido de Giselle preparaba a su hijo para la escuela todas las mañanas, ella se vestía y se preparaba para ir a trabajar como si fuera a desplazarse a la oficina. Preparaba su puesto de trabajo en la mesa de la cocina: laptop, botella de agua y un cuaderno con una lista de prioridades. Preparaba el almuerzo de su hijo y lo llevaba a la escuela. En lugar de volver corriendo a casa, agobiada y con prisas por empezar la jornada laboral, comenzaba su falso desplazamiento al trabajo. Se paraba en una cafetería y pedía café para llevar. Le daba una vuelta a la manzana mientras se tomaba el café y preparaba mentalmente su día. Cuando llegaba al parque, se sentaba en un banco y revisaba rápidamente el calendario en el teléfono: qué reuniones tenía programadas para ese día, qué proyecto iba a abordar primero, qué revisiones debía realizar, qué tenía listo para entregar...

Su falso desplazamiento duraba aproximadamente quince minutos, y durante ese tiempo Giselle podía pasar del «modo casa» al «modo trabajo». Se sentía tranquila y organizada, lista para empezar su jornada laboral. Entraba en su despacho casero, que hasta ese momento era la mesa de la cocina, se sentaba y empezaba a trabajar.

Cuando vino a mi consultorio para su visita de seguimiento, dos meses más tarde, Giselle estaba encantada.

—Hago el falso desplazamiento al trabajo todas las mañanas —me dijo—. Mi productividad ha mejorado mucho. Llevo dos meses produciendo artículos sin parar. Me aseguro de tomarme muchos descansos y hacer pequeñas cosas para controlar el estrés, como hablamos. En general, he mantenido un buen ritmo y estoy feliz con los cambios. ¡Esto funciona!

A través del falso desplazamiento al trabajo y el proceso de compartimentación del cerebro, Giselle empezó a recuperar el compromiso y el entusiasmo con su trabajo sin necesidad de volver a la oficina. Su cerebro recibió el respiro que necesitaba. Giselle por fin empezó a sentir que podía tomar aire.

TÉCNICA n.° 12. Finge tus desplazamientos al trabajo

Si trabajas desde casa o diriges un negocio desde tu propiedad, asignar un margen de tiempo cada mañana y cada tarde para marcar el límite entre tu vida laboral y personal te da tiempo para resetear tu cerebro y tu estrés.

Establece tu hora para empezar a trabajar. Organiza tu mañana de modo que te levantes, te vistas y te prepares para salir de casa como si tuvieras que realizar un desplazamiento de diez o quince minutos al trabajo.

Tómate esos diez o quince minutos para dejar atrás tu vida personal en casa y preparar el cerebro para el trabajo. Puedes dar un paseo por el barrio, tomar un café o repasar tus tareas y citas del día para planificar tu jornada.

Cuando vuelvas a casa, ve directamente a tu zona de trabajo como si acabaras de llegar al trabajo. Ya estás listo para iniciar tu jornada laboral.

Al final de la jornada, invierte el falso desplazamiento. Sal de la zona de trabajo, da un paseo, realiza algún recado rápido y empieza la transición a tu tiempo personal.

EL PODER DE LOS RITUALES

Lo que Giselle hizo bien al realizar un falso desplazamiento al trabajo cada día fue establecer un sentido ritual para trabajar desde casa. La palabra *ritual* utilizada en este contexto no se asocia con ninguna tradición religiosa; simplemente significa un patrón que desarrollas a través de la psicología del hábito.

Un ritual es algo que haces repetidamente y en un orden determinado. Supone un catalizador útil para preparar al cerebro, ayudándote a crear algo de espacio mental cuando tienes poco o ningún espacio físico. Cuando te ves obligado a hacer varias cosas en un mismo espacio, un simple ritual puede ayudar a tu cerebro a reconocer que a continuación sigue un patrón familiar.

Los rituales pueden ser poderosos agentes de cambio para el cerebro. La psiquiatra Neha Chaudhary afirma que los rituales pueden ayudarnos a regular las emociones. Los considera anclas que «nos ayudan a recordar quiénes somos y cómo movernos por la vida».[21] La psicóloga del deporte Caroline Silby añade: «Los rituales te permiten crear una vía para conectar tu mente y tu cuerpo y sentir que tienes el control en un momento en el que hay muchas incógnitas» para estar «más capacitado y responder y tomar decisiones de manera eficaz».[22]

El falso desplazamiento al trabajo puede ser un potente ritual para el cambio, pero puedes elegir otro. Intenta realizar una acción sencilla a diario al comienzo de tu jornada laboral que represente la transición del «modo casa» al «modo trabajo». No se trata tanto del ritual que decidas utilizar como del significado y del propósito que le atribuyas a la acción. Algunos ejemplos de rituales son encender una vela, encender una lámpara de mesa especial, utilizar una taza de café específica en horas de trabajo, dejar el teléfono en un lugar concreto a tres metros (como mínimo) del puesto de trabajo, utilizar un bolígrafo y un cuaderno solo para el trabajo o realizar una serie de estiramientos entre cada llamada de trabajo. La técnica «para-respira-sé» es una gran aportación a tu repertorio de rituales durante la jornada laboral. Sean cuales sean los pequeños gestos que decidas implementar, infúndeles toda la intención posible para enviar al cerebro la señal de que estás en «modo trabajo». También puedes añadir rituales a momentos de tu jornada laboral que representen puntos de partida y pausas naturales: la hora de comer, la pausa para el café o el final de la jornada.

EL MÉTODO DEL SUJETALIBROS

Independientemente del ritual que elijas, intenta crear límites, como si fueran sujetalibros, para tu jornada laboral, es decir, una declaración firme para empezar la jornada y otra para señalar el final de esta. Puede ser el mismo ritual para la mañana y la tarde, o bien rituales diferentes. En cualquier caso, intenta que sea el mismo (o que sean los mismos) todos los días para que tu cerebro se acostumbre a pasar del «modo casa» al «modo trabajo» y viceversa. Así entrenas a tu cerebro para cambiar de un papel a otro con mayor facilidad y liberas ancho de banda mental para estar plenamente presente en el papel que desempeñes en ese momento.

Después de los dos primeros meses perfeccionando el principio de Ricitos de Oro y el falso desplazamiento al trabajo por la mañana, recibí a Giselle en una visita de seguimiento y decidimos añadir un falso desplazamiento de vuelta del trabajo para delimitar sus días. En lugar de trabajar hasta el último minuto posible antes de que se le hiciera tarde para recoger a su hijo, Giselle se daría quince minutos para terminar sus tareas. Apagaría la laptop, la guardaría en su maletín, lavaría la taza de café y saldría a emprender su falso trayecto de vuelta. Repasaría lo que había salido bien ese día y lo que no, así como las prioridades importantes que tendría que abordar al día siguiente. Mientras caminaba, empezaría a pensar en las mejillas regordetas de su hijo y en lo que le gustaría cenar. También pensaría si le gustaría ir a visitar a su hermana el fin de semana o esperar a fin de mes. Cuando recogía a su hijo, estaba presente y alegre. Había salido a tomar aire en una transición completa del «modo trabajo» al «modo casa».

Algunos de mis pacientes, y es posible que esto también te ocurra a ti, no pueden utilizar el método del falso desplazamiento al trabajo o del sujetalibros porque no trabajan en casa ni en una oficina. Este era el caso de Henry, un joven repartidor de veinticuatro años. Su lugar de trabajo era el camión de la empresa, no una oficina o su casa. Su estresante trabajo consistía en conducir por toda la ciudad entregando paquetes en múltiples direcciones.

Henry tuvo que dejar la universidad después del primer año porque su madre enfermó y él era su principal cuidador. Se casó con su novia de la preparatoria y tuvieron un hijo. El pequeño tenía cinco años, y era el orgullo y la alegría de Henry.

—Ojalá me hubiera podido dedicar a ser padre o marido —me dijo Henry—, pero tuve que encontrar trabajo enseguida y no pude optar a una carrera. Ahora conduzco todo el día, preocupado por el futuro. A ver, ¿cómo voy a poder comprarme un coche decente, y a lo mejor una casa, e incluso darles a mi hijo y a mi mujer una vida mejor? Mi mente anda dispersa todo el día.

—¿Cómo te sientes con tu trabajo? —le pregunté.

—Por favor —respondió Henry mientras ladeaba la cabeza—. Afrontémoslo, así no voy a llegar a ninguna parte... rápido. Me presento todos los días, pero siempre pienso: «¿Esto es todo lo que voy a hacer?».

Me di cuenta de que la insatisfacción de Henry con su trabajo era como un callejón sin salida que le causaba un estrés incesante. Para la primera parte de su regla del dos, le sugerí la siguiente técnica que aporta a la mente descanso, independientemente del tipo de trabajo que realices.

TÉCNICA n.° 13. Activa tus pies pegajosos

Cada uno de tus pies tiene casi treinta huesos y más de cien músculos, tendones y ligamentos. Eso implica mucho poder en una zona diminuta de tu cuerpo. Los pies, a menudo ignorados, pueden ser una fuerza de apoyo en tiempos de caos.

Aprendí la que yo llamo técnica de los pies pegajosos cuando hacía yoga todas las semanas. El profesor nos pedía que abriéramos los dedos de los pies e imagináramos que teníamos pies palmeados para lograr más estabilidad durante las posturas. Me encanta esa imagen. Y aunque no entendía muy bien lo que significaba, me ayudaba a permanecer presente en mi tapete. Pronto empecé a utilizarla en otros momentos del día.

Tú también puedes practicar el ejercicio de los pies pegajosos. La clave está en mantener la mente donde están tus pies. En posición erguida, intenta imaginar que tus pies son telarañas pegajosas que ocupan la mayor superficie posible. Siente la conexión y la solidez que tus pies transmiten al suelo mientras te sostienen. Mantente en ese apoyo.

Puedes imaginar tus pies pegajosos y *estar donde están tus pies* mientras esperas el elevador o echas gasolina, prácticamente en cualquier sitio en el que tengas que estar de pie unos minutos.

Así, cuando estés en el trabajo, practica el ejercicio de los pies pegajosos y *permanece donde estén tus pies*. Cuando estés en casa, ten los pies pegajosos y *permanece donde están tus pies* mientras lavas los platos en el fregadero o te cepillas los dientes en el baño. El lema es siempre el mismo. Estés donde estés físicamente, mantente presente mentalmente *donde están tus pies*.

Este es un principio fundamental del *mindfulness* que resulta difícil de entender en teoría, pero más fácil de experimentar en la práctica. El trabajo de Henry, conducir de un lugar a otro entregando paquetes, le daba muchas oportunidades a lo largo del día para practicar la técnica de los pies pegajosos y permanecer donde estaban sus pies (aunque estuviera en movimiento todo el día). Podía decirse a sí mismo, de manera delicada y compasiva: «Estoy donde están mis pies». Le ayudaba a mantenerse con los pies en la tierra y centrado en la tarea que tenía en ese momento.

El de los pies pegajosos es un ejercicio eficaz para recurrir a la conexión mente-cuerpo, porque ayuda a estabilizarte y a centrarte utilizando los pies en lugar de la respiración. Centrarnos primero en los pies, ya sea quietos o con un movimiento consciente, nos ayuda a permanecer anclados en el momento presente. Y la sensación de presencia en el aquí y el ahora es la base de la conexión mente-cuerpo.

Cuando te concentras en tus pies, minimizas la divagación mental asociada a la ansiedad. Recuerda que la ansiedad es una emoción centrada en el futuro. La ansiedad de Henry no tenía que ver con su trabajo actual de repartidor; su angustia procedía de pensar en su futuro. «¿Y si...?» es la pregunta que más nos hacemos cuando tenemos ansiedad. En el caso de Henry, su diálogo mental era más o menos así: «¿Y si estoy en este trabajo para siempre? ¿Y si no encuentro nada mejor? ¿Y si no puedo llegar a fin de mes? ¿Y si no puedo conseguir la seguridad económica que siempre he deseado para mi familia?», y así sucesivamente. Mi trabajo con Henry consistió en ayudarle a frenar su pensamiento de «y si...» y dejar que su cerebro tomara aire.

El tren de pensamiento «y si...» no termina cuando estás ansioso y estresado; al contrario, gana fuerza. Esa mentalidad está impulsada por la amígdala, tu cerebro de lagarto, de la misma manera que ese cerebro reptiliano impulsa el tren de tu respuesta de estrés desadaptativa. La ansiedad y el estrés mantienen un vínculo tan estrecho porque comparten maquinista: tu amígdala. Entrar en una espiral de preocupación por el futuro es lo que mejor se le da a tu amígdala.

En el caso de Henry, quería que se centrara en estar presente allí donde estuvieran sus pies.

—Cuando entregues un paquete, estate ahí —le dije—. Cuando pases a la siguiente entrega, estate ahí. Vamos a tratar de sincronizar tu estado físico y mental para minimizar tu mentalidad de «y si...». Fíjate en el barrio por el que vayas conduciendo. Observa los árboles, los edificios, las curvas de la carretera mientras conduces. Permanece donde estén tus pies.

—Okey, pero no sé cómo me va a ayudar eso con mis preocupaciones —dijo Henry, encogiéndose de hombros.

—No te vas a rendir. Le estás dando a tu biología un descanso del modo «y si...» entrando en el modo «lo que es». Cuando tu mente esté relajada y presente, podrás ser más creativo a la hora de encontrar soluciones para tu situación.

—¿Y si siguen apareciendo preocupaciones? —preguntó Henry, que sonrió al darse cuenta de su pregunta «y si...».

—Es normal que te preocupes —respondí—, pero con esta técnica tus preocupaciones perderán intensidad con el tiempo. Y podrás pensar con más claridad cuando estés menos estresado. Incluso puedes plantearte la posibilidad de llevar un cuaderno de preocupaciones en la camioneta. Escribe un par de palabras sobre la preocupación del momento. Después podrás decidir que ya no tienes que pensar más en ello mientras conduces.

Para la regla del dos de Henry también le prescribí la respiración diafragmática profunda para ayudarlo a sentirse centrado todo el día.

Un mes más tarde, Henry me envió un correo electrónico en el que me explicaba que las técnicas le estaban ayudando con el estrés y la ansiedad. Quería continuar un mes más antes de volver a consulta.

Cuando se produjo ese encuentro, al mes siguiente, Henry se sentó en mi consultorio con una gran sonrisa en la cara.

—Bien, déjame que te cuente lo que pasó con tus consejos —me dijo—. Empecé a concentrarme en mis pies durante el día mientras repartía paquetes, y hacía los ejercicios de respiración profunda mientras conducía. Después empecé a llevar los paquetes hasta la puerta en lugar de dejarlos en la entrada, y si veía a un cliente lo saludaba y charlábamos un par de minutos. Me he dado cuenta de cosas en las que nunca me había fijado, como los árboles tan bonitos y los perros tan graciosos que hay. Y empecé a sonreír a otros conductores aunque no me gustara mucho. La mayoría devuelven la sonrisa. Después del trabajo, mi mujer y mi hijo me preguntaban qué me pasaba, porque me veían más contento.

Sentía que se me llenaban los ojos de lágrimas. Nada me hace más feliz, como médica, que ver a un paciente empoderado, que resetea su estrés y que se siente mucho mejor.

Henry se puso de pie de un salto.

—Pero aquí está el verdadero milagro, doctora. Hago entregas de una empresa de ropa deportiva casi todos los días. Y el otro día, el jefe salió a recepción y me dijo: «Mi personal solo cuenta cosas buenas de ti. No sé cuáles son tus planes, pero me gustaría que vinieras a verme para un posible puesto aquí, en la empresa».

Esperé hasta que, finalmente, le dije:

—¡Vamos! ¡Suéltalo! ¿Fuiste?

—¡Sí, señora! Empiezo el lunes como jefe de recursos junior. ¡Y voy a cobrar el doble de lo que ganaba como repartidor!

Yo también me puse de pie de un salto, y Henry y yo chocamos las manos.

—Estar donde estaban mis pies acabó resolviendo muchas de mis preocupaciones —aseguró.

Por supuesto, poner la mente donde están los pies no garantiza un nuevo trabajo o soluciones para todas tus preocupaciones, pero tu cerebro te lo agradecerá. Y también beneficia las relaciones con la familia y los amigos. Cuando estés en casa, o con un amigo, pon tu mente ahí también. Deja el trabajo en el trabajo, en la medida de lo posible, y siente una conexión más profunda con la familia y los amigos. La salud del corazón también importa.

Tu vida está llena de exigencias y obligaciones. Cada minuto cuenta, y jalan de ti en diferentes direcciones. Tu cerebro hace que llegues a todo, pero necesita descansar y recuperarse para funcionar de manera óptima; necesita salir a tomar aire. Las cuatro técnicas de este reajuste —respetar tus descansos con el principio de Ricitos de Oro, aprender a ser monotarea, crear un falso desplazamiento al trabajo y activar tus pies pegajosos para mantener la mente presente— pueden ayudar a tu cerebro a dar lo mejor de sí para ti y para todos los que dependen de ti.

7
QUINTO CAMBIO PARA SUPERAR EL ESTRÉS: SACA LO MEJOR DE TI

Cada uno experimenta el estrés de una manera muy personal en función de las circunstancias individuales. Los síntomas de tu canario probablemente son muy diferentes de los de otra persona. No obstante, un aspecto común es la aparición del crítico interior en los momentos de estrés.

Tu crítico interior, o monólogo interior, se conoce también como *diálogo interior negativo*. Fue moldeado por tu educación, tu personalidad, tus experiencias y la sociedad. Después de vivir con tu crítico interior toda tu vida, puede que ni siquiera te des cuenta de su presencia. Durante los periodos de poco estrés, es apenas un susurro. En cambio, durante los periodos de estrés nocivo, tu crítico interior usa un megáfono. Es la voz en tu cabeza que te insulta cuando metes la pata, te disuade de intentar algo nuevo o difícil, y te regaña cuando las cosas no salen según lo previsto.

Tu crítico interior habla alto y claro en los momentos de estrés nocivo porque intenta protegerte, por muy equivocado que esté. Como hemos visto en los capítulos 1 y 2, el estrés nocivo activa tu amígdala. Tu mecanismo de autoconservación se desboca y tu cerebro funciona desde una mentalidad de escasez. Tu crítico interior forma parte de tu maquinaria de autoconservación.[1]

Por eso, consejos como «sé feliz», «piensa en positivo» o «intenta relajarte» son totalmente inútiles cuando estás estresado. Pensar simplemente en eliminar el estrés no funciona. Si pudieras hacerlo, ya lo habrías hecho.

Como ya sabes, la biología del estrés es un tren desbocado que te deja luchando por encontrar los frenos. Durante mi historia de estrés, muchas personas bienintencionadas (incluido mi médico) me decían que «me relajara», que «buscara lo positivo» y que «lo superara». A pesar de mi esfuerzo sincero por hacer todas esas cosas, ninguna funcionó. Acabé sintiéndome peor. Ya me encontraba en un espacio mental negativo con mi estrés, y mi incapacidad para tener pensamientos positivos no hizo más que intensificar mi mentalidad de escasez. Pensar en salir del estrés sin ayuda es un cuento de hadas, y muchos de los consejos que recibimos proceden del mito de la resiliencia tóxica.

Otra razón por la que tu crítico interior es particularmente ruidoso durante los periodos de estrés nocivo tiene que ver con el impacto del estrés en el sentido de la propia eficacia. Como hemos visto en el capítulo 3, cuando logras tu objetivo SUMO, tus sentimientos de autoeficacia aumentan, y eso ejerce un efecto terapéutico en tu bienestar. La razón por la que esto es tan importante es porque el estrés debilita tu sentido de la autoeficacia. El estrés nocivo y sus numerosas sensaciones incómodas pueden llevarte a percibir que no tienes el control. Cuando sientes esa falta de control, resulta más fácil hablarte a ti mismo de manera poco amable. Tu crítico interior utiliza un megáfono. La voz sube de volumen, y eso empeora tus sentimientos de incompetencia y el estrés nocivo. Es un círculo vicioso.

El quinto reajuste consiste en romper ese ciclo. Se trata de quitarle el megáfono a tu crítico interior y recuperar tu poder y tu sentido de autoeficacia. Con las dos técnicas de este reajuste —«cataloga tu gratitud» y «exprésate»— aprenderás a silenciar a tu crítico interior y a sacar lo mejor de ti.

SILENCIAR A TU CRÍTICO INTERIOR

Cuando Robyn vino a verme, estaba sintiendo los efectos perjudiciales de su crítica interior. Lo describió como un monólogo implacable. Robyn era una empresaria con una nueva empresa que además acababa de ser madre. Decir que se sentía rebasada por sus roles enfrentados sería quedarse corta. Robyn contaba con la ayuda y el apoyo de su terapeuta y su obstetra, y decidió acudir a mi consultorio para obtener un poco de orientación después de una mañana especialmente agitada.

—Llegaba tarde a mi primera reunión y, cuando me disponía a salir corriendo por la puerta, se me cayó un poco de café en la blusa —me contó—. En lugar de tomármelo con calma, me eché a llorar y a criticarme: «No hago nada bien. Soy una incompetente. No estoy preparada para esta reunión y vamos a perder el acuerdo por mi culpa. Debería quedarme en casa». Estaba tan molesta por aquella manchita de café que no pude rendir en todo el día en el trabajo y me planteé irme a casa. La intensidad de mis pensamientos negativos sobre una insignificante mancha de café me sorprendió.

Robyn sabía que el estrés crónico y el *burnout* eran la causa de su reacción inesperada, pero seguía perpleja.

—Siempre tengo un saco de repuesto en la oficina que podría haberme puesto para tapar la mancha. Visto en retrospectiva, me puse en plan catastrofista. Y no es propio de mí.

Es posible que Robyn se sorprendiera por su desproporcionada reacción, pero a mí no me sorprendió. Es habitual que el cerebro estresado tenga una mayor sensibilidad a las experiencias negativas. Tu cerebro estresado permanece hipervigilante al entorno externo, e incluso un error aparentemente insignificante puede desencadenar una cascada de emociones negativas. Se trata de otra manifestación de que tu amígdala se volvió loca al prestar atención a la autoconservación y la supervivencia.

Como describe el psicólogo Rick Hanson, durante un episodio de estrés, las experiencias negativas se pegan en el cerebro como el velcro, porque es la forma que tiene de buscar el peligro para mantenerte a salvo.[2] No se trata de un defecto de diseño de tu estructura mental; es un mecanismo natural de protección para mantenerte alerta y lejos del peligro. Es el mismo mecanismo que te empuja a buscar malas noticias en las redes sociales cuando tienes ansiedad, como el vigilante nocturno de una tribu que se mantiene atento a un posible peligro o una invasión mientras el resto de la tribu duerme (capítulo 4). La hipervigilancia y una mayor sensibilidad a las experiencias negativas son características de cualquier respuesta de estrés desadaptativa.

Robyn necesitaba una solución a corto plazo para abordar su reacción de estrés desproporcionada en tiempo real, pero también precisaba de una estrategia a largo plazo para sacar a su cerebro del modo catastrofista para siempre.

Para su regla del dos, Robyn empezó con la técnica «para-respira-sé» (capítulo 5). Le pedí que eligiera dos tareas especialmente estresantes de su rutina matutina. Como nueva empresaria y madre primeriza, Robyn empezaba a toda velocidad a las cinco y media de la mañana. No necesitaba alarma porque el llanto de su bebé le indicaba que era hora de levantarse. Salía disparada de la cama, se ponía la bata y acudía a toda prisa a la habitación del bebé.

—Por alguna razón, corro como si fuera una emergencia —me dijo Robyn—. Cuando llego, suele estar embobado con el móvil del sistema solar que hay sobre la cuna. Si él no está estresado, ¿por qué yo sí?

Le sugerí que practicara la técnica «para-respira-sé» antes de entrar en la habitación del bebé cada mañana. Quería que se detuviera por completo, que respirara hondo en la puerta de la habitación del bebé y que estuviera totalmente presente y consciente en ese momento mientras respondía al llanto de su hijo. A continuación, podría entrar y cargar al bebé.

Robyn me envió un correo electrónico al cabo de su primera semana: «Este truquito del "para-respira-sé" nos da a mi hijo y a mí mucha alegría cada mañana. Empezó a marcar la pauta de todo mi día. Cuando estoy en su puerta haciéndolo, ¡me mira con una sonrisa de oreja a oreja! Ni siquiera me había dado cuenta de que me sonreía así. Esos tres segundos a primera hora de la mañana me hacen replantearme toda mi rutina matutina».

Al practicar el ejercicio «para-respira-sé» para centrarse a primera hora de la mañana, Robyn detuvo la cascada de reacciones de estrés que desencadenaba su carrera matutina hacia la guardería. Cuando los primeros momentos de la mañana eran conscientes y tranquilos, creaban un efecto dominó y marcaban la pauta del resto de la jornada.

«Lo estoy aplicando a muchas otras situaciones de mi día —me escribió Robyn—. Normalmente, miro los correos del trabajo mientras preparo el café, pero ahora hago el "para-respira-sé" antes de sacar la taza de la alacena. Y lo hago de camino al trabajo después de dejar a mi hijo en la guardería. Antes iba muy acelerada a esas horas de la mañana, pero ahora las cosas parecen diferentes. Utilizo la técnica antes de prender el motor. Apenas me quita tiempo. Es el reseteo que necesita mi cerebro cada mañana».

Robyn fue cambiando su biología del estrés de manera lenta y consciente para pasar del modo de supervivencia a un estado más tranquilo y conectado. Estaba sacando lo mejor de sí misma. Todavía había mucho estrés en su vida, pero empezar sus días con la técnica «para-respira-sé» estaba teniendo un efecto dominó.

En ese nuevo estado mental, Robyn sentía que tenía más control de sus emociones y, por tanto, podía permitirse utilizar parte de su ancho de banda mental para pensar en algunas soluciones a largo plazo a fin de reconfigurar su cerebro para reducir su estrés.

Era el momento de presentar a Robyn la segunda intervención para su regla del dos: la práctica terapéutica de la gratitud. Practicar la gratitud la ayudaría a sacar a su cerebro de su mentalidad catastrofista, que es una característica de la mentalidad de escasez, y volver a la mentalidad de abundancia.

Sabía que Robyn no se mostraría especialmente abierta a la práctica de la gratitud, así que empecé explicándole la ciencia de la gratitud y la reestructuración cognitiva para convencerla. Y funcionó.

LA GRATITUD: DEL VELCRO AL TEFLÓN

El lenguaje de la gratitud es un potente disyuntor de la vía del estrés del cerebro. Se ha demostrado que la gratitud reduce el estrés y mejora el estado de ánimo, la resiliencia y la satisfacción vital.[3] Un estudio reveló que la gratitud protege de los síntomas depresivos y físicos durante un acontecimiento estresante; otro estudio descubrió que la gratitud reduce los niveles de estrés en solo un mes.[4] La gratitud también puede contribuir a alterar los circuitos cerebrales de las experiencias negativas; en lugar de pegarse a ti como el velcro, esas experiencias se deslizan como en el teflón.[5] Este proceso se conoce como *reestructuración cognitiva* (es decir, aquello en lo que te concentras crece).[6]

«Si te tomas unos segundos más para quedarte con una experiencia positiva [...], contribuirás a convertir un estado mental pasajero en una estructura neuronal duradera —afirma Hanson—. Los estados mentales se convierten en rasgos neuronales. Día tras día, tu mente construye tu cerebro».[7]

Al enseñar a tu cerebro el lenguaje de la gratitud, lo proteges de algunos de los efectos nocivos del estrés. Cuando cultivas pensamientos positivos de manera activa, también ayudas a contrarrestar a tu crítico interior. No obstante, seamos claros: la gratitud no es una fachada para ocultar la positividad tóxica. No se trata del síndrome de Pollyanna según el cual «todo está bien». Puedes tener problemas de estrés y salud mental y aun así ser capaz de practicar la gratitud por ciertos aspectos de tu vida. En un estudio con trescientos alumnos universitarios se descubrió que la gratitud beneficiaba a aquellos que tenían problemas de estrés y salud mental.[8]

Los investigadores describieron esos cambios beneficiosos para la salud mental como un «efecto de bola de nieve positivo» que crecía con el tiempo. «Es importante señalar que los beneficios de la gratitud para la salud mental [...] no surgen de inmediato, sino que se acumulan gradualmente con el tiempo. Y esta diferencia en la salud mental es todavía más acusada doce semanas después de las actividades de escritura».[9]

Al principio, la gratitud puede parecerte poco natural y exigirte un esfuerzo de concentración, sobre todo si tu vía del estrés lleva meses o años desbocada. Sin embargo, como demuestra la ciencia, la gratitud es una práctica y una habilidad que hay que aprender a dominar. Con tiempo y constancia, el cerebro puede aprender ese nuevo lenguaje de la gratitud, que ayudará a silenciar a tu crítico interior.

Cuando le mencioné a Robyn la práctica de la gratitud, se resistió.

—La gratitud es una cursilería, ¿no? Yo no soy una persona muy sentimental que digamos.

A Robyn no le entusiasmó mi idea de la gratitud como habilidad de afrontamiento, pero accedió a intentarlo cuando le expliqué los resultados de un estudio reciente que mostraba cómo podría ayudarla con su *burnout*. Como madre primeriza y empresaria, experimentaba dos de las causas más comunes de *burnout* y problemas de salud mental. Un estudio sobre padres trabajadores reveló que dos tercios de los padres, y casi el 70 % de las madres trabajadoras en particular, cumplían los criterios de *burnout*.[10] Otro estudio sobre mujeres empresarias demostró que el 52 % sufría problemas de salud mental y el 95 % experimentaba ansiedad mientras recaudaba el dinero para crear su empresa.[11]

Robyn no era la excepción, sino la regla. Sus síntomas de estrés crónico y *burnout* no eran una falla personal. Por el contrario, apuntaban a fuerzas sistémicas de mayor alcance, como la falta de apoyo a las madres trabajadoras y a las empresarias. Al conocer estas estadísticas, Robyn se sintió con ánimos para dar el siguiente paso en el camino hacia un estrés saludable que la llenara de energía en lugar de agotarla. Aceptó seguir con la gratitud como segunda intervención de su regla del dos.

Para empezar a practicar la gratitud a diario, Robyn colocó un cuaderno y un bolígrafo en su mesita de noche. Antes de dormir, tenía que escribir cinco cosas por las que se sentía agradecida ese día y por qué. Le indiqué que no tenía que extenderse mucho, que bastaba con un par de minutos cada noche.

Le expliqué que su gratitud no tenía que referirse a grandes pensamientos o acontecimientos decisivos. Podía ser algo tan sencillo como «me siento agradecida por tener unos brazos fuertes para sostener a mi bebé» o «me siento agradecida porque había sobras y no tuve que cocinar esta noche».

Eso fue lo que finalmente venció la resistencia de Robyn.

—De acuerdo —dijo—, parece bastante fácil.

También hablamos sobre la importancia de escribir su lista en un papel, en lugar de recitarla en voz alta o incluso anotarla en su teléfono o su laptop. El cerebro utiliza circuitos neuronales diferentes cuando escribimos a mano. Es más probable que recuerdes algo si lo escribes en papel.[12] ¿Alguna vez has escrito la lista de las compras a mano y después se te olvidó llevártela? Curiosamente, es probable que recordaras casi todos los artículos del listado, algo que no habría ocurrido si la hubieras anotado en tu teléfono y después la hubieras borrado sin querer.

A regañadientes, Robyn empezó a practicar la gratitud cada noche. Cuando vino a verme, cuatro semanas después, el monólogo fatalista y pesimista de su crítica interior era bastante más silencioso.

—Definitivamente, noto una diferencia. Mi estado de ánimo es menos crítico conmigo misma y más tranquilo —me explicó—. De vez en cuando, cuando pasa algo durante el día, pienso: «Tengo que apuntar esto en mi lista de gratitud esta noche». También empecé a prestar atención a las cosas más pequeñas. La palabra que usaría para describir el cambio es *saborear*. Ahora saboreo ciertos aspectos de mi vida en lugar de andar por el mundo en piloto automático —afirmó una Robyn segura de sí misma.

El cerebro de Robyn y sus vías habían empezado a cambiar gradualmente junto con su perspectiva. Había silenciado a su crítica interior y, en su lugar, había dejado espacio para que surgiera su mejor versión.

TÉCNICA n.º 14. Cataloga tu gratitud

1. Coloca un cuaderno y un bolígrafo o un lápiz al lado de tu cama.
2. Antes de dormir, escribe en el cuaderno cinco cosas por las que te sientes agradecido. Puede ser algo positivo que ocurrió durante el día o algo tan sencillo como tener agua caliente para bañarte.
3. Indica brevemente por qué estás agradecido por cada uno de los puntos de tu lista.
4. Mantén este ritual nocturno durante tres meses y comprueba cada cuatro semanas si tu perspectiva diaria cambió.

Durante mi lucha contra el estrés, la práctica diaria de la gratitud también me ayudó mucho. Al igual que Robyn, no podía imaginar hasta qué punto mejoraría mi nivel de estrés con esta sencilla práctica. Trabajaba ochenta horas a la semana enfrentándome a enfermedades y muertes en el hospital. No tenía tiempo, interés ni paciencia para escribir sobre mis sentimientos en un diario como una adolescente. Quería resultados basados en datos. Sin embargo, después de repasar la investigación, empecé mi propia práctica de gratitud nocturna antes de acostarme, no sin escepticismo.

A veces me costaba. Escribía cosas como «me siento agradecida por tener dos brazos y dos piernas»; «me siento agradecida por tener un corazón que late»; «me siento agradecida por tener unos pulmones que respiran». Atendía a muchos pacientes que no podían decir esas cosas, así que mi gratitud era auténtica. Si no la sentía auténtica, no lo escribía. Algunos días me costaba pensar en cinco cosas; otros días quería escribir más de cinco. Al principio, la mayoría de las noches solo quería apagar la luz e intentar dormir, pero mantuve la disciplina y escribí cinco cosas cada noche. Con el tiempo, mis pensamientos empezaron a cambiar. Como le ocurrió a Robyn, observé un cambio en mi perspectiva: de una actitud fatalista pasé a una calmada y centrada. Mi crítica interior fue perdiendo su poder poco a poco. Fue un cambio imperceptible que se produjo de forma gradual a lo largo de varias semanas.

Recuerdo perfectamente que un domingo soleado y primaveral iba por la calle y, de repente, pensé: «Vaya, no he escuchado a mi crítica interior en todo el fin de semana. De hecho, ¡creo que no la he oído en toda la semana!».

Sentí como si me hubiera quitado un peso de encima. Había aprendido a silenciar a mi crítica interior y a sacar lo mejor de mí gracias a cada una de las entradas de mi diario de gratitud.

Desde aquel día, no he dejado de practicar la gratitud. No lo hago todos los días como en los primeros años de entrenamiento de mi cerebro para aprender ese nuevo lenguaje, pero cuando la vida se pone estresante, empiezo a escribir en el diario de gratitud que continúa en mi mesita de noche. No falla: mis vías neuronales empiezan a recalibrarse, alejándose del estrés y recuperando la calma a través del proceso de reestructuración cognitiva. Se convirtió en una herramienta inestimable en mis momentos de estrés. Espero que a ti te ocurra lo mismo.

ESCRITURA TERAPÉUTICA

Puede que empieces tu práctica de gratitud a regañadientes, como hizo Robyn, y también que acabes disfrutándola. Plasmar tus pensamientos y emociones en el papel puede ser una experiencia catártica y terapéutica. Si has pasado por algo traumático, resulta todavía más importante que saques esos sentimientos dolorosos. A lo largo de los años, muchos de mis pacientes han liberado sus emociones reprimidas a través de un ejercicio de escritura científicamente comprobado: la *escritura expresiva*.

Como tú, mis pacientes tienen vidas ajetreadas, ocupadas y a veces caóticas. En el trabajo y en casa se ven sometidos a exigencias imposibles. Muchos sienten que siempre están «encendidos». No tienen la oportunidad de bajar la guardia, motivo por el que muchos de ellos experimentan una liberación emocional en cuanto entran en mi consultorio. Es su oportunidad de ser, por fin, sin más. Somos seres humanos, no hechos humanos, y la escritura expresiva puede ayudarnos a afrontar un poco mejor los diferentes papeles que tenemos que desempeñar. La ciencia lo avala.

La escritura expresiva, desarrollada por el psicólogo social James Pennebaker, es muy sencilla y engañosamente simple.[13]

TÉCNICA n.º 15. Exprésate

Aquí tienes instrucciones claras sobre la práctica de la escritura expresiva en palabras del propio Pennebaker:[14]

> Me gustaría que escribieras sobre tus pensamientos y sentimientos más profundos acerca de una cuestión emocional muy importante que te haya afectado, a ti y a tu vida. Cuando escribas, me gustaría que te dejes llevar de verdad y explores tus emociones y tus pensamientos más profundos. Puedes vincular el tema a tus relaciones con los demás, incluidos padres, amantes, amigos o parientes; a tu pasado, tu presente o tu futuro, o a la persona que has sido, quién te gustaría ser, o quién eres ahora. Puedes escribir sobre los mismos temas o experiencias generales todos los días [...] o sobre un tema diferente cada día. Todos tus escritos serán totalmente confidenciales. No te preocupes por la ortografía, la estructura de las frases o la gramática. La única regla es que cuando empieces a escribir, continúes haciéndolo hasta que se acabe el tiempo.

Los efectos de la escritura expresiva pueden tener un gran alcance. Se ha demostrado que ejerce un impacto positivo en un amplio abanico de elementos que influyen en ti y en tu vida: por ejemplo, dolencias físicas, depresión, ansiedad, angustia emocional, sistema inmunitario, volver a conseguir empleo después de perderlo, los días perdidos en el trabajo y, si eres estudiante, tu promedio.[15]

Uno de los hallazgos más consistentes entre los estudios sobre la escritura expresiva es que disminuye el número de visitas al médico porque ayuda a minimizar las dolencias físicas relacionadas con los trastornos vinculados al estrés (que, como ya hemos mencionado, suman entre el 60 y el 80 % de las consultas médicas). Imagina si pudiéramos enseñar a los pacientes a utilizar la escritura expresiva para sus síntomas físicos relacionados con el estrés. ¡Por una vez, tu médico no iría atrasado en la consulta!

He prescrito la escritura expresiva a muchos de mis pacientes de todas las edades y condiciones sociales, y casi todos se beneficiaron del ejercicio. Cuando yo era la paciente e intentaba salir de mi propio túnel de estrés, también utilicé la escritura expresiva. Sentía curiosidad por lo que me había ocurrido. La escritura expresiva sacó a la luz muchos pensamientos y sentimientos enterrados sobre una de las épocas más angustiosas de mi vida. Me ayudó a entender y encontrar sentido a ese momento concreto, ofreciéndome la perspectiva y la distancia emocional que tanto necesitaba. Me permitió desenredar muchos de mis nudos existenciales. Creo que la escritura expresiva es una de las técnicas, entre muchas otras que menciono en este libro, que me ayudaron a no volver a experimentar la estampida de caballos nunca más.

Seguí el mismo protocolo de escritura que analizó Pennebaker. Me tomaba entre quince y veinte minutos ininterrumpidos durante cuatro días consecutivos, me ponía un cronómetro y empezaba a escribir. Escribí sobre el evento traumático de sentir por primera vez aquella estampida de caballos salvajes (véase capítulo 1). Al final de mi experimento, me sentí mucho mejor. Tú también puedes conseguirlo.

No tienes que preocuparte ante la idea de que alguien encuentre o lea tus pensamientos privados. Al final de tu tiempo de escritura, puedes romper el papel y deshacerte de él. No se trata de conservar tus emociones, sino de liberarlas para que no se conviertan en un problema mayor que te afecte física o mentalmente. Es una técnica más para abrir la válvula de la tetera del estrés y dejar salir un poco de vapor terapéutico.

Si has pasado por una experiencia personal traumática que crees que podría tener algo que ver con tu estrés actual, es el momento de procesar tus emociones. La escritura expresiva te ayuda a soltar tu equipaje emocional para que puedas viajar ligero en tu camino hacia una vida con menos estrés y más resiliencia.

Por supuesto, incluso con técnicas que ayuden a tu biología a gestionar tu estrés, en ocasiones habrá elementos y experiencias en la vida que te dejarán fuera de juego. Nos pasa a todos. Jeanette, la administradora de un edificio de departamentos que se recuperaba de un derrame cerebral (la paciente de la que hablo en el capítulo 3), acudió a una visita de seguimiento seis meses después de su primera consulta. Me preocupé nada más de verla. Había ganado bastante peso y parecía haber sufrido algún problema físico, porque volvía a usar un bastón.

—La última vez que estuve aquí, pensaba que mi cerebro estaba descompuesto —me recordó—. Esta vez tengo el corazón roto.

Jeanette me contó los detalles: su pareja la había dejado unas semanas antes del crucero que tenían programado.

—Estaba mejorando mucho físicamente —me dijo—, pero supongo que no era lo bastante rápido para ella. Conoció a alguien más joven y se fue.

—Jeanette, lo siento mucho —le dije—. Debes de estar muy triste.

—¿Triste? ¡Lo que estoy es furiosa! —exclamó mientras golpeaba tres veces con el bastón en el suelo con el mismo ímpetu que recordaba de nuestra primera visita—. Le iba bien conmigo. ¡Y tuvo el descaro de llevarse a nuestro gato!

Sentí alivio al ver la fuerza de Jeanette, aunque se mostrara en forma de ira.

—El problema es que compartimos amigos —prosiguió Jeanette, agitando su bastón en el aire—, así que no tengo a nadie con quien hablar de esto. Llevaba dos semanas sin salir del departamento, hasta hoy.

—Tengo una nueva regla del dos para ti, Jeanette —le anuncié—. Primero, quiero que pidas cita para volver a ver a tu fisioterapeuta. ¿Lo harás?

Le brillaron los ojos.

—Supongo que no he colaborado mucho en mi recuperación del derrame pasándome los días sentada y comiendo palomitas de microondas y litros de helado en la comida y la cena. Está bien, mañana vuelvo.

A continuación, le indiqué la segunda parte de la regla del dos, que era la escritura expresiva. Le expliqué en qué consistía y le imprimí la descripción de Pennebaker para que se la llevara.

Un mes después, hablé con Jeanette por teléfono.

—¡Estoy en un conjunto de departamentos en la costa de Jersey! —me dijo ilusionada—. Mi primo millonario ha comprado varios y necesitaba a alguien que les echara un ojo y le informara si alguien necesita reparaciones o algo.

—¡Qué gran cambio, Jeanette! —exclamé.

—Cuando salí de su consultorio, hice el ejercicio de escritura expresiva durante la semana siguiente. ¡Vaya que si solté cosas sobre mi ex! Tuve que romperlo y tirarlo todo por el conducto de la basura del edificio —me explicó—. Pero le diré una cosa: ¡funcionó! Todavía tengo momentos de ira y tristeza, sobre todo por el gato y por no poder hacer el crucero. ¡Pero ahora tengo una playa entera! Así que no me puedo quejar.

Cuando le pregunté cómo estaba físicamente, me contestó:

—La cosa va lenta, pero, eh, el bastón está en el clóset y camino por la playa todos los días. Como ensaladas y he perdido poco más de un kilo.

Antes de colgar, le pregunté si su corazón roto también se estaba curando. Jeanette hizo una pausa y, a continuación, respondió:

—A ver, contemplo el mar desde mi balcón y pienso que la marea baja siempre vuelve a subir enseguida. ¿Verdad? Supongo que la vida también es así.

Supe que Jeanette estaría muy bien. Ahora estaba experimentando un estrés saludable, y el brillo de su resiliencia auténtica llegaba hasta mi consultorio de Boston desde la costa de Jersey. Había encontrado el modo de sacar lo mejor de sí misma.

Cuando le prescribí esta técnica a Carmen (del capítulo 3), la abogada convertida en artista, en su seguimiento, no sabía que sería su última regla del dos. Su terapia experimental contra el cáncer no funcionó y el tumor del ovario se extendió al hígado. No obstante, la vi tranquila y sonriente.

—¿Y ahora qué? —preguntó Carmen retóricamente—. ¿Se supone que debo rendirme, acurrucarme y morir? No estoy preparada. Tengo cosas que hacer.

Aunque tenía un aspecto un poco más frágil, Carmen estaba radiante de orgullo cuando me entregó una invitación para su exposición en tres semanas.

Desde nuestra visita anterior, Carmen había hecho grandes progresos cultivando su felicidad eudaimónica. Su regla del dos la había ayudado a encontrar sentido y propósito en sus esculturas y en pasar tiempo en la naturaleza.

—Hay una cosa de la que no me puedo librar —me dijo—. Recuerdo claramente el día que me ascendieron cuando trabajaba como abogada. No quería aceptarlo. Odiaba mi trabajo. Pero mi colega me convenció, así que acepté. Me arrepiento de haber ido en contra de mis principios. Quién sabe lo que habría pasado en mi vida si hubiera dicho «no», como me pedía mi voz interior.

Carmen todavía tenía asuntos pendientes. Para validar y normalizar su difícil experiencia, y ayudarla a sentirse menos aislada en su arrepentimiento, compartí con ella algunas investigaciones convincentes. El arrepentimiento más común al final de la vida es este: «Ojalá hubiera tenido el valor de vivir una vida fiel a mí mismo, no la vida que los demás esperaban de mí».[16]

Carmen no podía volver atrás y cambiar su decisión. Nadie puede hacerlo. Sí podía hacer la siguiente mejor opción: escribir sobre ello. Así, le prescribí el ejercicio de escritura expresiva. Carmen dedicó veinte minutos ininterrumpidos durante cuatro días consecutivos a escribir sobre sus sentimientos reprimidos de ira, enojo, dudas y arrepentimiento.

VIVE UNA VIDA EN UN DÍA

Tenía una última sugerencia para Carmen que me parece muy útil sea cual sea tu edad, cultura, situación económica, empleo o estado de salud física, tanto si crees que tienes setenta años como setenta días por delante. Es una reformulación que repito a menudo a mis pacientes: *vive una vida en un día*.

Mi papel en el cuidado de los pacientes consiste en ayudarlos a descubrir su resiliencia innata, su optimismo y su bienestar. Tanto si el paciente que tengo delante se enfrenta a las complejidades de un cáncer terminal como al dolor crónico o a las adversidades de la vida en general, aprender a vivir una vida en un día es uno de los principios de aplicación más universal que recomiendo.

Vivir una vida en un día no consiste en apretujar todo lo que se pueda en veinticuatro horas, como tal vez hayas pensado. Es el antídoto contra la cultura del esfuerzo laboral. Consiste en bajar el ritmo. Vivir una vida en un día consiste en incorporar los seis elementos que conforman el arco de una vida larga y significativa (infancia, trabajo, vacaciones, comunidad, soledad y jubilación) a *un solo día*. Cuando practiques el modo de vivir toda una vida en un día, podrás redefinir gradualmente tu sentido del tiempo, que es tu tesoro más preciado y amenazado, de una forma nueva y agradable. Vivir una vida en un día puede regalarte un intenso sentimiento de satisfacción al final de cada jornada. Porque, al fin y al cabo, todos vivimos con el tiempo prestado.

Veamos los seis elementos para vivir una vida en un día. No se trata simplemente de elementos deseables, sino que tienen todo el sentido clínico y psicológico. Incorpora cada una de estas etapas de la vida a un solo día.

- *Infancia:* dedica una parte del día a la infancia, sobre todo si eres adulto. Cultiva tu sentido del asombro y del juego. Diviértete porque sí. Encuentra tu estado de flujo, que hemos visto en el capítulo 3, como la forma óptima de felicidad.
- *Trabajo:* dedica un tiempo a trabajar cada día, ya sea de forma remunerada o no. Esta es tu oportunidad de fomentar tu sentido de la productividad y del éxito, ya que los estudios confirman que el trabajo tiene la capacidad de crear implicación, propósito y significado en nuestras vidas, sobre todo a medida que envejecemos.[17]
- *Vacaciones:* tómate unas vacaciones cada día para desconectar, relajarte y evadirte. Se trata de buscar el placer. Céntrate en lo que te aporta satisfacción: leer, hornear, una actividad artística, tocar música, nadar o incluso ver tu serie favorita en Netflix. Se trata de tomarse unas vacaciones mentales.
- *Comunidad:* pasa tiempo cada día con tu familia o con gente de tu comunidad. Conecta con personas que te aporten un sentimiento de pertenencia (amigos, familia, colegas cercanos, vecinos). No tiene por qué ser mucho tiempo; incluso una llamada rápida puede fomentar la conexión. Numerosos estudios demuestran que las relaciones humanas constituyen el principal indicador de felicidad a lo largo de nuestra vida.[18]
- *Soledad:* también es importante dedicar un tiempo a la soledad cada día. La soledad puede aumentar la sensación de bienestar y estimular la creatividad y la capacidad natural de relacionarnos con los demás.[19]
- *Jubilación:* por último, plantéate la posibilidad de dedicar un tiempo a diario para realizar una pausa, reflexionar y hacer balance de tu actividad y de tus logros, grandes y pequeños. Paradójicamente, cuanto más mayores somos, más felices nos sentimos.[20]

Estos seis elementos para vivir toda una vida en un solo día son aplicables prácticamente a todo el mundo. Cuando sugiero esta técnica a mis pacientes terminales, a los que solo les quedan semanas o meses de vida, les aporta vitalidad para los días que les restan sintiéndose fuertes e importantes. A mis pacientes con enfermedades crónicas les permite sentir fuerza y avanzar, incluso en los momentos en que su enfermedad resulta debilitante. En cuanto a mis pacientes sanos pero estresados, les permite replantearse su enfoque e implicarse más en sus vidas.

Independientemente del momento vital en el que te encuentres, vivir una vida en un día puede ayudarte a mantenerte atento y presente mientras se desarrolla tu día, sean cuales sean las circunstancias a las que te enfrentes en ese momento. Es una lente panorámica que te ayuda a ver la vida a largo plazo y, por su diseño, te permite dar lo mejor de ti mismo.

UNA CARTA DE AMOR A TI MISMO

Como aprendiste en este quinto reajuste, las palabras y las imágenes pueden ser herramientas poderosas para ayudarte a sacar lo mejor de ti en momentos de estrés desadaptativo. Esto se debe a que los seres humanos aprendemos principalmente de manera visual; la mayoría aprendemos mejor cuando tenemos datos visuales en los que apoyarnos. Cuando te embarques en tu viaje hacia la reducción del estrés, plantéate la posibilidad de utilizar esta información en tu beneficio. Intenta incorporar señales visuales y mensajes de amor propio a tu vida cotidiana para ayudarte a avanzar.

Pon a la vista, en el refrigerador, tu objetivo SUMO y el plan hacia atrás para que los veas fácilmente todos los días. Crea un recordatorio diario en tu calendario para tu paseo o tu práctica de la gratitud. Coloca en un lugar visible una lista semanal con las actividades de tu regla del dos para ir marcándolas. Cuando lo consigas cada día, añade una gran marca y dedica unos segundos a disfrutar de tu sensación de éxito. Utiliza todos los recordatorios visuales que necesites para recordarte que eres más fuerte que tu estrés. Y cada mañana elígete a ti mismo por encima del estrés.

Durante mi propia historia de estrés, utilicé muchas señales visuales para mantenerme centrada en mi futuro yo. Escribía citas inspiradoras o mensajes de ánimo para mí misma en notas adhesivas y los repartía por mi departamento. Una de mis frases favoritas era: «Se te permite ser a la vez una obra maestra y un trabajo en curso».[21] Me ayudó a ser más compasiva conmigo misma durante mi historia de estrés. También hice un póster grande para ponerlo en la entrada de mi departamento. Simplemente decía DO («HAZ») en letras grandes en blanco y negro. Nada más. Cuando entraba y salía, mis ojos se posaban de forma natural en aquellas letras vistosas que me ayudaban a ponerme en acción. Necesitaba ese recordatorio a menudo. No necesitas una aplicación, ni un *smartwatch* ni otros recordatorios tecnológicos. Un plumón y una cartulina funcionan igual de bien.

Un mes después de nuestra última visita, Carmen me envió este correo electrónico: «Gracias, doctora Nerurkar. Seguí su consejo con la escritura, la escultura y la naturaleza. Puse una cartulina en mi habitación que dice: "Vive una vida cada día", y lo he hecho. No conocía la diferencia entre sanar y curarse, pero ahora la conozco. Nunca me curaré, pero al menos siento, por fin, que sané».

Guardé ese correo.

Carmen celebró su exposición en la galería unas semanas después, rodeada de su familia, sus amigos y sus antiguos colegas. Su hermana me envió fotos en las que Carmen aparecía radiante y alegre, la misma imagen de una profunda satisfacción.

Carmen murió dos meses después.

El final de la vida de Carmen estuvo impregnado de alegría, significado, propósito y plenitud. Aunque nunca se curó, Carmen sintió por fin que sanaba. Adoptó de todo corazón las técnicas del quinto reajuste —escribiendo la lista de gratitud y experimentando con la escritura terapéutica—, junto con los principios de vivir una vida en un día. A través de la superación de su inimaginable experiencia con la enfermedad, Carmen encontró el modo de sacar lo mejor de sí misma. En el proceso ayudó a muchos de los que la cuidábamos a ser mejores versiones de nosotros mismos. A menudo pienso en nuestras esclarecedoras conversaciones. Carmen empezó siendo una alumna del estrés, pero al ver cómo aceptaba el final de su vida lo tuve claro: la alumna se había convertido en maestra.

8
LA VÍA RÁPIDA

> Y entonces llegó el día en que el riesgo de permanecer apretado en un capullo fue más doloroso que el riesgo de florecer.
>
> Atribuido a Anaïs Nin

Ya tienes la lista de los 5 cambios completa y quince técnicas diseñadas para ayudarte a superar tu estrés nocivo y desadaptativo. Hemos caminado juntos hasta aquí, pero la última parte de tu viaje la harás solo. Ha llegado el momento de que pongas en práctica los conocimientos adquiridos, de que utilices las técnicas de los 5 cambios y la regla del dos de la resiliencia como herramientas de tu equipo. Ahora te toca a ti tomar esas herramientas y darles un buen uso, porque los cambios y las técnicas solo funcionan si tú los pones en práctica.

Puede parecer desalentador, y ya hemos hablado de las numerosas razones por las que el cambio da miedo, pero sé que estás preparado y, en el fondo, tú también lo sabes. Aunque no confíes plenamente en tu capacidad para lograr el cambio, da el primer paso. Te animo desde la distancia. Además, tengo la máxima confianza en tu capacidad para hacer esto por ti mismo. Por tanto, considera estas palabras como mi invitación oficial: ¡es tu momento para iniciar el valiente y gratificante proceso de introducir cambios en tu vida!

QUÉ HACE TU CEREBRO PARA QUE SE PRODUZCA EL CAMBIO

«No puedo creer que haya dejado que las cosas se pongan tan mal antes de decidirme a cambiar». He escuchado estas palabras a mis pacientes, así como a mis amigos y familiares, en innumerables ocasiones. Yo misma me las dije en un momento dado. Ese pensamiento no es una señal de que estés fracasando; es una señal de progreso. Desde un punto de vista científico, llegar a esa conclusión o a una similar es el camino natural hacia el cambio que tu cerebro necesita tomar. Así, cuando pienses esto, piensa también que estás mucho más cerca del cambio de lo que crees.

Aunque nuestra cultura del esfuerzo laboral nos cuenta historias de personas que tuvieron un momento inspirador y decisivo que las impulsó a dar un giro de ciento ochenta grados, eso es ficción. No es la realidad. Nunca he tenido un paciente que me haya dicho que un solo momento concreto le haya hecho cambiar. El cambio no es un acontecimiento puntual. Son miles de momentos cruciales que van ganando impulso y fuerza con el tiempo. El cambio es un lento amanecer que suele nacer del hartazgo respecto a una situación.

Un grupo de investigadores que trabajaron con fumadores a finales de la década de 1970 desarrollaron lo que llamaron *modelo de las etapas del cambio*, o *modelo transteórico del cambio*, en el que se identificaban cinco etapas:[1]

1. *Precontemplación:* puedes ser consciente o no de las advertencias de tu canario; quizá todavía no las reconozcas como un

problema en tu caso. De hecho, puede que incluso te defiendas contra esas advertencias.
2. *Contemplación:* poco a poco te vas dando cuenta de que esas advertencias del canario podrían ser un problema para ti, pero todavía no estás preparado para el cambio. Estás sopesando tus opciones, preguntándote si es mejor ignorar las advertencias en lugar de hacer algo al respecto.
3. *Preparación:* decidiste que quieres hacer algo con las advertencias de tu canario. Por ejemplo, estás leyendo este libro y pensando cuál de los 5 cambios puedes introducir en tu vida.
4. *Acción:* por fin estás preparado para actuar y ocuparte de esas advertencias. Pones en práctica los 5 cambios, dos técnicas a la vez (tu regla del dos), y empiezas a cosechar los beneficios de la reducción del estrés y el aumento de la resiliencia.
5. *Mantenimiento:* mediante un pequeño esfuerzo sostenible, introdujiste los 5 cambios en tu vida diaria. Tu cerebro creó nuevas vías para reducir el estrés y potenciar tu resiliencia, y funciona de manera distinta debido a tus acciones.

Si recuerdas algunos de los cambios más importantes que has realizado en tu vida, como cambiar de trabajo o empezar una nueva relación, lo más probable es que pasaras por estas cinco etapas antes de tomar la decisión final de actuar. Por tanto, si te sientes mal y te preguntas: «¿Cómo dejé que las cosas se pusieran tan mal?», dedícate un poco de compasión y felicítate. Probablemente estés en la segunda o la tercera fase del cambio, mucho más lejos de lo que crees.

CONFÍA EN EL PROCESO

Estas cinco etapas por las que pasan el cerebro y el cuerpo antes de que tomes la decisión de actuar pueden ser un poco diferentes para cada persona. Tu viaje de curación será único para ti. Así, si te has sentido ansioso, enojado, frustrado, decepcionado, temeroso o incluso a veces indiferente mientras atraviesas estas etapas en tu viaje por el estrés, reconoce que cada emoción que experimentas es válida y normal. El crecimiento es un proceso desordenado, no lineal. El truco está en confiar en el proceso y seguir adelante, incluso en los momentos intermedios caóticos. Algunos días darás grandes saltos y otros sentirás que apenas avanzas. Sea cual sea tu trayectoria o tu velocidad, confía en que estás progresando en tu viaje por el estrés. Porque es así.

A medida que vayas incorporando a tu vida las técnicas de este libro, de dos en dos, es posible que a veces te sientas frustrado porque los cambios te parecen muy lentos. Todos queremos la vía rápida cuando se trata de reducir el estrés y potenciar la resiliencia. Resulta muy tentador saltarse los pasos intermedios y llegar a la meta. Por supuesto que lo es, porque nuestra cultura del esfuerzo laboral valora la velocidad como una virtud moderna. Sin embargo, el cerebro y el cuerpo tienen su propio calendario. Trabajan a su ritmo, sin prisas. Los cambios de mentalidad, las prácticas y las técnicas expuestas en este libro respetan ese ritmo. Para cambiar tu biología, tienes que trabajar con su cronología en lugar de competir contra ella. Los pasos lentos, pequeños y constantes representan el camino más seguro, sostenible y duradero para llegar a tu línea de meta, que es tener menos estrés y más resiliencia.

¿Recuerdas el cuento infantil *La liebre y la tortuga*? Tu cerebro y tu cuerpo son muy parecidos cuando se trata de progresar con tu estrés:

Érase una vez una liebre muy veloz que presumía de ello ante todos los animales del bosque. Un día, se encontró con una tortuga que caminaba muy despacio. La liebre se burló de su lentitud.

—Hagamos una carrera y veamos quién gana —propuso la tortuga.

Al empezar la carrera, la liebre salió disparada, mientras que la tortuga avanzó lentamente. Al ver que tenía una gran ventaja con respecto a la tortuga, la liebre se paró en un árbol a descansar. La tortuga siguió avanzando, poco a poco y sin detenerse.

Cuando la liebre despertó, vio angustiada que la tortuga estaba a punto de llegar a la meta. La liebre corrió y corrió, pero fue demasiado tarde. La tortuga cruzó la meta, agotada pero feliz.

Poco vale el talento sin esfuerzo.[2]

Imagina que la tortuga hubiera empezado a cuestionarse sus habilidades durante la carrera: «Soy muy lenta. Nunca ganaré esta carrera. La liebre es mucho más rápida que yo. Me va a destrozar. ¿Por qué molestarme en intentarlo? Voy a fracasar de todos modos. Mejor me rindo. Olvídate de esta basura. Me retiro».

Sin duda, el monólogo interior negativo de la tortuga habría saboteado sus esfuerzos.

Pero no fue eso lo que ocurrió. La tortuga no creyó en la primacía de la velocidad. Confió en que su naturaleza lenta pero constante acabaría ganando. No se desanimó por su ritmo, y se centró en su tenacidad y su perseverancia.

Adopta la mentalidad de la tortuga. Concéntrate en dar dos pequeños pasos a la vez. Empieza poco a poco y ve despacio. Quizá tus dos pasos consistan en dar la vuelta a la manzana cada día y dedicar uno de tus descansos en el trabajo a realizar unos estiramientos suaves en lugar de mirar las redes sociales. Sean cuales sean esos dos pasos, que sean pequeños y centrados. Con el tiempo estarás preparado para dar dos pasos más porque los dos primeros ya te resultarán fáciles y manejables.

Algunos días serán más fáciles que otros. Los días en los que te parezca imposible, al menos pregúntate a ti mismo: «¿Qué es lo único que puedo hacer durante cinco minutos que me ayudará a sentirme mejor hoy?». Aunque un día solo puedas hacer cinco minutos de respiración diafragmática, estarás enviando a tu cerebro y a tu cuerpo el mensaje de que estás reseteando tu estrés. Los días que no tengas energía o tiempo para resetear tu estrés, concédete un poco de compasión y empieza de nuevo al día siguiente. Los estudios demuestran que las oportunidades perdidas ocasionales no afectan negativamente a la capacidad del cerebro para formar hábitos saludables que reduzcan el estrés.[3] Los baches forman parte del proceso de cambio. Sigue avanzando siempre que puedas.

Cuando apliques los 5 cambios a tu vida, piensa hasta qué punto apoyarías a un ser querido, cómo lo animarías en su determinación y le perdonarías sus tropiezos, cómo tratarías de tener compasión y comprensión por lo que está pasando. A continuación, dedícate a ti mismo ese trato. Porque cada paso adelante cuenta.

SÉ AMABLE CONTIGO MISMO

La compasión hacia uno mismo cuando se está estresado no es una emoción fácil de cultivar en el momento, pero puede ejercer un profundo efecto en el estrés. Tratar de ser un poco más compasivo contigo mismo en tu viaje por el estrés puede ser uno de los caminos más eficaces para avanzar. Casi todas las técnicas de este libro funcionan mejor cuando eres capaz de verte a ti mismo a través de la lente de la autocompasión. Esto se debe a que la compasión puede ayudar a cambiar al cerebro y al cuerpo, ya que actúa como un amortiguador protector contra el estrés.

Las investigaciones demuestran que la autocompasión puede reducir los niveles de cortisol, ayudarte a afrontar situaciones difíciles y proteger tu salud mental, contribuyendo así a mejorar el estrés.[4] La compasión también puede actuar sobre regiones cerebrales específicas que regulan el estrés, como la amígdala. Un estudio examinó los escáneres cerebrales de cuarenta participantes y descubrió que la amígdala estaba más activa cuando las personas analizadas eran autocríticas y menos activa en los casos en que se practicaba la autoconfianza compasiva.[5] En otro estudio con 46 mujeres, las que tenían mayores niveles de autocompasión mostraron niveles más bajos de estrés percibido.[6] No obstante, resulta mucho más fácil ser autocrítico que autocompasivo cuando se está estresado. ¿Por qué somos nuestro peor crítico en un momento en el que sería mejor que fuéramos nuestro mayor apoyo?

«Estamos profundamente apegados a la autocrítica, y en cierto nivel probablemente pensamos que el dolor es útil —escriben Kristin Neff y Chris Germer, dos psicólogos que estudian la autocompasión—. Se podría decir que la motivación de la autocompasión surge del amor, mientras que la motivación de la autocrítica surge del miedo».[7]

Para muchos de mis pacientes, el estrés y el miedo a menudo van de la mano. El cerebro procesa el miedo y el estrés en la misma región, la amígdala, así que parece lógico. Sin embargo, con la lente de la autocompasión puedes replantearte tu miedo y tu estrés, mediante las técnicas que ofrezco en los 5 cambios, y caminar hacia un futuro mejor para tu salud mental. La buena noticia es que la autocompasión, junto con todo lo que contiene este libro, es una habilidad que se puede aprender, practicar y perfeccionar gracias a la increíble capacidad de neuroplasticidad de tu cerebro.

Según Neff y Germer, «si realmente nos preocupamos por nosotros mismos, haremos cosas que nos ayudarán a ser felices, como emprender nuevos proyectos desafiantes o aprender nuevas habilidades».[8]

De asumir retos y aprender nuevas habilidades trata *Los 5 cambios para superar el estrés*.

ELIGE TU FUTURO YO

Durante mi práctica clínica he sido testigo de primera mano de cientos de transformaciones de pacientes y he escuchado las historias de éxito de personas que asistieron a mis charlas. Muchas de ellas estaban en la vía rápida hacia el *burnout* y los problemas crónicos de salud, y algunas incluso habían sufrido daños permanentes en sus relaciones y sus trabajos debido a su gestión del estrés. Nadie habría apostado por su éxito en la lucha contra el estrés porque lo tenían todo en contra, pero lograron atravesar ese oscuro túnel para compartir su historia de éxito conmigo.

Le he preguntado a muchas de esas personas (cuya biología es idéntica a la tuya y la mía) cómo se convirtieron en su propia historia de éxito. ¿Qué pensaron, creyeron y, en última instancia, hicieron para salir arrastrándose de su espectro del estrés? Cada una de ellas me contó lo mismo con sus propias palabras. Si había un hilo común que unía todas esas historias era que su voluntad de querer algo mejor para sí mismos finalmente superó a su necesidad de seguir igual. *Eligieron a su futuro yo.*

Imagina vivir tu vida como tu yo del futuro, con menos estrés. Imagina a tu futuro yo triunfando y alcanzando tu objetivo SUMO. ¿Cómo te comportarías? ¿Qué acciones emprenderías cada día? ¿Qué te dirías a ti mismo en tu camino hacia el éxito? Es fácil interponerse en el propio camino cuando se trata de mantener el rumbo en cualquier viaje relacionado con la salud. Sin embargo, si lo puedes ver, puedes serlo. Visualizarte a ti mismo como una persona que ya alcanzó el éxito puede ayudarte a mantener el rumbo y el impulso mientras pasas por los 5 cambios, incluso cuando las cosas se pongan difíciles en tu viaje por el estrés. Piensa que eres una historia de éxito en ciernes y tu cerebro te ayudará a conseguirlo con cada reajuste. Como afirmó la escritora Brené Brown, «un día contarás tu historia de cómo superaste lo que pasaste, y será una guía de supervivencia para otra persona».

Confía en tu capacidad de resiliencia. Estás en camino.

PROGRESO, NO PERFECCIÓN

A medida que te acercas a tu yo futuro, paso a paso, puedes perder de vista dónde empezaste y lo lejos que has llegado en tu viaje por el estrés. Somos historiadores imprecisos cuando se trata de nuestro propio progreso. Cuando lo vives día tras día, resulta difícil ver la distancia recorrida. Si alguna vez has participado en un programa de *fitness* o de pérdida de peso, sabes de qué hablo. Realmente no crees que estés haciendo progresos día a día. Las personas de tu vida (familia, *roomies*, colegas) no notan ningún cambio. Pero entonces te vas de fin de semana con una amiga que no ves desde hace seis meses, y no puede creer lo diferente que eres. Por eso es tan importante medir los progresos de manera objetiva.

Al principio de este libro realizaste algunos ejercicios como calcular tu puntuación personal de estrés de referencia, crear tu objetivo SUMO y diseñar un plan hacia atrás para ayudarte a alcanzarlo. Todas estas son medidas excelentes y objetivas para seguir tu progreso. Mientras introduces los 5 cambios en tu vida, revisa tus avances cada cuatro semanas y hazte estas preguntas:

- «¿Cuál es mi nueva puntuación personal de estrés?».
- «¿Mi objetivo SUMO original continúa pareciéndome el adecuado?».
- «¿Coincide mejor otro objetivo SUMO con mi situación actual?».
- «¿En qué paso de mi plan hacia atrás me encuentro actualmente?».
- «¿Mis técnicas actuales de la regla del dos están ya conectadas a mi cerebro?».
- «¿Puedo añadir dos técnicas más para acercarme a mi futuro yo y mi objetivo SUMO?».

Es posible que pienses que tu estrés no ha cambiado gran cosa, pero cuando analices tu situación a las cuatro semanas, de nuevo a las ocho semanas y después a las doce semanas, te sorprenderás de lo mucho que has progresado y de lo lejos que has llegado.

También es importante reconocer que el crecimiento puede ser interno aunque no puedes verlo desde el exterior. Uno de mis ejemplos favoritos de crecimiento pertenece al mundo natural, concretamente al bambú chino, que no muestra señales de crecimiento durante los primeros cinco años, pero después crece nada menos que 27 metros en seis semanas. La maravilla de este fenómeno natural es el increíble cambio interno que se produce en los cinco primeros años y que es simplemente invisible para el mundo exterior. 27 metros en seis semanas puede parecer un cambio muy repentino, pero no lo es: tuvieron que ocurrir pequeños cambios graduales para que se produzcan los grandes cambios a la vista de todos. Por supuesto, no vas a tardar cinco años en ver cambios en tu estrés, pero el bambú es un buen recordatorio de que el crecimiento puede estar ocurriendo por dentro aunque no lo veas por fuera.

Al principio de mi lucha contra el estrés, encontré consuelo en un concepto de Jon Kabat-Zinn: «Cultivar una nueva práctica en nuestro interior es como cultivar un jardín. Cuando plantas semillas en un jardín, les das tiempo para que broten y se conviertan en arbolitos. Tratas a esos arbolitos tiernos con delicadeza y compasión».[9] Intenta ver las técnicas de los 5 cambios que estás introduciendo en tu vida de esa misma forma. Dales tiempo para que echen raíces fuertes y broten.

En tu viaje, céntrate en tu progreso y olvídate de la perfección. Es un mito que no existe. Resulta fácil obsesionarse con el destino final que es tu objetivo SUMO, y perder de vista el enorme y valioso trabajo que estás haciendo. Al final llegarás a ese objetivo que te fijaste, pero cada paso que des en el camino es un paso más hacia la mejora de tu estrés.

Cuando te des cuenta de que has progresado, celebra cada victoria, tanto si es grande como pequeña. Las grandes victorias son fáciles de celebrar porque saltan a la vista, pero las pequeñas (en las que te esforzaste igual) también merecen tu reconocimiento. ¡Felicítate por tu avance y sigue adelante!

LA TORMENTA PERFECTA Y EL IMPERMEABLE

A lo largo de los años he tenido el honor de presenciar las transformaciones de muchos de mis pacientes cuando se convirtieron en su futuro yo. Mi momento favorito de cada una de sus historias es el momento del foco. Es ese momento en el que, literalmente, se adivina un destello de esperanza y comprensión en los ojos de una persona. Mis pacientes me dicen: «Doctora Nerurkar, ¡me curó el estrés!». Y mi respuesta es siempre la misma: «No, yo no curé tu estrés. ¡Lo has hecho *tú*! Yo solo era un espejo». Creo firmemente que tienes el poder dentro de ti para curar tu propio estrés. Yo simplemente sirvo como un espejo en tu viaje para reflejar tu progreso. Puedo darte herramientas, instrucciones y datos, pero solo tú puedes resetear tu propio estrés.

Ese trabajo está en tus manos. Igual que mi confianza en ti.

Las técnicas de este libro están pensadas para cambiar gradualmente tu cerebro y tu cuerpo a fin de padecer menos estrés en el presente, pero también están destinadas a protegerte del estrés en el futuro. Inevitablemente, te vas a enfrentar a tormentas inesperadas y desafiantes en tu vida. Espero que estas técnicas te sirvan de impermeable, para mantenerte abrigado, seguro y seco ante cualquier tormenta perfecta.

Durante tus días más tormentosos, quiero que recuerdes estas palabras de Pema Chödrön...

«Tú eres el cielo. Todo lo demás es solo el clima».

AGRADECIMIENTOS

Son muchas las personas que contribuyeron a que las ideas de *Los 5 cambios para superar el estrés* pasen de mi escritorio a tus manos. Mel Berger, mi agente literario de WME y una leyenda en su profesión, me animó durante casi una década mientras yo me planteaba la posibilidad de escribir este libro. Mi editora de HarperOne, Anna Paustenbach, me guio en cada etapa de la creación del libro con amabilidad y compasión. El numeroso y entregado personal de HarperCollins Publishers, HarperOne y WME dedicó a *Los 5 cambios para superar el estrés* todo su cuidado y atención: Judith Curr, Laina Alder, Aly Mostel, Chantal Tom, Jessie Dolch, Melinda Mullin, Ann Edwards, Ty Anania y muchos otros. Marcia Wilkie, mi compañera de escritura y «terapeuta del libro», me ayudó a humanizar la ciencia y me mantuvo animada durante el proceso de escritura. Lori Lousararian y Tracy Cole, de Rogers and Cowan PMK, ampliaron el alcance de *Los 5 cambios para superar el estrés* y su mensaje. A mi agente, Jennifer Bowen, y a todo el equipo de Leigh Bureau: gracias por defender mi trabajo ante públicos de todo el mundo. Mis mentores y colaboradores de la Facultad de Medicina de Harvard, el Centro Médico Beth Israel Deaconess y el Hospital Universitario Cooper —Russ Phillips, Nancy Oriol, Gloria Yeh, Ted Kaptchuk, Roger Davis, Kelly Orlando, Jayne Sheehan, Jill y Hung Cheng, Vijay Rajput, Anna Headley y Ed Viner— me enseñaron a ejercer y a aplicar el humanismo en la medicina. A mis pacientes: fue un honor atenderlos y me enseñaron mucho a cambio. Mis poderosas amigas de los medios —Arianna Huffington, Eve Rodsky, Sweta Chakraborty y Laurie Siedman— me animaron a no tener miedo y a jugar a lo grande. Mi círculo íntimo —Kristin Hurst, Arati Karnik, Chrissa Santoro, Shuma Panse, Berett Shaps, Natalie Meyer, Rachel Daricek, Jyoti Phadke, Debra y Doug Williams, y Beth y Marty Magid—: su fiel amistad me ha ayudado a hacer realidad mis sueños. Mis padres, Anil y Meena Nerurkar, me lo dieron todo y me enseñaron a vivir con entusiasmo y determinación. A mi maravillosa familia ampliada —los Nerurkar, los Vaze y los Grayson, en Estados Unidos, la India y los Países Bajos—, gracias por el sentido de tribu y por las risas. Y, lo más importante, Mac y Zoë, las dos grandes bendiciones de mi vida. Todo lo que hago es más alegre y tiene más sentido porque puedo compartirlo con ustedes.

NOTAS

Introducción

1. Oracle and Workplace Intelligence, LLC, *AI@@Work Study 2020: As Uncertainty Remains, Anxiety and Stress Reach a Tipping Point at Work*, 2020, <https://www.oracle.com/a/ocom/docs/oracle-hcm-ai-at-work.pdf>.
2. «Burnout Nation: How 2020 Reshaped Employees' Relationship to Work», *Spring Health*, diciembre de 2020, <https://springhealth.com/wp-content/uploads/2020/12/Spring-Health-Burnout-Nation.pdf>.

Capítulo 1. Qué te está diciendo realmente tu estrés

1. Aditi Nerurkar, Asaf Bitton, Roger B. Davis *et al.*, «When Physicians Counsel About Stress: Results of a National Study», *JAMA Internal Medicine*, vol. 173, n.º 1, 2013, págs. 76-77, <https://doi.org/10.1001/2013.jamainternmed.480>.
2. Bill Hathaway, «Yale Researchers Find Where Stress Lives», *YaleNews*, 27 de mayo de 2020, <https://news.yale.edu/2020/05/27/yale-researchers-find-where-stress-lives>; Elizabeth V. Goldfarb, Monica D. Rosenberg, Dongju Seo, *et al.*, «Hippocampal Seed Connectome-Based Modeling Predicts the Feeling of Stress», *Nature Communications*, n.º 11, 2020, pág. 2650, <https://www.nature.com/articles/s41467-020-16492-2>.

3. Aditi Nerurkar, «Meditation vs. Medication: Which Should You Choose?», *HuffPost.com*, última actualización: 30 de julio de 2013, <https://www.huffpost.com/entry/benefits-of-meditation_b_820177>.
4. Brian Walker y David Salt, «The Science of Resilience», Resilience.org, 27 de noviembre de 2018, <https://www.resilience.org/the-science-of-resilience/>.
5. Dike Drummond, «Are Physicians the Canary in the Coal Mine of Medicine?», *You Can Be a Happy MD*, 21 de enero de 2013, <https://www.thehappymd.com/blog/bid/285686/are-physicians-the-canary-in-the-coal-mine-of-medicine>.
6. Sheldon Cohen, Tom Kamarck y Robin Mermelstein, «A Global Measure of Perceived Stress», *Journal of Health and Social Behavior*, vol. 24, n.º 4, diciembre de 1983, págs. 385-396, <https://doi.org/10.2307/2136404>.
7. «Workplace Burnout Survey: Burnout Without Borders», Deloitte.com, consultado el 4 de octubre de 2014, <https://www2.deloitte.com/us/en/pages/about-deloitte/articles/burnout-survey.html>.
8. «The World Health Report 2001: Mental Disorders Affect One in Four People», OMS, 28 de septiembre de 2001, <https://www.who.int/news/item/28-09-2001-the-world-health-report-2001-mental-disorders-affect-one-in-four-people>.
9. «Burn-out an "Occupational Phenomenon": International Classification of Diseases», OMS, 28 de mayo de 2019, <https://www.who.int/news/item/28-05-2019-burn-out-an-occupational-phenomenon-international-classification-of-diseases>.
10. «Stress in America: Money, Inflation, War Pile on to Nation Stuck in COVID-19 Survival Mode», *American Psychological Association*, 10 de marzo de 2022, <https://www.apa.org/news/press/releases/stress/2022/march-2022-survival-mode>.
11. «Mental Health Replaces COVID as the Top Health Concern Among Americans», *Ipsos*, 26 de septiembre de 2022, <https://www.ipsos.com/en-us/news-polls/mental-health-top-healthcare-concern-us-global-survey>.
12. «Asana Anatomy of Work Index 2022: Work About Work Hampering Organizational Agility», *Asana*, 5 de abril de 2022, <https://investors.asana.com/news/news-details/2022/Asana-Anatomy-of-Work-Index-2022-Work-About-Work-Hampering-Organizational-Agility/default.aspx>.

13. Jean M. Twenge y Thomas E. Joiner, «Mental Distress Among U.S. Adults During the COVID-19 Pandemic», *Journal of Clinical Psychology*, vol. 76, n.º 12, diciembre de 2020, págs. 2170-2182, <https://pubmed.ncbi.nlm.nih.gov/33037608/>; Anjel Vahratian, Stephen J. Blumber, Emily P. Terlizzi *et al.*, «Symptoms of Anxiety or Depressive Disorder and Use of Mental Health Care Among Adults During the COVID-19 Pandemic – United States, August 2020-February 2021», *Morbidity and Mortality Weekly Report*, vol. 70, n.º 13, abril de 2021, págs. 490-494, <https://www.ncbi.nlm.nih.gov/pmc/articles/PMC8022876/>.
14. Joe Gramigna, «Adults' Unmet Mental Health Care Need Has Increased Since Onset of COVID-19 Pandemic», Helio Psychiatry, 1 de abril de 2021, <https://www.healio.com/news/psychiatry/20210401/adults-unmet-mental-health-care-need-has-increased-since-onset-of-covid19-pandemic>; Anjel Vahratian, Emily P. Terlizzi, Maria A. Villarroel *et al.*, «Mental Health in the United States: New Estimates from the National Center for Health Statistics», NCHS, 23 de septiembre de 2020, <https://www.cdc.gov/nchs/data/events/nhis-mental-health-webinar-2020-508.pdf>.
15. «Pandemic Parenting: Examining the Epidemic of Working Parental Burnout and Strategies to Help», Office of the Chief Wellness Officer and College of Nursing, The Ohio State University, mayo de 2022, <https://wellness.osu.edu/sites/default/files/documents/2022/05/OCWO_ParentalBurnout_3674200_Report_FINAL.pdf>.
16. Kristy Threlkeld, «Employee Burnout Report: COVID-19's Impact and 3 Strategies to Curb It», Indeed.com, 11 de marzo de 2021, <https://www.indeed.com/lead/preventing-employee-burnout-report>.
17. Aditi Nerurkar, Asaf Bitton, Roger B. Davis *et al.*, «When Physicians Counsel About Stress: Results of a National Study», *JAMA Internal Medicine*, vol. 173, n.º 1, 2013, págs. 76-77, <https://jamanetwork.com/journals/jamainternalmedicine/fullarticle/1392494>.

Capítulo 2. Qué piensa tu cerebro sobre el estrés

1. Aditi Nerurkar, «The Trauma of War on Ukrainian Refugees», Forbes.com, 4 de marzo de 2022, <https://www.forbes.com/sites/aditinerurkar/2022/03/04/the-psychology-of-the-refugee-experience-ukraine/?sh=52a42b9668dd>.
2. Bill Hathaway, «Yale Researchers Find Where Stress Lives», *YaleNews*, 27 de mayo de 2020, <https://news.yale.edu/2020/05/27/

yale-researchers-find-where-stress-lives>; Elizabeth V. Goldfarb, Monica D. Rosenberg, Dongju Seo *et al.*, «Hippocampal Seed Connectome-Based Modeling Predicts the Feeling of Stress», *Nature Communications*, n.º 11, 2020, art. n.º 2650, <https://www.nature.com/articles/s41467-020-16492-2>.

3. Aditi Nerurkar, «Meditation vs. Medication: Which Should You Choose?», *HuffPost.com*, última actualización: 30 de julio de 2013, <https://www.huffpost.com/entry/benefits-of-meditation_b_820177>.
4. Thomas H. Holmes y Richard H. Rahe, «The Social Readjustment Rating Scale», *Journal of Psychosomatic Research*, vol. 11, n.º 2, agosto de 1967, págs. 213-218, <https://www.sciencedirect.com/science/article/abs/pii/0022399967900104?via%3Dihub>.
5. Peter A. Noone, «The Holmes – Rahe Stress Inventory», *Occupational Medicine*, vol. 67, n.º 7, octubre de 2017, págs. 581-582, <https://academic.oup.com/occmed/article/67/7/581/4430935>.
6. Gretchen Rubin, «What You Do Every Day Matters More Than What You Do Once in a While», *The Happiness Project*, 7 de noviembre de 2011, <https://gretchenrubin.com/articles/what-you-do-every-day-matters-more-than-what-you-do-once-in-a-while/>.

Capítulo 3. Primer cambio para superar el estrés: ten claro qué es lo más importante

1. Se desconoce el origen de este modelo, aunque en internet aparecen numerosos modelos similares. Véase, por ejemplo, Robby Berman, «Who Do You Want to Be During COVID-19?: One Woman's Viral Roadmap from Fear to Learning to Growth», BigThink.com, 30 de abril de 2020, <https://bigthink.com/health/covid-graphic-growth-zones/>.
2. Jon Kabat-Zinn, *Full Catastrophe Living: Using the Wisdom of Your Body and Mind to Face Stress, Pain, and Illness*, Nueva York, Bantam, 2013, pág. xlix (trad. cast: *Vivir con plenitud las crisis*, Barcelona, Kairós, 2016).
3. Thomas Oppong, «The Only Time You Are Actually Growing Is When You're Uncomfortable», CNBC.com, 13 de agosto de 2017, <https://www.cnbc.com./2017/08/11/the-only-time-you-are-actually-growing-is-when-youre-uncomfortable.html>.
4. Kaitlin Woolley y Ayelet Fishbach, «Motivating Personal Growth by Seeking Discomfort», *Psychological Science*, vol. 33, n.º 4, 2022, págs. 510-523, <https://journals.sagepub.comdoi/10.1177/095679

76211044685>; Kira M. Newman, «Embracing Discomfort Can Help You Grow», *Greater Good Magazine*, 3 de mayo de 2022, <https://greatergood.berkeley.edu/article/item/embracing_discomfort_can_help_you_grow>.
5. Laurie Santos, «Philosophy – Happiness 5: How Well Can We Predict Our Feelings», *Wireless Philosophy*, 9 de noviembre de 2021, <https://www.youtube.com/watch?v=oB_i5E4fLB4>.
6. Christina Armenta, Katherine Jacobs Bao, Sonja Lyubomirsky *et al.*, «Is Lasting Change Possible? Lessons from the Hedonic Adaptation Prevention Model», en Kennon M. Sheldon y Richard E. Lucas (comps.), *Stability of Happiness*, Cambridge, MA, Academic Press, 2014, cap. 4, págs. 57-74, <https://www.sciencedirect.com/science/article/abs/pii/B9780124114784000047>.
7. *Ibidem*, págs. 57-74.
8. *Eudaimónica* deriva del término griego *eudaimonia*, que se define como el «estado de satisfacción debido generalmente a la situación de uno mismo en la vida». «Eudemonía», *Diccionario de la lengua española*, Real Academia Española. <dle.rae.es/eudemonía?m=form>.
9. Barbara L. Fredrickson, Karen M. Grewen, Kimberly A. Coffey *et al.*, «A Functional Genomic Perspective on Human Well-Being», *PNAS*, vol. 110, n.º 33, julio de 2013, págs. 13684-13689, <https://www.pnas.org/doi/abs/10.1073/pnas.1305419110>.
10. «Positive Psychology Influences Gene Expression in Humans, Scientists Say», *Sci.News*, 12 de agosto de 2013, <https://www.sci.news/othersciences/psychology/science-positive-psychology-gene-expression-humans-01305.html>.
11. Lauren C. Howe y Kari Leibowitz, «Can a Nice Doctor Make Treatments More Effective?», *The New York Times*, 22 de enero de 2019, <https://www.nytimes.com/2019/01/22/well/live/can-a-nice-doctor-make-treatments-more-effective.html>; Kari A. Leibowitz, Emerson J. Hardebeck, J. Parker Goyer *et al.*, «Physician Assurance Reduces Patient Symptoms in US Adults: An Experimental Study», *Journal of General Internal Medicine*, n.º 33, 2018, págs. 2051-2052, <https://link.springer.com/article/10.1007/s11606-018-4627-z>.
12. Karen Weintraub, «Growing Tumors in a Dish, Scientists Try to Personalize Pancreatic Cancer Treatment», *Stat*, 4 de octubre de 2019, <https://www.statnews.com/2019/10/04/pancreatic-cancer-tumors-in-a-dish/>.

13. Luigi Gatto, «Serena Williams: "I Am a Strong Believer in Visualization"», *Tennis World*, 27 de abril de 2019, <https://www.tennisworldusa.org/tennis/news/Serena_Williams/69764/serena-williams-i-am-a-strong-believer-in-visualization-/>; Carmine Gallo, «3 Daily Habits of Peak Performers, According to Michael Phelps' Coach», Forbes.com, 24 de mayo de 2016, <https://www.forbes.com/sites/carminegallo/2016/05/24/3-daily-habits-of-peak-performers-according-to-michael-phelps-coach/?sh=79fb95f0102c>; Melissa Rohlin, «Phil Jackson and Doc Rivers Use Visualization to Help Their Players», *Los Angeles Times*, 9 de octubre de 2014, <https://www.latimes.com/sports/sportsnow/la-sp-sn-doc-rivers-clippers-champions-20141009-story.html>.

Capítulo 4. Segundo cambio para superar el estrés: encuentra la calma en un mundo ruidoso

1. «How Much Time on Average Do You Spend on Your Phone on a Daily Basis?», Statista.com, 2021, <https://www.statista.com/statistics/1224510/time-spent-per-day-on-smartphone-us/>; Michael Winnick, «Putting a Finger on Our Phone Obsession», dscout.com, <https://dscout.com/people-nerds/mobile-touches>.
2. Adrian F. Ward, Kristen Duke, Ayelet Gneezy *et al.*, «Brain Drain: The Mere Presence of One's Own Smartphone Reduced Available Cognitive Capacity», *Journal of the Association for Consumer Research*, vol. 2, n.º 2, 2012, págs. 140-154, <https://www.journals.uchicago.edu/doi/full/10.1086/691462>.
3. J. Brailovskaia, J. Delveaux, J. John *et al.*, «Finding the "Sweet Spot" of Smartphone Use: Reduction or Abstinence to Increase Well-Being and Healthy Lifestyle?! An Experimental Intervention Study», *Journal of Experimental Psychology: Applied*, vol. 29, n.º 1, 2023, págs. 149-161, <https://doi.org/10.1037/xap0000430>.
4. «Smartphone Texting Linked to Compromised Pedestrian Safety», *BMJ*, 2 de marzo de 2020, <https://www.bmj.com/company/newsroom/smartphone-texting-linked-to-compromised-pedestrian-safety/>.
5. «Too Much Screen Time Could Lead to Popcorn Brain», University of Washington Information School, 9 de agosto de 2011, <https://ischool.uw.edu/news/2016/12/too-much-screen-time-could-lead-popcorn-brain>.

6. Aditi Nerurkar, «The Power of Popcorn Brain», *Thrive Global*, 27 de mayo de 2020, <https://community.thriveglobal.com/the-power-of-popcorn-brain/>.
7. Andrew Perrin y Sara Atske, «About Three-in-TenU.S. Adults Say They Are "Almost Constantly" Online», Pew Research Center, 26 de marzo de 2021, <https://www.pewresearch.org/fact-tank/2021/03/26/about-three-in-ten-u-s-adults-say-they-are-almost-constantly-online/>.
8. «2016 Global Mobile Consumer Survey: US Edition», Deloitte.com, <https://www2.deloitte.com/content/dam/Deloitte/us/Documents/technology-media-telecommunications/us-global-mobile-consumer-survey-2016-executive-summary.pdf>.
9. Morten Tromholt, «The Facebook Experiment: Quitting Facebook Leads to Higher Levels of Well-Being», *Cyberpsychology, Behavior, and Social Networking*, vol. 19, n.º 11, noviembre de 2016, págs. 661-666, <https://pubmed.ncbi.nlm.nih.gov/27831756/>.
10. Katie Schroeder, «My Grandma Survived WWII. The War in Ukraine Is Making Her Relive Her Trauma», *LX News*, 16 de marzo de 2022, <https://www.lx.com/russia-ukraine-crisis/my-grandma-survived-wwii-the-war-in-ukraine-is-making-her-relive-her-trauma/50317/>.
11. American Psychological Association, «Stress and Sleep», APA.org, 1 de enero de 2013, <https://www.apa.org/news/press/releases/stress/2013/sleep>.
12. Jennifer A. Emond, A. James O'Malley, Brian Neelon et al., «Associations Between Daily Screen Time and Sleep in a Racially and Socioeconomically Diverse Sample of US Infants: A Prospective Cohort Study», *BMJ Open*, n.º 11, 2021, e044525, <https://bmjopen.bmj.com/content/11/6/e044525>; Hugues Sampasa-Kanyinga, Jean-Philippe Chaput, Bo-Huei Huang et al., «Bidirectional Associations of Sleep and Discretionary Screen Time in Adults: Longitudinal Analysis of the UK Biobank», *Journal of Sleep Research*, vol. 32, n.º 2, abril de 2023, e13727, <https://onlinelibrary.wiley.com/doi/full/10.1111/jsr.13727>.
13. «Always Connected: How Smartphones and Social Keep Us Engaged», *IDC Research Report*, 2013, <https://www.nu.nl/files/IDC-Facebook%20Always%20Connected%20(1).pdf>.
14. Camila Hirotsu, Sergio Tufik y Monica Levy Andersen, «Interactions Between Sleep, Stress, and Metabolism: From Physiological to Pathological Conditions», *Sleep Science*, vol. 8, n.º 3, noviembre de

2015, págs. 143-152, <https://www.ncbi.nlm.nih.gov/pmc/articles/PMC4688585/>.

15. Andy R. Eugene y Jolanta Masiak, «The Neuroprotective Aspects of Sleep», *MEDtube Science*, vol. 3, n.º 1, marzo de 2015, pág. 35, <https://www.ncbi.nlm.nih.gov/pmc/articles/PMC4651462/>; véase también Nina E. Fultz, Giorgio Bonmassar, Kawin Setsompop et al., «Coupled Electrophysiological, Hemodynamic, Cerebrospinal Fluid Oscillations in Human Sleep», *Science*, vol. 366, n.º 6465, noviembre de 2019, págs. 628-631, <https://www.science.org/doi/10.1126/science.aax5440>.

16. Pal Alhola y Päivi Polo-Kantola, «Sleep Deprivation: Impact on Cognitive Performance», *Neuropsychiatric Disease and Treatment*, vol. 3, n.º 5, 2007, págs. 553-567, <https://pubmed.ncbi.nlm.nih.gov/19300585/>.

17. Ilse M. Verweij, Nico Romeijn, Dirk J. A. Smit et al., «Sleep Deprivation Leads to a Loss of Functional Connectivity in Frontal Brain Regions», *BMC Neuroscience*, n.º 15, 2014, pág. 88, <https://bmcneurosci.biomedcentral.com/articles/10.1186/1471-2202-15-88>.

18. Seung-Schik Yoo, Ninad Gujar, Peter Hu et al., «The Human Emotional Brain Without Sleep: A Prefrontal Amygdala Disconnect», *Current Biology*, vol. 17, n.º 20, octubre de 2007, R877-R878, <https://www.sciencedirect.com/science/article/pii/S0960982207017836?-via%3Dihub>.

19. Faith Orchard, Alice M. Gregory, Michael Gradisar et al., «Self-Reported Sleep Patterns and Quality Amongst Adolescents: Cross-Sectional and Prospective Associations with Anxiety and Depression», *Journal of Child Psychology and Psychiatry*, vol. 61, n.º 10, octubre de 2020, págs. 1126-1137, <https://acamh.onlinelibrary.wiley.com/doi/full/10.1111/jcpp.13288>; Elizabeth M. Cespedes Feliciano, Mirja Quante, Sheryl L. Rifas-Shiman et al., «Objective Sleep Characteristics and Cardiometabolic Health in Young Adolescents», *Pediatrics*, vol. 142, n.º 1, julio de 2018, e20174085, <https://pubmed.ncbi.nlm.nih.gov/29907703/>.

20. Séverine Sabia, Aline Dugravot, Damien Léger et al., «Association of Sleep Duration at Age 50, 60, and 70 Years with Risk of Multimorbidity in the UK: 25-Years Follow-up of the Whitehall II Cohort Study», *PLOS Medicine*, vol. 19, n.º 10, 2002, e1004109, <https://journals.plos.org/plosmedicine/article?id=10.1371/journal.pmed.1004109>.

21. Orchard *et al.*, «Self-Reported Sleep Patterns», art. cit.; «How Does Sleep Affect Your Heart Health?», Centers for Disease Control and Prevention, última revisión 4 de enero de 2021, <https://www.cdc.gov/bloodpressure/sleep.htm>.
22. Liqing Li, Chunmei Wu, Yong Gan *et al.*, «Insomnia and the Risk of Depression: A Meta-Analysis of Prospective Cohort Studies», *BMC Psychiatry*, vol. 16, n.º 1, noviembre de 2016, pág. 375, <https://pubmed.ncbi.nlm.nih.gov/27816065/>.
23. Jon Johnson, «How Long Is the Ideal Nap?», *Medical News Today*, 5 de octubre de 2019, <https://www.medicalnewstoday.com/articles/326803#tips>.
24. Rebecca L. Campbell y Ana J. Bridges, «Bedtime Procrastination Mediates the Relation Between Anxiety and Sleep Problems», *Journal of Clinical Psychology*, vol. 79, n.º 3, marzo de 2023, págs. 803-817, <https://onlinelibrary.wiley.com/doi/10.1002/jclp.23440>.
25. Eric W. Dolan, «Bedtime Procrastination Helps Explain the Link Between Anxiety and Sleep Problems», PsyPost.org, 29 de octubre de 2022, <https://www.psypost.org/2022/10/bedtime-procrastination-helps-explain-the-link-between-anxiety-and-sleep-problems-64181>.
26. María Godoy y Audrey Nguyen, «Stop Doomscrolling and Get Ready for Bed. Here's How to Reclaim a Good Night's Sleep», National Public Radio, 16 de junio de 2022, <https://www.npr.org/2022/06/14/1105122521/stop-revenge-bedtime-procrastination-get-better-sleep>.
27. Janosch Deeg, «It Goes by the Name "Bedtime Procrastination", and You Can Probably Guess What It Is», ScientificAmerican.com, 19 de julio de 2022, <https://www.scientificamerican.com/article/it-goes-by-the-name-bedtime-procrastination-and-you-can-probably-guess-what-it-is/>.
28. Floor M. Korese, Sanne Nauts, Bart A. Kamphorst *et al.*, «Bedtime Procrastination: A Behavioral Perspective on Sleep Insufficiency», en Fuschia M. Sirois y Timothy A. Pychyl (comps.), Procrastination, Health, and Well-Being, Cambridge, MA, Academic Press, 2016, <https://doi.org/10.1016/C2014-0-03741-0>.
29. Sun Ju Chung, Hyeyoung An y Sooyeon Suh, «What Do People Do Before Going to Bed? A Study of Bedtime Procrastination Using Time Use Surveys», *Sleep*, vol. 43, n.º 4, abril de 2020, zsz267, <https://doi.org/10.1093/sleep/zsz267>.

30. Shahram Nikbakhtian, Angus B. Reed, Bernard Dillon Obika et al., «Accelerometer-Derived Sleep Onset Timing and Cardiovascular Disease Incidence: A UK Biobank Cohort Study», *European Heart Journal-Digital Health*, vol. 2, n.º 4, diciembre de 2021, págs. 658-666, <https://doi.org/10.1093/ehjdh/ztab088>; European Society of Cardiology, «Bedtime Linked with Heart Health», *ScienceDaily*, 8 de noviembre de 2021, <https://www.sciencedaily.com/releases/2021/11/211108193627.htm>.
31. Sophia Antipolis, «Bedtime Linked with Heart Health», European Society of Cardiology, 9 de noviembre de 2021, <https://www.escardio.org/The-ESC/Press-Office/Press-releases/Bedtime-linked-with-heart-health>.
32. Andrea. N. Goldstein, Stephanie M. Greer, Jared M. Saletin et al., «Tired and Apprehensive: Anxiety Amplifies the Impact of Sleep Loss on Aversive Brain Anticipation», *Journal of Neuroscience*, vol. 33, n.º 26, junio de 2013, págs.10607-10615.
33. Eti Ben Simon, Aubrey Rossi, Allison G. Harvey et al., «Overanxious and Underslept», *Nature Human Behaviour*, n.º 4, 2020, págs. 100-110, <https://www.nature.com/articles/s41562-019-0754-8>.
34. E. B. Simon y M. P. Walker, «Under Slept and Overanxious: The Neural Correlates of Sleep-Loss Induced Anxiety in the Human Brain», *Neuroscience*, 2018, San Diego, CA, 4 de noviembre de 2018, <https://www.abstractsonline.com/pp8/#!/4649/presentation/38909>; Laura Sanders, «Poor Sleep Can Be the Cause of Anxiety, Study Finds», *The Washington Post*, 10 de noviembre de 2018, <https://www.washingtonpost.com/national/health-science/poor-sleep-can-be-the-cause-of-anxiety-study-finds/2018/11/09/9180ea10-e366-11e8-ab2c-b31dcd53ca6b_story.html?noredirect=on>.
35. Dana G. Smith, «Lack of Sleep Looks the Same as Severe Anxiety in the Brain», *Popular Science*, 26 de noviembre de 2018, <https://www.popsci.com/sleep-deprivation-brain-activity/>.
36. «Stressed to the Max? Deep Sleep Can Rewire the Anxious Brain», *EurekAlert!*, 4 de noviembre de 2019, <https://www.eurekalert.org/news-releases/862776>.
37. David Richter, Michael D. Krämer, Nicole K. Y. Tang et al., «Long-Term Effect of Pregnancy and Childbirth on Sleep Satisfaction and Duration of First-Time and Experienced Mothers and Fathers», *Sleep*, vol. 42, n.º 4, abril de 2019, zsz015, <https://doi.org/10.1093/sleep/zsz015>.

38. Bryce Ward, «Americans Are Choosing to Be Alone. Here's Why We Should Reverse That», *The Washington Post*, 23 de noviembre de 2022, <https://www.washingtonpost.com/opinions/2022/11/23/americans-alone-thanksgiving-friends/>.
39. «Smartphone Penetration Rate as Share of the Population of the UnitedStates from 2010 to 2021», Statista.com, <https://www.statista.com/statistics/201183/forecast-of-smartphone-penetration-in-the-us/>.
40. Valentina Rotondi, Luca Stanca y Miriam Tomasuolo, «Connecting Alone: Smartphone Use, Quality of Social Interactions and Well-Being», *Journal of Economic Psychology*, n.º 63, diciembre de 2017, págs. 17-26, <https://www.sciencedirect.com/science/article/pii/S0167487017302520>.
41. «Gallup's 2023 Global Emotions Report», Gallup.com, <https://www.gallup.com/analytics/349280/gallup-global-emotions-report.aspx>.
42. Vivek H. Murthy, «Our Epidemic of Loneliness and Isolation: The U.S. Surgeon General's Advisory on the Healing Effects of Social Connection and Community», 2023, <https://www.hhs.gov/sites/default/files/surgeon-general-social-connection-advisory.pdf>.
43. «Loneliness and the Workplace: 2020 U.S. Report», Cigna.com, 2020, <https://www.cigna.com/static/www-cigna-com/docs/about-us/newsroom/studies-and-reports/combatting-loneliness/cigna-2020-loneliness-factsheet.pdf>.
44. Amy Novotney, «The Risks of Social Isolation», American Psychological Association, mayo de 2019, <https://www.apa.org/monitor/2019/05/ce-corner-isolation>.
45. Murthy, «Our Epidemic of Loneliness and Isolation», art. cit.
46. Kassandra I. Alcaraz, Katherine S. Eddens, Jennifer L. Blase *et al.*, «Social Isolation and Mortality in US Black and White Men and Women», *American Journal of Epidemiology*, vol. 188, n.º 1, enero de 2019, págs. 102-109, <https://doi.org/10.1093/aje/kwy231>; Novotney, «Risks of Social Isolation», art. cit.
47. «Welcome to the Harvard Study of Adult Development», *Harvard Second Generation Study*, consultado el 4 de octubre de 2023, <https://www.adultdevelopmentstudy.org/>.
48. Tao Jiang, Syamil Yakin, Jennifer Crocker *et al.*, «Perceived Social Support-Giving Moderates the Association Between Social Relationships and Interleukin-6 Levels in Blood», *Brain, Behavior, and*

Immunity, n.º 100, febrero de 2022, págs. 25-28, <https://doi.org/10.1016/j.bbi.2021.11.002>.
49. «Author Talks: Don't Spoil the Fun», McKinsey.com, 24 de marzo de 2022, <https://www.mckinsey.com/featured-insights/mckinsey-on-books/author-talks-dont-spoil-the-fun>.

Capítulo 5. Tercer cambio para superar el estrés: sincroniza tu cerebro y tu cuerpo

1. Pierre Philippot, Gaëtane Chapelle y Sylvie Blairy, «Respiratory Feedback in the Generation of Emotion», *Cognition and Emotion*, vol. 16, n.º 5, 2002, págs. 605-627, <https://doi.org/10.1080/02699930143000392>.
2. Bruce Goldman, «Study Shows How Slow Breathing Induces Tranquility», Stanford Medicine, 30 de marzo de 2017, <https://med.stanford.edu/news/all-news/2017/03/study-discovers-how-slow-breathing-induces-tranquility.html>.
3. Susan I. Hopper, Sherrie L. Murray, Lucille R. Ferrara *et al.*, «Effectiveness of Diaphragmatic Breathing for Reducing Physiological and Psychological Stress in Adults: A Quantitative Systematic Review», *JBI Database of Systematic Reviews and Implementation Reports*, vol. 17, n.º 9, septiembre de 2019, págs. 1855-1876, <https://pubmed.ncbi.nlm.nih.gov/31436595/>; Xiao Ma, Zi-Qi Yue, Zhu-Qing Gong *et al.*, «The Effect of Diaphragmatic Breathing on Attention, Negative Affect and Stress in Healthy Adults», *Frontiers in Psychology*, n.º 8, 2017, pág. 874, <https://www.ncbi.nlm.nih.gov/pmc/articles/PMC5455070/>.
4. «How to Do the 4-7-8 Breathing Exercise», Cleveland Clinic, 6 de septiembre de 2022, <https://health.clevelandclinic.org/4-7-8-breathing/>.
5. Eckhart Tolle, *A New Earth: Awakening to Your Life's Purpose*, ed. X aniversario, Nueva York, Penguin Books, 2016 (trad. cast.: *Una nueva tierra: encuentra el propósito de tu vida*, Barcelona, Grijalbo, 2022).
6. Lin Yang, Chao Cao, Elizabeth D. Kantor *et al.*, «Trends in Sedentary Behavior Among the US Population, 2001-2016», *JAMA*, vol. 321, n.º 16, abril de 2019, págs. 1587-1597, <https://jamanetwork.com/journals/jama/fullarticle/2731178>; Emily N. Ussery, Janet E. Fulton, Deborah A. Galuska *et al.*, «Joint Prevalence of Sitting Time and Leisure-Time Physical Activity Among US Adults», *JAMA*, vol. 320,

n.º 19, 2018, págs. 2036-2038, <https://jamanetwork.com/journals/jama/fullarticle/2715582>.
7. E. G. Wilmot, C. L. Edwardson, F. A. Achana et al., «Sedentary Time in Adults and the Association with Diabetes, Cardiovascular Disease and Death: Systematic Review and Meta-Analysis», *Diabetologia*, n.º 55, 2012, págs. 2895-2905, <https://link.springer.com/article/10.1007/s00125-012-2677-z>.
8. Megan Teychenne, Sarah A. Costigan y Kate Parker, «The Association Between Sedentary Behavior and Risk of Anxiety: A Systematic Review», *BMC Public Health*, n.º 15, 2015, pág. 513, <https://bmcpublichealth.biomedcentral.com/articles/10.1186/s12889-015-1843-x>; Jacob D. Meyer, John O'Connor, Cillian P. McDowell et al., «High Sitting Time Is a Behavioral Risk Factor for Blunted Improvement in Depression Across 8 Weeks of the COVID-19 Pandemic in April–May 2020», *Front Psychiatry*, n.º 12, 2021, art. n.º 741433, <https://www.frontiersin.org/articles/10.3389/fpsyt.2021.741433/full>.
9. «Sitting More Linked to Increased Feelings of Depression, Anxiety», *Iowa State University News Service*, 8 de noviembre de 2021, <https://www.news.iastate.edu/news/2021/11/08/sittingdepression>.
10. Ben Renner, «Life Gets in the Way: Nearly Half of Americans Want to Exercise, but Don't Have Time», StudyFinds.org, 23 de noviembre de 2019, <https://studyfinds.org/life-gets-in-the-way-nearly-half-of-americans-want-to-exercise-but-dont-have-time/>; Debra L. Blackwell y Tainya C. Clarke, «State Variation in Meeting the 2008 Federal Guidelines for Both Aerobic and Muscle-Strengthening Activities Through Leisure-Time Physical Activity Among Adults Aged 18-64: United States, 2010-2015», *National Health Statistics Reports*, n.º 112, 28 de junio de 2018, <https://www.cdc.gov/nchs/data/nhsr/nhsr112.pdf>.
11. Bethany Barone Gibbs, Marie-France Hivert, Gerald J. Jerome et al., «Physical Activity as a Critical Component of First-Line Treatment for Elevated Blood Pressure or Cholesterol: Who, What, and How?: A Scientific Statement from the American Heart Association», *Hypertension*, vol. 78, n.º 2, agosto de 2021, e26-e37, <https://www.ahajournals.org/doi/full/10.1161/HYP.0000000000000196>; «The Importance of Exercise When You Have Diabetes», *Harvard Health Publishing*, Harvard Medical School, 2 de agosto de 2023, <https://www.health.harvard.edu/staying-healthy/the-importance-of-exercise-when-you-have-diabetes>.

12. Glenn A. Gaesser y Siddhartha S. Angadi, «Obesity Treatment: Weight Loss Versus Increasing Fitness and Physical Activity for Reducing Health Risks», *iScience*, vol. 24, n.º 10, octubre de 2021, 102995, <https://www.cell.com/iscience/fulltext/S2589-0042(21)00963-9>.
13. «Exercising to Relax: How Does Exercise Reduce Stress? Surprising Answers to This Question and More», *Harvard Health Publishing*, Harvard Medical School, 7 de julio de 2020, <https://www.health.harvard.edu/staying-healthy/exercising-to-relax>.
14. «Exercise, Stress, and the Brain: Paul Thompson PhD», NIBIB.gov, 17 de julio de 2013, YouTube, <https://www.youtube.com/watch?v=xpy_rAWSWkA>.
15. Justin B. Echouffo-Tcheugui, Sarah C. Conner, Jayandra J. Himali *et al.*, «Circulating Cortisol and Cognitive and Structural Brain Measures: The Framingham Heart Study», *Neurology*, vol. 91, n.º 21, noviembre de 2018, e1961-70, <https://n.neurology.org/content/91/21/e1961>.
16. «Exercise, Stress, and the Brain: Paul Thompson PhD», art. cit.
17. Hayley Guiney y Liana Machado, «Benefits of Regular Aerobic Exercise for Executive Functioning in Healthy Populations», *Psychonomic Bulletin and Review*, n.º 20, 2013, págs. 73-86, <https://link.springer.com/article/10.3758/s13423-012-0345-4>.
18. Carlo Maria Di Liegro, Gabriella Schiera, Patrizia Proia *et al.*, «Physical Activity and Brain Health», *Genes (Basel)*, vol. 10, n.º 9, septiembre de 2019, pág. 720, <https://www.ncbi.nlm.nih.gov/pmc/articles/PMC6770965/>.
19. Ryan S. Falck, Chun L. Hsu, John R. Best *et al.*, «Not Just for Joints: The Associations of Moderate-to-Vigorous Physical Activity and Sedentary Behavior with Brain Cortical Thickness», *Medicine & Science in Sports & Exercise*, vol. 52, n.º 10, octubre de 2020, págs. 2217-2223, <https://pubmed.ncbi.nlm.nih.gov/32936595/>.
20. Yu-Chun Chen, Chenyi Chen, Róger Marcelo Martínez *et al.*, «Habitual Physical Activity Mediates the Acute Exercise-Induced Modulation of Anxiety-Related Amygdala Functional Connectivity», *Scientific Reports*, vol. 9, n.º 1, diciembre de 2019, pág. 19787, <https://pubmed.ncbi.nlm.nih.gov/31875047/>.
21. Kirk I. Erickson, Michelle W. Voss, Ruchika Shaurya Prakash *et al.*, «Exercise Training Increases Size of Hippocampus and Improves Memory», *PNAS*, vol. 108, n.º 7, enero de 2011, págs. 3017-3022, <https://doi.org/10.1073/pnas.1015950108>; Tzu-Wei Lin, Sheng-

Feng Tsai y Yu-Min Kuo, «Physical Exercise Enhances Neuroplasticity and Delays Alzheimer's Disease», *Brain Plasticity*, 12 de diciembre de 2018, <https://pubmed.ncbi.nlm.nih.gov/30564549/>.
22. «Physical Exercise and Dementia», Alzheimer's Society, <https://www.alzheimers.org.uk/about-dementia/risk-factors-and-prevention/physical-exercise>.
23. Kazuya Suwabe, Kyeongho Byun, Kazuki Hyodo *et al.*, «Rapid Stimulation of Human Dentate Gyrus Function with Acute Mild Exercise», *PNAS*, vol. 115, n.º 41, septiembre de 2018, págs. 10487-10492, <https://www.pnas.org/doi/10.1073/pnas.1805668115>; M. K. Edwards y P. D. Loprinzi, «Experimental Effects of Brief, Single Bouts of Walking and Meditation on Mood Profile in Young Adults», *Health Promotion Perspectives*, vol. 8, n.º 3, julio de 2018, págs. 171-178.
24. Emmanuel Stamatakis, Matthew N. Ahmadi, Jason M. R. Gill *et al.*, «Association of Wearable Device – Measured Vigorous Intermittent Lifestyle Physical Activity with Mortality», *Nature Medicine*, vol. 28, 2022, págs. 2521-2529, <https://doi.org/10.1038/s41591-022-02100-x>.
25. E. A. Palank y E. H. Hargreaves Jr., «The Benefits of Walking the Golf Course», *The Physician and Sportsmedicine*, octubre de 1990. <doi: 10.1080/00913847.1990.11710155>.
26. Tara Parker-Pope, «To Start a New Habit, Make It Easy», *The New York Times*, 9 de enero de 2021, <https://www.nytimes.com/2021/01/09/well/mind/healthy-habits.html>.
27. Benjamin Gardner, Phillippa Lally y Jane Wardle, «Making Health Habitual: The Psychology of "Habit-Formation" and General Practice», *British Journal of General Practice*, vol. 62, n.º 605, diciembre de 2012, págs. 664-666, <https://www.ncbi.nlm.nih.gov/pmc/articles/PMC3505409/>.
28. Thomaz F. Bastiaanssen, Sofia Cussotto, Marcus J. Claesson *et al.*, «Gutted! Unraveling the Role of the Microbiome in Major Depressive Disorder», *Harvard Review of Psychiatry*, vol. 28, n.º 1, enero-febrero de 2020, págs. 26-39, <https://doi.org/10.1097/HRP.0000000000000243>.
29. Yijing Chen, Jinying Xu y Yu Chen, «Regulation of Neurotransmitters by the Gut Microbiota and Effects on Cognition in Neurological Disorders», *Nutrients*, vol. 13, n.º 6, 2021, pág. 2099, <https://doi.org/10.3390/nu13062099>.
30. Marilia Carabotti, Annunziata Scirocco, Maria Antonietta Maselli *et al.*, «The Gut-Brain Axis: Interactions Between Enteric Microbiota,

Central and Enteric Nervous Systems», *Annals of Gastroenterology*, vol. 28, n.º 2, abril-junio de 2015, págs. 203-209, <https://pubmed.ncbi.nlm.nih.gov/25830558/>; Bastiaanssen *et al.*, «Gutted!», art. cit.

31. Lixia Pei, Hao Geng, Jing Guo *et al.*, «Effect of Acupuncture in Patients with Irritable Bowel Syndrome: A Randomized Controlled Trial», *Mayo Clinic Proceedings*, vol. 95, n.º 8, agosto de 2020, págs. 1671-1683, <https://www.sciencedirect.com/science/article/pii/S0025619620301518>; Guan-Qun Chao y Shuo Zhang, «Effectiveness of Acupuncture to Treat Irritable Bowel Syndrome: A Meta-Analysis», *World Journal of Gastroenterology*, vol. 20, n.º 7, febrero de 2014, págs. 1871-1877, <https://www.ncbi.nlm.nih.gov/pmc/articles/PMC3930986/>.
32. Daniel P. Alford, Jacqueline S. German, Jeffrey H. Samet *et al.*, «Primary Care Patients with Drug Use Report Chronic Pain and Self-Medicate with Alcohol and Other Drugs», *Journal of General Internal Medicine*, vol. 31, n.º 5, mayo de 2016, págs. 486-491, <https://www.ncbi.nlm.nih.gov/pmc/articles/PMC4835374/>; Rosa M. Crum, Ramin Mojtabai, Samuel Lazareck *et al.*, «A Prospective Assessment of Reports of Drinking to Self-Medicate Mood Symptoms with the Incidence and Persistence of Alcohol Dependence», *JAMA Psychiatry*, vol. 70, n.º 7, 2013, págs. 718-726, <https://jamanetwork.com/journals/jamapsychiatry/fullarticle/1684867>; Sarah Turner, Natalie Mota, James Bolton *et al.*, «Self-Medication with Alcohol or Drugs for Mood and Anxiety Disorders: A Narrative Review of the Epidemiological Literature», *Depression and Anxiety*, vol. 35, n.º 9, septiembre de 2018, págs. 851-860, <https://www.ncbi.nlm.nih.gov/pmc/articles/PMC6175215/>.
33. «The Brain-Gut Connection», Johns Hopkins Medicine, <https://www.hopkinsmedicine.org/health/wellness-and-prevention/the-brain-gut-connection>.
34. Adam Hadhazy, «Think Twice: How the Gut's "Second Brain" Influences Mood and Well-Being», *Scientific American*, 12 de febrero de 2010, <https://www.scientificamerican.com/article/gut-second-brain/>.
35. Chen *et al.*, «Regulation of Neurotransmitters», art. cit.
36. Annelise Madison y Janice K. Kiecolt-Glaser, «Stress, Depression, Diet, and the Gut Microbiota: Human – Bacteria Interactions at the Core of Psychoneuroimmunology and Nutrition», *Current Opinion*

in Behavioral Sciences, n.º 28, agosto de 2019, págs. 105-110, <https://www.ncbi.nlm.nih.gov/pmc/articles/PMC7213601/>.

37. Elizabeth Pennisi, «Meet the Psychobiome: Mounting Evidence That Gut Bacteria Influence the Nervous System Inspires Efforts to Mine the Microbiome for Brain Drugs», *Science*, 7 de mayo de 2020, <https://www.science.org/content/article/meet-psychobiome-gut-bacteria-may-alter-how-you-think-feel-and-act>.
38. Pennisi, «Meet the Psychobiome», art. cit.
39. Madison y Kiecolt-Glaser, «Stress, Depression, Diet», art. cit.; J. Douglas Bremner, Kasra Moazzami, Matthew T. Wittbrodt *et al.*, «Diet, Stress and Mental Health», *Nutrients*, vol. 12, n.º 8, agosto de 2020, pág. 2428, <https://pubmed.ncbi.nlm.nih.gov/32823562/>.
40. Eva Selhub, «Nutritional Psychiatry: Your Brain on Food», *Harvard Health Publishing*, Harvard Medical School, 18 de septiembre de 2022, <https://www.health.harvard.edu/blog/nutritional-psychiatry-your-brain-on-food-201511168626>; Giuseppe Grosso, «Nutritional Psychiatry: How Diet Affects Brain Through Gut Microbiota», *Nutrients*, vol. 13, n.º 4, abril de 2021, pág. 1282, <https://pubmed.ncbi.nlm.nih.gov/33919680/>; Jerome Sarris, Alan C. Logan, Tasnime N. Akbaraly *et al.*, «Nutritional Medicine as Mainstream in Psychiatry», *Lancet Psychiatry*, vol. 2, n.º 3, marzo de 2015, págs. 271-274, <https://pubmed.ncbi.nlm.nih.gov/26359904/>.
41. Chopra, Deepak, *What Are You Hungry For? The Chopra Solution to Permanent Weight Loss, Well-Being and Lightness of the Soul*, Nueva York, Harmony Books, 2013 (trad. cast.: *¿De qué tienes hambre? La solución Chopra para la pérdida de peso permanente, el bienestar y el alimento del alma*, Barcelona, Urano, 2016).
42. Cassandra J. Lowe, «Expert Insight: How Exercise Can Curb Your Junk Food Craving: Research Suggests Physical Activity Can Help Promote Better Diet», *Western News*, Western University, 4 de enero de 2022, <https://news.westernu.ca/2022/01/expert-insights-how-exercise-can-curb-your-junk-food-craving/>; Shina Leow, Ben Jackson, Jacqueline A. Alderson *et al.*, «A Role for Exercise in Attenuating Unhealthy Food Consumption in Response to Stress», *Nutrients*, vol. 10, n.º 2, febrero de 2018, pág. 176, <https://pubmed.ncbi.nlm.nih.gov/29415424/>.
43. Cassandra J. Lowe, Dimitar Kolev y Peter A. Hall, «An Exploration of Exercise-Induced Cognitive Enhancement and Transfer Effects to Dietary Self-Control», *Brain and Cognition*, n.º 110, diciem-

bre de 2016, págs. 102-111, <https://doi.org/10.1016/j.bandc.2016.04.008>.
44. Jack F. Hollis, Christina M. Gullion, Victor J. Stevens *et al.*, «Weight Loss During the Intensive Intervention Phase of the Weight-Loss Maintenance Trial», *American Journal of Preventive Medicine*, vol. 35, n.º 2, agosto de 2008, págs. 118-126, <https://pubmed.ncbi.nlm.nih.gov/18617080/>.
45. «Diet Review: Mediterranean Diet», *Nutrition Source*, Harvard T. H. Chan School of Public Health, última revisión: abril de 2023, <https://www.hsph.harvard.edu/nutritionsource/healthy-weight/diet-reviews/mediterranean-diet/>; Daniela Martini, «Health Benefits of Mediterranean Diet», *Nutrients*, vol. 11, n.º 8, 2019, pág. 182, <https://www.mdpi.com/2072-6643/11/8/1802/htm>; Marta Crous-Bou, Teresa T. Fung, Bettina Julin *et al.*, «Mediterranean Diet and Telomere Length in Nurses' Health Study: Population Based Cohort Study», *BMJ*, n.º 349, 2014, <https://www.bmj.com/content/349/bmj.g6674>.
46. Felice N. Jacka, Adrienne O'Neil, Rachelle Opie *et al.*, «A Randomised Controlled Trial of Dietary Improvement for Adults with Major Depression (the "SMILES" Trial)», *BMC Medicine*, n.º 15, 2017, pág. 23, <https://doi.org/10.1186/s12916-017-0791-y>.
47. Heather M. Francis, Richards J. Stevenson, Jaime R. Chambers *et al.*, «A Brief Diet Intervention Can Reduce Symptoms of Depression in Young Adults – A Randomised Controlled Study», *PLOS One*, vol. 14, n.º 10, octubre de 2019, e0222768, <https://doi.org/10.1371/journal.pone.0222768>.
48. Tarini Shankar Ghosh, Simone Rampelli, Ian B Jeffery *et al.*, «Mediterranean Diet Intervention Alters the Gut Microbiome in Older People Reducing Frailty and Improving Health Status: The NU-AGE 1-Year Dietary Intervention Across Five European Countries», *Gut*, vol. 69, n.º 7, 2020, págs. 1218-1228, <https://gut.bmj.com/content/69/7/1218.full>.
49. Dorna Davani-Davari, Manica Negahdaripour, Iman Karimzadeh *et al.*, «Prebiotics: Definition, Types, Sources, Mechanisms, and Clinical Applications», *Foods*, vol. 8, n.º 3, marzo de 2019, pág. 92, <https://www.ncbi.nlm.nih.gov/pmc/articles/PMC6463098/>; Natasha K. Leeuwendaal, Catherine Stanton, Paul W. O'Toole *et al.*, «Fermented Foods, Health and the Gut Microbiome», *Nutrients*, vol. 14, n.º 7, abril de 2022, pág. 1527, <https://www.ncbi.nlm.nih.gov/pmc/articles/PMC9003261/>.

50. Hoda Soltani, Nancy L. Keim y Kevin D. Laugero, «Diet Quality for Sodium and Vegetables Mediate Effects of Whole Food Diets on 8-Week Changes in Stress Load», *Nutrients*, vol. 10, n.º 11, noviembre de 2018, pág. 1606, <https://pubmed.ncbi.nlm.nih.gov/30388762/>.
51. Kirsten Berding, Thomaz F. S. Bastiaanssen, Gerard M. Moloney *et al.*, «Feed Your Microbes to Deal with Stress: A Psychobiotic Diet Impacts Microbial Stability and Perceived Stress in a Healthy Adult Population», *Molecular Psychiatry*, n.º 28, 2023, págs. 601-610, <https://doi.org/10.1038/s41380-022-01817-y>.
52. Katherine D. McManus, «A Practical Guide to the Mediterranean Diet», *Harvard Health Publishing*, Harvard Medical School, 22 de marzo de 2023, <https://www.health.harvard.edu/blog/a-practical-guide-to-the-mediterranean-diet-2019032116194>.

Capítulo 6. Cuarto cambio para superar el estrés: sal a tomar aire

1. Ann Pietrangelo, «What the Yerkes-Dodson Law Says About Stress and Performance», *Healthline*, 22 de octubre de 2020, <https://www.healthline.com/health/yerkes-dodson-law#optimal-arousal-or-anxiety>.
2. Kevin Dickinson, «The Yerkes-Dodson Law: This Graph Will Change Your Relationship with Stress», *The Learning Curve, Big Think*, 8 de septiembre de 2022, <https://bigthink.com/the-learning-curve/eustress/>.
3. «Research Proves Your Brain Needs Breaks», Microsoft.com, 20 de abril de 2021, <https://www.microsoft.com/en-us/worklab/work-trend-index/brain-research>.
4. Marlene Bönstrup, Iñaki Iturrate, Ryan Thompson *et al.*, «A Rapid Form of Offline Consolidation in Skill Learning», *Current Biology*, vol. 29, n.º 8, abril de 2019, págs. 1346-1351, <https://doi.org/10.1016/j.cub.2019.02.049>.
5. «Want to Learn a New Skill? Take Some Short Breaks», National Institute of Neurological Disorders and Stroke, 12 de abril de 2019, <https://www.ninds.nih.gov/news-events/press-releases/want-learn-new-skill-take-some-short-breaks>.
6. «Want to Learn a New Skill?», art. cit.
7. «Employee Productivity and Workplace Distraction Statistics», Solitaired.com, 9 de septiembre de 2021, <https://solitaired.com/em

ployee-productivity-statistics>; Marriott International, «Americans Multitask More Than Any Other Country – Suppressing Their Creativity and Inspiration», *Cision PR Newswire*, 5 de noviembre de 2019, <https://www.prnewswire.com/news-releases/americans-multitask-more-than-any-other-country--suppressing-their-creativity-and-inspiration-300951710.html>.
8. «Distracted Working», Mopria, <https://mopria.org/Documents/Mopria-Distracted-Working-Survey-2021.pdf>.
9. Chris Melore, «Multitasking Nightmare: Average Service Industry Workers Juggles [sic] 11 Tasks Each Shift», *StudyFinds*, 28 de septiembre de 2022, <https://studyfinds.org/multitasking-service-industry-workers/>.
10. Jason M. Watson y David L. Strayer, «Supertaskers: Profiles in Extraordinary Multitasking Ability», *Psychonomic Bulletin & Review*, n.º 17, agosto de 2010, págs. 479-485, <https://link.springer.com/article/10.3758/PBR.17.4.479>.
11. Kevin P. Madore y Anthony D. Wagner, «Multicosts of Multitasking», *Cerebrum*, marzo-abril de 2019, cer-04-19, <https://www.ncbi.nlm.nih.gov/pmc/articles/PMC7075496/>.
12. «Multitasking: Switching Costs – Subtle "Switching" Costs Cut Efficiency, Raise Risk», American Psychological Association, 20 de marzo de 2006, <https://www.apa.org/topics/research/multitasking>.
13. Kendra Cherry, «How Multitasking Affects Productivity and Brain Health», *Verywell Mind*, última actualización: 1 de marzo de 2023, <https://www.verywellmind.com/multitasking-2795003>.
14. Amrita Mandal, «The Pomodoro Technique: An Effective Time Management Tool», National Institute of Child Health and Human Development, mayo de 2020, <https://science.nichd.nih.gov/confluence/display/newsletter/2020/05/07/The+Pomodoro+Technique%3A+An+Effective+Time+Management+Tool>.
15. M. Csíkszentmihályi, *Flow: The Psychology of Optimal Experience*, Nueva York, Harper Perennial, 1990 (trad. cast.: *Experiencia óptima: estudios psicológicos del flujo en la conciencia*, Bilbao, Desclée de Brouwer, 1998); Fabienne Aust, Theresa Beneke, Corinna Peifer *et al.*, «The Relationship Between Flow Experience and Burnout Symptoms: A Systematic Review», *International Journal of Environmental Research and Public Health*, vol. 19, n.º 7, abril de 2022, pág. 3865, <https://www.ncbi.nlm.nih.gov/pmc/articles/PMC8998023/>;

Miriam A. Mosing, Ana Butkovic y Fredrik Ullén, «Can Flow Experiences Be Protective of Work-Related Depressive Symptoms and Burnout? A Genetically Informative Approach», *Journal of Affective Disorders*, n.º 226, 15 de enero de 2018, págs. 6-11, <https://doi.org/10.1016/j.jad.2017.09.017>.
16. Hannah Thomasy, «How the Brain's Flow State Keeps Us Creative, Focused, and Happy», *TheDailyBeast.com*, actualización: 23 de junio de 2022, <https://www.thedailybeast.com/how-the-neuroscience-of-the-brains-flow-state-keeps-us-creative-focused-and-happy>; Richard Huskey, «Why Does Experiencing "Flow" Feel So Good?», UC Davis, 6 de enero de 2022, <https://www.ucdavis.edu/curiosity/blog/research-shows-people-who-have-flow-regular-part-their-lives-are-happier-and-less-likely-focus>.
17. Ben Clark, Kiron Chatterjee, Adam Martin *et al.*, «How Commuting Affects Subjective Wellbeing», *Transportation*, n.º 47, diciembre de 2020, págs. 2777-2805, <https://link.springer.com/article/10.1007/s11116-019-09983-9>.
18. «State of Remote Work 2021», OwlLabs.com, <https://owllabs.com/state-of-remote-work/2021/>.
19. Ben Wigert y Jessica White, «The Advantages and Challenges of Hybrid Work», *Workplace,* Gallup.com, 14 de septiembre de 2022, <https://www.gallup.com/workplace/398135/advantages-challenges-hybrid-work.aspx>.
20. «The Future of Work: Productive Anywhere», Accenture.com, mayo de 2021, <https://www.accenture.com/_acnmedia/PDF-155/Accenture-Future-Of-Work-Global-Report.pdf#zoom=40>.
21. Neha Chaudhary, «Rituals Keep These Athletes Grounded. They Can Help Parents, Too», *The New York Times*, 6 de julio de 2020, <https://www.nytimes.com/2020/07/06/parenting/rituals-pandemic-kids-athletes.html>.
22. Chaudhary, «Rituals Keep These Athletes Grounded. They Can Help Parents,Too», art. cit.

Capítulo 7. Quinto cambio para superar el estrés: saca lo mejor de ti

1. Desiree Dickerson, «The Inner Critic», consultado el 4 de octubre de 2023, <https://www.massgeneral.org/assets/mgh/pdf/faculty-development/career-advancement-resources/promotion-cv/theinnercritic.pdf>.

2. Michael Bergeisen, «The Neuroscience of Happiness», *Greater Good*, 22 de septiembre de 2010, <https://greatergood.berkeley.edu/article/item/the_neuroscience_of_happiness>.
3. Allen Summer, «The Science of Gratitude», Greater Good Science Center at UC Berkeley, John Templeton Foundation, mayo de 2018, <https://ggsc.berkeley.edu/images/uploads/GGSC-JTF_White_Paper-Gratitude-FINAL.pdf>.
4. Nathan T. Deichert, Micah Prairie Chicken y Lexus Hodgman, «Appreciation of Others Buffers the Associations of Stressful Life Events with Depressive and Physical Symptoms», *Journal of Happiness Studies*, vol. 20, n.º 4, 2019, págs. 1071-1088, <https://link.springer.com/article/10.1007/s10902-018-9988-9>; Erin M. Fekete y Nathan T. Deichert, «A Brief Gratitude Writing Intervention Decreased Stress and Negative Affect During the COVID-19 Pandemic», *Journal of Happiness Studies*, vol. 23, n.º 6, 2022, págs. 2427-1448, <https://www.ncbi.nlm.nih.gov/pmc/articles/PMC8867461/>.
5. Rick Hanson, «Do Positive Experiences "Stick to Your Ribs"?», *Take in the Good*, 30 de julio de 2018, <https://www.rickhanson.net/take-in-the-good/>; Rick Hanson, Shauna Shapiro, Emma Hutton-Thamm *et al.*, «Learning to Learn from Positive Experiences», *The Journal of Positive Psychology*, vol. 18, n.º 1, 2023, págs. 142-153, <https://www.tandfonline.com/doi/full/10.1080/17439760.2021.2006759>; Joshua Brown y Joel Wong, «How Gratitude Changes You and Your Brain», *Greater Good Magazine*, 6 de junio de 2017, <https://greatergood.berkeley.edu/article/item/how_gratitude_changes_you_and_your_brain>.
6. Hanson *et al.*, «Learning to Learn», art. cit.
7. Rick Hanson, *Hardwiring Happiness: The New Brain Science of Contentment, Calm, and Confidence*, Nueva York, Harmony Books, 2013 (trad. cast.: *Cultiva la felicidad: aprende a remodelar tu cerebro... y tu vida*, Málaga, Sirio, 2015).
8. Y. Joel Wong, Jesse Owen, Nicole T. Gabana *et al.*, «Does Gratitude Writing Improve the Mental Health of Psychotherapy Clients? Evidence from a Randomized Controlled Trial», *Psychotherapy Research*, vol. 28, n.º 2, 2018, págs. 192-202, <https://doi.org/10.1080/10503307.2016.1169332>.
9. Brown y Wong, «How Gratitude Changes You and Your Brain», art. cit.
10. «Pandemic Parenting: Examining the Epidemic of Working Parental Burnout and Strategies to Help», Office of the Chief Wellness Officer and College of Nursing, The Ohio State University, mayo de 2022,

<https://wellness.osu.edu/sites/default/files/documents/2022/05/OCWO_ParentalBurnout_3674200_Report_FINAL.pdf>.
11. Charles Mandel, «High Rate of Mental Health Conditions in Women Entrepreneurs "Alarming", Reports Flik Study», *Betakit*, 30 de agosto de 2021, <https://betakit.com/high-rate-of-mental-health-conditions-in-women-entrepreneurs-alarming-reports-flik-study/#:~:text=More%20than%20half%20of%20women,during%20rounds%20of%20seed%20funding>.
12. Pam A. Mueller y Daniel M. Oppenheimer, «The Pen Is Mightier than the Keyboard: Advantages of Longhand Over Laptop Note Taking», *Psychological Science*, vol. 25, n.º 6, 2014, págs. 1159-1168, <https://journals.sagepub.com/doi/10.1177/0956797614524581>; Keita Umejima, Takuya Ibaraki, Takahiro Yamazaki y Kuniyoshi L. Sakai, «Paper Notebooks vs. Mobile Devices: Brain Activation Differences During Memory Retrieval», *Frontiers in Behavioral Neuroscience*, n.º 15, 19 de marzo de 2021, <https://www.frontiersin.org/articles/10.3389/fnbeh.2021.634158/full>.
13. James W. Pennebaker y John F. Evans, *Expressive Writing: Words That Heal*, Enumclaw, WA, Idyll Arbor, Inc., 2014; James W. Pennebaker y Sandra K. Beall, «Confronting a Traumatic Event: Toward an Understanding of Inhibition and Disease», *Journal of Abnormal Psychology*, vol. 95, n.º 3, 1986, págs. 274-281, <https://doi.org/10.1037/0021-843X.95.3.274>.
14. James W. Pennebaker, «Writing About Emotional Experiences as a Therapeutic Process», *Psychological Science*, vol. 8, n.º 3, mayo de 1997, págs. 162-166, <https://doi.org/10.1111/j.1467-9280.1997.tb00403.x>.
15. Pennebaker, «Writing About Emotional Experiences as a Therapeutic Process», art. cit.
16. Bronnie Ware, *The Top Five Regrets of the Dying: A Life Transformed by the Dearly Departing*, Carlsbad, CA, Hay House, 2011.
17. Christopher Farrell, «Working Longer May Benefit Your Health», *The New York Times*, 3 de marzo de 2017, <https://www.nytimes.com/2017/03/03/business/retirement/working-longer-may-benefit-your-health.html>.
18. Liz Mineo, «Good Genes Are Nice, but Joy Is Better», *Harvard Gazette*, 11 de abril de 2017, <https://news.harvard.edu/gazette/story/2017/04/over-nearly-80-years-harvard-study-has-been-showing-how-to-live-a-healthy-and-happy-life/>.

19. Julie C. Bowker, Miriam T. Stotsky y Rebecca G. Etkin, «How BIS/BAS and Psycho-Behavioral Variables Distinguish Between Social Withdrawal Subtypes During Emerging Adulthood», *Personality and Individual Differences*, n.º 119, 1 de diciembre de 2017, págs. 283-288, <https://doi.org/10.1016/j.paid.2017.07.043>; Zaria Gorvett, «How Solitude and Isolation Can Affect Your Social Skills», BBC.com, 23 de octubre de 2020, <https://www.bbc.com/future/article/20201022-how-solitude-and-isolation-can-change-how-you-think>.
20. Marta Zaraska, «With Age Comes Happiness: Here's Why», ScientificAmerican.com, 1 de noviembre de 2015, <https://www.scientificamerican.com/article/with-age-comes-happiness-here-s-why/>.
21. Atribuida a la actriz Sophia Bush, que publicó esta cita en Instagram en 2015.

Capítulo 8. La vía rápida

1. J. O. Prochaska y C. C. DiClemente, «Stages and Processes of Self-Change of Smoking: Toward an Integrative Model of Change», *Journal of Consulting and Clinical Psychology*, vol. 51, n.º 31983, págs. 390-395, <https://psycnet.apa.org/doi/10.1037/0022-006X.51.3.390>; J. O. Prochaska, C. C. DiClemente y J. C. Norcross, «In Search of How People Change: Applications to Addictive Behaviors», *American Psychologist*, vol. 47, n.º 9, 1992, págs. 1102-1114, <https://pubmed.ncbi.nlm.nih.gov/1329589/>; Nahrain Raihan y Mark Cogburn, Stages of Change Theory, Treasure Island, FL, StatePearls Publishing, 2023, <https://www.ncbi.nlm.nih.gov/books/NBK556005/>; Lela Moore, «Shifting Behavior with the "Stages of Change"», *PsychCentral*, 14 de septiembre de 2021, <https://psychcentral.com/lib/stages-of-change>.
2. «The Hare and the Tortoise», *The Aesop for Children*, <https://read.gov/aesop/025.html> (trad. cast.: «La liebre y la tortuga», en *Quince fábulas de Esopo para niños en versión microrrelato*, Pamplona, Voca Editorial, <https://vocaeditorial.com/blog/15-fabulas-de-esopo-para-ninos/#Las-15-mejores-fabulas-de-Esopo>).
3. Phillippa Lally, Cornelia H. M. van Jaarsveld, Henry W. W. Potts *et al.*, «How Are Habits Formed: Modelling Habit Formation in the Real World», *European Journal of Social Psychology*, vol. 40, n.º 5, octubre de 2010, págs. 998-1009, <https://onlinelibrary.wiley.com/doi/abs/10.1002/ejsp.674>.

4. Kristin Neff y Christopher Germer, «Self-Compassion and Psychological Well-Being», en E. Seppälaä *et al.* (comps.), *Oxford Handbook of Compassion Science*, Oxford, Oxford University Press, 2017.
5. Jeffrey J. Kim, Stacey L. Parker, James R. Doty *et al.*, «Neurophysiological and Behavioural Markers of Compassion», *Scientific Reports*, n.º 10, 2020, pág. 6789, <https://doi.org/10.1038/s41598-020-63846-3>.
6. Fernanda B. C. Pires, Shirley S. Lacerda, Joana B. Balardin *et al.*, «Self-Compassion Is Associated with Less Stress and Depression and Greater Attention and Brain Response to Affective Stimuli in Women Managers», *BMC Womens Health*, vol. 18, n.º 1, noviembre de 2018, pág. 195, <https://pubmed.ncbi.nlm.nih.gov/30482193/>.
7. Neff y Germer, «Self-Compassion and Psychological Well-Being», art. cit., pág. 376.
8. *Ibidem*.
9. Jon Kabat-Zinn, *Mindfulness for Beginners: Reclaiming the Present Moment – And Your Life*, CD, Boulder, CO, Sounds True, 2012 (trad. cast.: *Mindfulness para principiantes*, Barcelona, Kairós, 2018, con acceso a meditaciones guiadas en audio).

ÍNDICE ANALÍTICO Y ONOMÁSTICO

activa tus pies pegajosos (técnica), 219-223
Adam (caso de), 56-57, 59
adaptación hedónica, 87
Alcaraz, Kassandra, 144
alcohol, 185
alimentación emocional, 188, 192, 197
alimentos prebióticos, 194
alimentos probióticos, 194
Alzheimer, enfermedad de, 169
amígdala
    ansiedad y, 141, 221
    comer por estrés y, 189
    consumo de medios y, 114, 119
    efecto de la autocompasión en la, 249-250
    ejercicio y, 168
    función de autoconservación de la, 48, 114, 189, 225, 227
    trastornos del sueño y, 126, 141
amor
    autocompasión arraigada en el, 250
    mensajes a ti mismo, 241-243
ancho de banda mental, 102-104, 106, *véase también* atención
amor propio, mensajes de, 242-244
ansiedad
    actividad cerebral durante la, 141, 221
    anticipatoria, 140-141
    dieta mediterránea y, 193-194
    ejercicio y, 163
    entre madres trabajadoras, 215
    experiencias de, 83-86
    falta de sueño y, 126, 129-130, 140-141
    omnipresencia de la, 29
    pruebas diagnósticas, 28-29
    relación con el estrés, 221
    respuesta de estrés y, 141, 221
ansiedad anticipatoria, 140-141
antojos, 188-189, 191-193, 196-197
aprende la magia de la monotarea (técnica), 209-212
aprendizaje, 205-206, 240
arrepentimiento, 239

atención
    ancho de banda mental y, 103
    consumida por los medios
        digitales, 102, 104, 110, 115
    límites con el celular y, 104-105,
        109-113, 117, 135
autocompasión
    arraigada en el amor, 250
    en el proceso de reajuste, 36,
        44, 246, 249-250
    estrés percibido y, 250
    respiración y, 160
    respuesta de estrés y, 249-250
autoconservación, mecanismo de
    crítico interior y, 223, 226
    hábitos de consumo de medios
        y, 114, 119
    papel de la amígdala en el, 48,
        114, 189, 225, 227
    respuesta de estrés y, 23, 48-49,
        51
    zona de miedo y, 70
autocrítica, *véase* crítico interior
autoeficacia, 98-99, 231-232

Baime, Michael, 39, 152
Berkowitz, Bernard, 71
bloques de tiempo, 208-212
Brown, Brené, 252
Buettner, Dan, 181
burnout (agotamiento/síndrome de
    estar quemado)
    aumento del, 41
    como síndrome clínico, 41
    entre las madres trabajadoras,
        215
    estrés crónico que desemboca
        en, 49
    experiencia de la autora, 21-27

identificar el, 41-42
omnipresencia del, 13, 39-42, 45
sueño reparador, 137

cambiar de tarea, 207
cambio, *véase también* formación
    de hábitos
    estrés provocado por el, 57, 69,
        176
    etapas del, 246-247
    modelos de, 246-247
    positivo, 57, 176
    resistencia al, 133-134
    tolerar la molestia del, 78-79
canario en la mina de carbón,
    metáfora del, 33-34
Carmen (caso de), 72-95, 239, 243
cataloga tu gratitud (técnica),
    233-234
celebrar las victorias, 63, 173, 175,
    241-242
cerebro
    amígdala, *véase* amígdala
    compartimentación del, 213
    consolidación neuronal en el, 206
    corteza prefrontal, 47-48, 62,
        141, 168
    cuerpo conectado al, 149-150
    de palomitas de maíz, 109
    ejercicio y salud del, 167-168,
        170
    etapas del cambio, 245-247
    formación de hábitos y, 174,
        177-179
    hipocampo, 54, 169
    intestino conectado al, 182-183,
        186-187
    neuroplasticidad del, 54-55,
        102, 121

resistencia al cambio, 133-134
sistema límbico, 54
sueño y funcionamiento del, 126
cerebro de palomitas de maíz
    cada vez más común, 109
    curar el, 116-117
    experiencias, 107, 109-113
    manifestaciones variadas del, 109
    uso de pantallas y, 108-10
cerebro, respuesta de estrés del
    autocompasión y, 249-250
    autoconservación y, 23, 48-49, 189
    burnout y, 49
    características, 226-227
    estrés agudo frente a crónico, 49
    fisiología del, 47-49, 51, 53-55, *véase también* amígdala; cerebro
    formación de hábitos y, 177-178
    reajuste necesario después de la, 49-50, 71, 141
    retardada, 23, 51-53
cerebro agotado, 103
Chaudhary, Neha, 217
Chödrön, Pema, 255
Chopra, Deepak, 189
Clark, Gerald, 188
clickbait ('ciberanzuelo'), 114
Cohen, Leonardo G., 206
comer por estrés, 188-193, 197-198
Cómo ser el mejor amigo de ti mismo (Newman y Berkowitz), 71
Comunidad, *véase* conexiones sociales
compartimentación del cerebro, 212-213
conexión intestino-cerebro, 175, 182-187
conexión mente-cuerpo, 149-155
conexión mente-cuerpo, técnicas para resetear la
    descansos, 203-205
    dieta, 196-198
    ejercicio, 170-173, 177-181
    experiencias, 162-165
    «para-respira-sé», 152-156
    pies pegajosos, 219-221
    técnicas de respiración, 156-161
consolidación neuronal, 205-206
contemplación del cambio, etapa de, 246-247
corteza prefrontal, 47-48, 62, 141, 168
cortisol
    efecto de la autocompasión en el, 249
    función del, 48, 131
    papel de la conexión mente-cuerpo, 154-155
    pérdida de tejido cerebral y, 168
    reducirlo con ejercicio, 168
    trastornos del sueño y, 125-126, 129-130
conexiones sociales, 61, 145-148, 239
conversación cruzada entre el intestino y el cerebro, 182-183, 187
crecimiento interno/externo, 253
crítico interior
    apego al, 250
    autoconservación y, 223, 225, 250
    autoeficacia y, 225
    definición de, 223

experiencias, 226-229, 231-232
   silenciar al, 226-228, 230, 231-233
Cryan, John, 187
Csíkszentmihályi, Mihály, 91
cultura del esfuerzo laboral
   antídoto para la, 240
   mitos de la, 13, 146, 162, 205, 207, 245, 247
   resiliencia tóxica y, 132
cura tu cerebro de palomitas de maíz (técnica), 116-117

David (caso de), 49-50
Debra (caso de), 87-88
depresión, 127, 163, 194
descansos/pausas, 203-206
descubre tu objetivo SUMO (técnica), 77-79
desplazamiento al trabajo, 214-216, 218
diagnóstico de exclusión, 29
dieta mediática, 110-113, 116-117
dieta
   conexión intestino-cerebro y, 188, 194-195
   experiencias con la, 192-193, 197-198
   instantánea del estilo de vida, 62
   mediterránea, 193-196
distracciones, *véase* cerebro de palomitas de maíz; teléfonos celulares y tiempo de pantalla
diversión, 146
doomscrolling, 115, 227
dopamina, 87-88
duerme lo que te mereces (técnica), 139-140

efecto de grupo, 40
ejercicio, *véase también* paseo diario
   antojos y, 191
   beneficios para la salud del, 163, 167-170
   cambios en el cerebro y, 168-170
   cantidad de, 168, 170, 175, 177
   conexión mente-cuerpo y, 171-172, 178-181
   evitar la fatiga de la decisión, 177-178
   experiencias, 162-165, 169-170, 173-175, 178-181
   formación de hábitos, 165-166, 176-177
   incorporarlo a la vida diaria, 181
   instantánea de tu estilo de vida, 62
   obstáculos, 166-167, 173
El secreto de las zonas azules (Buettner), 181
elementos para vivir una vida en un día, 239-241
emociones
   en la respuesta de estrés retardada, 23, 51
   respiración conectada a las, 155
   rituales y, 216-217
   sistema límbico y, 54
   sueño y, 126-127
encuentra tu tesoro enterrado (técnica), 96-97
entrevista motivacional, 74
escepticismo, 98
escritura, 231, 233-238
   expresiva, 233-238
   terapéutica, 233-238

estabilidad de la formación de hábitos, fase de, 178
estado de ánimo, 121, 143, 163, 169, 186
estado de flujo, 91, 209-210
estilo de vida, instantánea de tu, 59-62
estilo de vida sedentario, 163-164
estrategias para resetear el sueño
    dieta mediática, 110-113, 116-117
    higiene del sueño, 137-138
    resetear la hora de acostarse, 130, 133, 136-138, 140
    técnicas de respiración, 143
    ubicación y ajustes del celular, 111, 135-136, 140
estrategias para resetear tu respuesta de estrés
    buscar la felicidad eudaimónica, 89-90, 92-107, 263n8
    descansos con intención de, 203-205
    dieta, 62, 188, 193-196
    ejercicio, *véase* ejercicio
    escritura terapéutica, 233-239
    falso desplazamiento al trabajo, 214-216, 218
    límites digitales, *véase* teléfonos celulares y tiempo de pantalla
    mejorar el sueño, *véase* sueño, estrategias para resetear el
    método del sujetalibros, 218-219
    monotarea, 208-212
    practicar la gratitud, 226-232
    prácticas de respiración, 156-161
    reformulación «vive una vida en un día», 239-241
    rituales, 216-217
    silenciar a tu crítico interior, 226-228, 230, 231-233
estrés, *véase también* cerebro, respuesta de estrés del; resetear tu respuesta de estrés; respuesta de estrés
    agudo, 49, 51-52, 69, 125, 127-128
    adaptativo, 16, 36, 202
    valorar tu nivel de, 35-37
    valorar los factores de tu estilo de vida, 58-63
    experiencia de la autora, 21-26, 37-38
    fisiología del cerebro y, 47-49, 51, 53-55, *véase también* cerebro; cerebro, respuesta de estrés del
    analogía de la tetera, 37-39
    aumento general del, 40-41
    cambio positivo, 57, 176
    crónico, *véase* estrés crónico
    desadaptativo, 16, 36, 62, 243
    diagnóstico, 29
    encontrar el punto óptimo, 202-204
    externo, 38
    formación de hábitos y, 176, 178
    manifestaciones de, *véase* síntomas relacionados con el estrés
    niveles saludables, 16, 66, 91, 201-204
    normal y natural, 13, 15, 71
    omnipresencia del, 13, 39-42, 45
    que afecta a todo el cuerpo, 54
    sentirse aislado, 14, 39-40
estrés adaptativo, 16, 36, 202
estrés agudo

causas diversas, 69
función del cortisol durante el, 125
respuesta de estrés, 49, 51-52
trastornos del sueño y, 126-129
estrés crónico
burnout a causa del, 49
encoge el cerebro, 168
experiencias de, 11-12
función del cortisol durante el, 125-126
microbioma y, 187
pandemia de COVID-19 y, 50, 53
estrés desadaptativo, 16, 36, 62, 244
etapa para que se produzca el cambio, 246
eudaimónica, felicidad, 89-90, 92-107, 263n8
exceso de ansiedad y falta de sueño, 141
experiencias negativas, mayor sensibilidad a las, 226-227
exprésate (técnica), 235-239

factores vinculados a la respuesta de estrés
ansiedad, 194, 220
autocompasión, 249-250
cambiar de tarea, 207
conexión intestino-cerebro, 182-183
conexión mente-cuerpo, 155
crítico interior, 225
dieta, 193, 195
ejercicio, 167-168, 170
experiencias hedónicas, 92
soledad no deseada, 143, 145

sueño, 121, 123-128, 136, 141
tiempo de pantalla y uso de medios y redes, 102, 104-105, 112-114, 122-123
falso desplazamiento al trabajo, 214-216, 218
finge tus desplazamientos al trabajo (técnica), 216
falta de sueño aguda (corto plazo), 127-128
falta de sueño crónica
efecto del tiempo de pantalla en la, 121-122, 131, 134-137, 143
entre padres y madres, 142
estrés y, 122, 124-127, 136
experiencias de, 23-25, 31-32, 141-142
omnipresencia de la, 121-122
resiliencia tóxica y, 132
salud física y, 128
salud mental y, 127, 129-130, 140-141
síntomas de la, 124, 127
soledad y, 143
fase de aprendizaje de la formación de hábitos, 178
fase de mantenimiento del cambio, 246
fase inicial de la formación de hábitos, 178
fatiga de la decisión, 177-178
fatiga, experiencias de, 106-107, 109-113
felicidad
apoyo social y, 145
como objetivo problemático, 82-83, 90-91
estrés y, 90-91
experiencias, 83-86

flujo y, 91
hedónica y eudaimónica, 86-89, 92
incorporarla a la vida diaria, 96-97
punto inicial de, 88
felicidad hedónica, 86-88, 90-91
formación de hábitos
   baches y, 178-179, 250
   circuitos neuronales, 174, 177-180
   consejos, 175, 177-178, 241, 251
   estrés y, 176-177
   experiencias, 175-176
   malestar y, 78-79
   mentalidad para la, 66-67, 247-249, 251-254
   prioridades y, 73
   proceso de, 178, 246
   tiempo necesario para la, 63, 176, 178-179, 245, 247-248, 253
fuentes de estrés externas, 38
futuro yo, elegir tu, 250-251

Gabrielle (caso de), 154
Germer, Chris, 251
Giselle (caso de), 213-216
glándula pituitaria, 48
glándulas suprarrenales, 48
gratitud, práctica de la, 226-232

hábitos, instantánea de tu estilo de vida, 59-62
Hanson, Rick, 227, 230
haz lo que te digan las tripas (técnica), 196-198
Henry (caso de), 218-219, 221-223
higiene del sueño, 138

hipervigilancia, 228
hipotálamo, 48
hipocampo, 54, 169
hipotalámico-hipofisario-adrenal (HPA), eje
Holmes, Thomas, 57-58
Holly (caso de), 199-204, 206-211
hora de acostarse, reajustar la, 131, 133, 136-137, 139
HPA, eje, 48, 150
Huskey, Richard, 210

infancia, 240
insomnio, *véase* falta de sueño aguda; falta de sueño crónica
intestino irritable, síndrome de, 184

Jeanette (caso de), 67-70, 237-238
Jordan, Michael, 98
jubilación, 240
Julian (caso de), 106-108, 110-115
Jung, Carl, 93

Kabat-Zinn, Jon, 71, 254
Kevin (caso de), 89

La liebre y la tortuga, 232
Lao-Tse, 181
Lauren (caso de), 189-193, 197-198
Levy, David, 109
límbico, sistema, 54
Lina (caso de), 42-44
Liz (caso de), 11-13
lucha o huida, respuesta de, 48, 125, 158
luz azul, 135-136

marcapasos de la respiración, 155-156

medios digitales, *véase* teléfonos celulares y tiempo de pantalla
memoria, 54, 168-169, 231
mentalidad de crecimiento, 66-67
meta, herramientas para descubrir tu
   cambios que se alineen con lo que más nos importa, 72
   encuentra tu tesoro enterrado (técnica), 96-97
   felicidad eudaimónica, 89-90, 92-107, 263n8
   objetivo SUMO, 76-81, 97-98, 226, 253
   plan hacia atrás, 79-80, 82, 242, 252
método del sujetalibros, 218-219
microbioma, 187-188
miedo, autocrítica y, 250
Miles (caso de), 32-33, 162-165, 169-170
modelo de las etapas del cambio, 246-247
modelo transteórico del cambio, 245-246, *véase* modelo de las etapas del cambio
monólogo interior negativo, 71-72, 225, 249, *véase también* crítico interior
monotarea, 208-212
movimiento, *véase* ejercicio; paseo diario
Muhammad Ali, 166
multitarea, mito de la, 206-208

Neff, Kristin, 251
neuronas, 54
neuroplasticidad, 54-55, 102, 121
Newman, Mildred, 71
Newton, Isaac, 98

Nicole (caso de), 101, 103, 121
noticias, consumo de, 117-120

objetivo SUMO, 76-81, 97-98, 226, 253
objetivos, *véase también* meta, herramientas para descubrir tu
   malestar y, 78-79
   objetivo SUMO, 76-81, 97-98, 226, 253
Olivia (caso de), 30
Organización Mundial de la Salud (OMS), 41

paciencia, 62
pandemia de COVID-19, 41, 50, 53, 70
«para-respira-sé» (técnica), 152-156, 158, 217, 227-228
paradoja del estrés, 14, 39-40
Parker-Pope, Tara, 176
pasar demasiado tiempo sentados, 163-164
paseo diario
   antojos controlados gracias al, 191
   crear el hábito de un, 174, 176-180
   experiencias, 169-170, 172, 174-175, 178-181
   sin dispositivos, 171-173
Pennebaker, James, 235
pensamiento de todo o nada, 165, 167
pérdida de peso, 167, 192
perfección, mito de la, 254
Phelps, Michael, 98
Phillips, Edward, 98
pies pegajosos (técnica), 37, 219-223

plan hacia atrás (técnica), 81-82
plan hacia atrás, 79-80, 82, 242, 252
Plans, David, 137
precontemplación del cambio, fase de, 246
psicobioma, 187
preparación del cambio, fase de, 246
Price, Catherine, 146
principio de Ricitos de Oro, 201-206
prioridades, *véase* meta, herramientas para descubrir tus
privacidad, 17-18
procrastinación a la hora de acostarse
    ansiedad y, 129-130
    ciclo de estrés-burnout y, 137
    experiencias, 129-134, 136-139
    prevalencia de la, 131
    venganza, 132, 136
progreso
    celebrar el, 175, 252-254
    medir y realizar un seguimiento del, 63, 173, 241, 252-253
productividad, mito de la, 146, 205
propósito, felicidad y, 89
psiquiatría nutricional, 188
puntuación personal de estrés, 35-37, 252

que sean veinte (técnica), 173

Rahe, Richard, 57-58
Raina (caso de), 183-186, 198
Raquel (caso de), 51-52
recordatorios visuales, 161, 241-242
reestructuración cognitiva, 230
registro de comidas, 191, 196

regla del dos, 55, 62, 252
relación médico-paciente, 94-95
relaciones, *véase* conexiones sociales
resetear tu respuesta de estrés
    autocompasión y, 36, 44, 246, 249-250
    definición, 16
    escepticismo y, 98
    futuros beneficios de, 254
    mentalidad para, 66-67, 247-249, 251-254
    obstáculos para, 49
    paciencia y persistencia, 246-246
    premisas fisiológicas para, 53-55
    prioridades para, *véase* meta, herramientas para encontrar tu
    propósito de, 18
resiliencia, 31, 66-67
resiliencia, mito de la, 12, 31-33, 40, 45, 162
resiliencia tóxica, 31-33, 132, 226
respira con calma (técnica), 156-161
respiración 4-7-8, 159-160
respiración centrada en el corazón, 160-162
respiración diafragmática, 156-159
respuesta de descanso y digestión, 158
respuesta de estrés
    adaptativa, 16, 36, 202
    aprendida, 54
    desadaptativa, 16, 36, 62, 243
    función cerebral y, *véase* cerebro, respuesta de estrés del

resetear la, *véase* resetear tu respuesta de estrés retardada, 23-24, 51-53
Ricitos de Oro, principio de, para alcanzar un estrés «adecuado», 204-206
ritmo circadiano, 131
rituales, 216-217
Robyn (caso de), 227-230
Rubin, Gretchen, 62
rutina antes de acostarse, 139
Ryan (caso de), 83-86, 157-158

saber y hacer, cerrar la brecha entre, 74, 79-80, 130, 165
salud cardiaca, 23-25, 137, 144, 163
salud física, 127, 163, 169
sanar, 94
salud mental, *véase también* ansiedad
    comunicación intestino-cerebro y, 182-183
    de las mujeres empresarias, 231
    de los padres y de las madres, 231
    depresión, 127, 163, 194
    dieta mediterránea y, 193-196
    ejercicio y, 163, 169-170
    estado de flujo y, 210
    gratitud y, 229-230
    hábitos de consumo de medios y, 119
    pandemia de COVID-19 y, 50, 53
    preocupación creciente por la, 41
    psicobioma y, 187
    respuesta de estrés retardada y, 51-53
    sueño y, 126, 129-130, 140-141
    teléfonos celulares y, 104, 110
Santos, Laurie, 90-91
scrolling, 115, 227, *véase también* teléfonos celulares y tiempo de pantalla
Selma (caso de), 118-119, 146-148
serotonina, 186
Silby, Caroline, 217
Silver, Roxane Cohen, 120
Simon, Eti Ben, 141
significado, felicidad y, 89, 91
síntomas relacionados con el estrés
    ansiedad, *véase* ansiedad
    aumento de los, 41, 145, 235
    autoeficacia baja, 226
    cognición lenta, 108-109, 126
    como señal de peligro, 34
    depresión, 127, 163, 194
    palpitaciones cardiacas, 23-25
    preocupaciones frecuentes, 14-15
    problemas intestinales, 182-183
    sistema sanitario estadounidense y, 27-29, 44
    trastornos del sueño, *véase* falta de sueño aguda; falta de sueño crónica
    trastornos previos agravados, 29, 42-43
    variabilidad de los, 29-30, 223
sistema nervioso parasimpático, 158, 160
sistema nervioso simpático, 158
sistema sanitario, 27-30
Smith, Al, 33
soledad no deseada, 143-145
soledad, 240-241
sueño

instantánea del estilo de vida, 60
terapéutico, 125-127, 137

Tanya (caso de), 123-124, 129-131, 133-134, 136-139
técnica pomodoro, 208, *véase también* bloques de tiempo
técnicas de respiración, 156-161, *véase también* «para-respira-sé» (técnica), 156-161
teléfonos celulares y tiempo de pantalla
    apego y abuso, 105, 108-109, 114, 120-121
    atención consumida por los, 102, 104, 106, 111, 135
    cambiar los hábitos a la hora de acostarse, 133-134, 139-140
    cambios de humor y, 115, 121, 143
    ciclo del trauma y, 117-121
    dificultades físicas, 116
    ejercicio sin, 171-172
    estrategia para limitar el uso de, 109-113, 116-117, 133, 135-136
    estrés agravado por los, 102, 104-105, 123
    experiencias, 101-103, 106-107, 109-113
    función cerebral comprometida por los, 104, 108-109, 121
    importancia de los límites en torno a los, 104-105, 120

instantánea de tu estilo de vida, 62
salud mental y, 104, 110
soledad y, 143-144
sueño interrumpido por los, 122-123, 131, 134-136, 142
tetera, metáfora de la, 37-39, 158
Thompson, Paul, 168
tiempo de pantalla, *véase* teléfonos celulares y tiempo de pantalla
tiempo, 113, 239
Tolle, Eckhart, 161
trabajar desde casa, 214, *véase también* falso desplazamiento al trabajo
trabajo, 217, 239
trauma, 117-120, 236

vacaciones, 240
vago, nervio, 155
visualización, 97-98, 251
vivir en tu cabeza, 150, 170-173
vivir una vida en un día, 239-241

Ward, Bryce, 143
Wes (caso de), 72-73, 75, 78, 80, 82
Whitehurst, Lauren, 132
Williams, Serena, 98

zona de aprendizaje, 68-70
zona de confort, 68
zona de crecimiento, 68-70
zona de miedo, 68, 70

UN ESPACIO PARA MIS PENSAMIENTOS

Este libro me dejó una enseñanza muy valiosa, que es…

_____
_____
_____
_____
_____
_____
_____
_____
_____
_____
_____
_____
_____
_____
_____
_____
_____
_____
_____
_____
_____
_____
_____